国家卫生和计划生育委员会"十二五"规划教材
全国高等医药教材建设研究会"十二五"规划教材
全国高职高专院校教材

供医学影像技术专业用

核 医 学

第2版

主　编　王　辉

副主编　尹大一　黄　蕤

编　者（以姓氏笔画为序）

王　辉（上海交通大学医学院附属新华医院）

王照娟（山东医学高等专科学校）

尹大一（中国人民解放军总医院）

吕学民（山东大学齐鲁医院）

朱汇庆（复旦大学附属华山医院）

孙爱君（淄博万杰肿瘤医院）

李佳宁（上海交通大学医学院附属新华医院）

张　欣（大连医科大学附属第一医院）

陈　刚（上海交通大学医学院附属瑞金医院）

赵德善（山西医科大学第二医院）

黄　蕤（四川大学华西医院）

蔡金来（同济大学附属杨浦医院）

人民卫生出版社

图书在版编目（CIP）数据

核医学/王辉主编.—2版.—北京：人民卫生出版社，2014
ISBN 978-7-117-18929-3

Ⅰ.①核⋯　Ⅱ.①王⋯　Ⅲ.①核医学-高等职业教育-教材　Ⅳ.①R81

中国版本图书馆CIP数据核字(2014)第103073号

人卫社官网	www. pmph. com	出版物查询，在线购书
人卫医学网	www. ipmph. com	医学考试辅导，医学数据库服务，医学教育资源，大众健康资讯

核　医　学
第2版

主　　编：王　辉
出版发行：人民卫生出版社(中继线 010-59780011)
地　　址：北京市朝阳区潘家园南里19号
邮　　编：100021
E - mail：pmph @ pmph.com
购书热线：010-59787592　010-59787584　010-65264830
印　　刷：三河市潮河印业有限公司
经　　销：新华书店
开　　本：850×1168　1/16　印张：16
字　　数：440千字
版　　次：2009年5月第1版　2014年7月第2版
　　　　　2021年11月第2版第15次印刷(总第19次印刷)
标准书号：ISBN 978-7-117-18929-3/R·18930
定　　价：42.00元

出 版 说 明

为了认真贯彻落实十八届三中全会"加快现代职业教育体系建设,深化产教融合、校企合作,培养高素质劳动者和技能型人才",和国务院常务会议关于"发展职业教育是促进转方式、调结构和民生改善的战略举措"精神,全国高等医药教材建设研究会和人民卫生出版社在教育部、国家卫生和计划生育委员会的领导和支持下,成立了新一届全国高职高专医学影像技术专业教育教材建设评审委员会,并启动了全国高职高专医学影像技术专业第三轮规划教材修订工作。

按照《医药卫生中长期人才发展规划(2011—2020年)》、《教育部关于"十二五"职业教育教材建设的若干意见》等文件精神,随着我国医药卫生事业和卫生职业教育事业的快速发展,高职高专医学生的培养目标、方法和内容有了新的变化,教材编写也要不断改革、创新,健全课程体系、完善课程结构、优化教材门类,进一步提高教材的思想性、科学性、先进性、启发性、适用性。为此,第三轮教材修订紧紧围绕高职高专医学影像技术专业培养目标,突出专业特色,注重整体优化,以"三基"为基础强调技能培养,以"五性"为重点突出适用性,以岗位为导向、以就业为目标、以技能为核心、以服务为宗旨,力图充分体现职业教育特色,进一步打造我国高职高专医学影像技术专业精品教材,推动专业发展。

全国高职高专医学影像技术专业卫生部规划教材第一轮共8种于2002年8月出版,第二轮教材共10种于2010年9月出版,均为教育部、卫生部国家级规划教材。第三轮教材是在上一轮教材使用基础上,经过认真调研、论证,结合高职高专的教学特点进行修订的。第三轮教材修订坚持传承与创新的统一,坚持教材立体化建设发展方向,突出实用性,力求体现高职高专教育特色。在坚持教育部职业教育"五个对接"基础上,教材编写进一步突出医学影像技术专业教育和医学教育的"五个对接":和人对接,体现以人为本;和社会对接;和临床过程对接,实现"早临床、多临床、反复临床";和先进技术和手段对接;和行业准入对接。注重提高学生的职业素养和实际工作能力,使学生毕业后能独立、正确处理与专业相关的临床常见实际问题。

在全国卫生职业教育教学指导委员会、全国高等医药教材建设研究会和全国高职高专医学影像技术专业教育教材建设评审委员会的组织和指导下,对第三轮教材内容反复修改,对体例形式也进行统一规范,并设置了学习目标、本章小结、思考题等模块,同时鼓励各教材结合自身内容特点在正文中以插入文本框的形式增设一定篇幅的拓展内容,如"知识拓展"、"课堂互动"、"案例分析"等,以便于教师开展形式多样的教学活动,拓宽学生视野,提升教学效果。为了帮助学生有效掌握课本知识,熟练操作技能,增强学习效果,适应各级各类考试,本轮教材配套了实训与学习指导。此外,本轮教材还配套了网络增值服务内容,在人卫医学网教育频道(edu.ipmph.com)平台上,大量难以在纸质教材中表现出来的内容围绕教材形成便捷的在线数字化资源教学包,为教师提供教学素材支撑,为学生提供学习资源服务。

本轮修订全国高职高专医学影像技术专业规划教材共11种,其中新增《医学影像解剖学》。全部为国家卫生和计划生育委员会"十二五"国家规划教材,5种为教育部"十二五"职业教育国家规划教材,将于2014年6月陆续出版。

序号	教材名称	版次	主编	配套教材
1	影像电子学基础	3	鲁 雯 曹家龙	√
2	放射物理与防护*	3	王鹏程 李迅茹	
3	医学影像解剖学	1	刘秀平 赵江民	√
4	医学影像成像原理*	3	张晓康 张卫萍	√
5	医学影像设备学	3	黄祥国 李 燕	√
6	医学影像检查技术*	3	李 萌 樊先茂	√
7	医学影像诊断学*	3	夏瑞明 刘林祥	√
8	超声诊断学	2	周进祝 李彩娟	√
9	介入放射学基础	2	卢 川 杜耀明	√
10	核医学	2	王 辉	√
11	放射治疗技术*	3	姚 原	√

注:*者为教育部"十二五"职业教育国家规划教材

网络增值服务（数字配套教材）编者名单

主　编　王　辉

副主编　李佳宁

编　者　（以姓氏笔画为序）

王　辉（上海交通大学医学院附属新华医院）

王照娟（山东医学高等专科学校）

尹大一（中国人民解放军总医院）

吕学民（山东大学齐鲁医院）

朱汇庆（复旦大学附属华山医院）

孙爱君（淄博万杰肿瘤医院）

李佳宁（上海交通大学医学院附属新华医院）

张　欣（大连医科大学附属第一医院）

陈　刚（上海交通大学医学院附属瑞金医院）

赵德善（山西医科大学第一医院）

黄　蓉（四川大学华西医院）

蔡金来（同济大学附属杨浦医院）

前　言

　　本教材是全国高职高专医学影像技术专业规划教材之一。本次修订是在第 1 版基础上，力争使内容更加生动、有趣，易于掌握。本教材针对的是今后从事核医学工作的技术人员，因此在编写中力求体现重技术、重操作、弱化临床应用的理念。鉴于此，本教材在第 1 版的基础上，对内容进行了部分修改，如原来的十六章炎症显像由于目前临床应用很少，所以删除了该章节，而其他原来的内容均予以保留，以保证学习的连贯性和延续性。在原来的基础上，我们在各章节中增加了三个模块，如：知识拓展模块，增加了与本章节内容相关的知识，帮助学生开拓视野；部分章节中增加了案例分析模块，更有实用性；此外还在每章最后增加了小结部分，以突出重点，更便于学生掌握学习内容。

　　本教材在章节顺序编排上进行了适当调整：基础知识部分包括第一章到第五章，临床应用部分包括第六章到第十六章，使学习更具有逻辑性。本教材修订的目的是使其更加满足培养高水准的核医学技术人才的需要，为了使广大师生能更加地深入使用本教材，我们还编写了与之配套的《核医学实训与学习指导》一书。

　　在此对第 1 版全体编写人员和本书的编写者所付出的努力表示衷心感谢。由于编写者水平有限，书中难免有不足之处，敬请使用本教材的师生提出宝贵意见。

王　辉

2014 年 2 月

目 录

绪　　论

第一节　核医学的定义和内容

核医学(nuclear medicine)是一门利用开放型放射性核素对疾病进行诊断、治疗和科学研究的学科。根据我国专业学位点的设置,核医学属于二级学科"影像医学与核医学"学位点。核医学在内容上分为临床核医学和实验核医学两大部分,本书重点讲述临床核医学。

临床核医学是研究放射性核素或核射线在临床诊断和治疗中的应用技术及其理论,具有安全可靠、结构和功能信息相结合以及可以进行动态分析和定量分析等特点。临床核医学分为诊断核医学和治疗核医学。

诊断核医学包括体内诊断和体外诊断。体内诊断是将放射性核素引入受检者体内(in vivo),包括显像检查法和非显像检查法。体外诊断是指放射性核素不引入受检者体内的检查方法,又称体外分析法(in vitro)。而治疗核医学是利用放射性核素的辐射作用治疗各种疾病,尤其是对肿瘤原发灶和转移灶的治疗。

核医学显像检查法是利用核医学仪器显示放射性药物在体内的生物学分布,实现对脏器的功能和代谢的显像,以达到疾病诊断和疗效评估。放射性药物根据其代谢和生物学特性,能特异地分布于体内特定的脏器或病变组织,其分子上的放射性核素由于放出射线能在体外被探测。目前常用的核医学显像仪器包括 SPECT、SPECT/CT、PET 和 PET/CT 等,未来几年将有 PET/MRI 的临床使用。

非显像检查法,即脏器功能测定。放射性药物引入体内后,不是以图像的方式显示出来,而是在体外记录放射性药物在体内某脏器分布的数据和时间放射性曲线等。通过计算机软件对数据、曲线的分析,就能对脏器的功能作出判断,如甲状腺功能检查、肾功能检查、心功能检查等。用于记录和分析的仪器称作脏器功能测定仪。

体外诊断是利用放射性试剂在体外测定从人体内采取的血、尿、组织液等样品内微量生物活性物质含量的方法。代表性的放射免疫分析法是利用放射性核素示踪技术的高灵敏性和免疫学反应的高特异性相结合而建立的,该项发明于 1977 年获诺贝尔医学奖。随着多种技术的互相渗透,近年来在放射免疫分析原理的基础上又发展起来一批非放射性标记的分析技术,如酶免疫分析技术、荧光免疫分析技术、化学发光免疫分析技术,其灵敏度和自动化程度都有了很大提高。

治疗核医学是利用放射性核素发出的射线,在体内对病变组织进行近距离内照射治疗。其特点:①靶向性好:治疗用放射性药物能够高度选择性聚集在病变部位,对其进行集中照射,局部吸收剂量高,而邻近正常组织和全身的辐射吸收剂量很低;②持续低剂量率照射:浓聚在病灶的放射性核素可以持续性发射射线,与外照射治疗相比,虽然剂量率低,但连续照射使病变组织无时间进行修复,所以疗效好。

第二节　核医学发展简史

核医学的形成和发展与放射性核素的发现及核技术在生物医学领域的广泛应用密切相关。1895年伦琴发现X射线、1896年贝克勒尔发现铀的放射性、1898年居里夫妇成功提取放射性钋和镭,直到1934年Joliot和Curie成功地用人工方法生产出第一个"人工放射性核素"^{32}P,从此真正揭开了核医学发展的序幕。然后相继发现了放射性核素^{99}Tc和^{131}I,并成功开展了^{131}I治疗甲亢和甲状腺癌。1946年核反应堆投产(获得了新的放射性核素及其标记化合物)以及1949年和1950年分别成功研制出闪烁扫描机和井型计数器等核医学仪器,为核医学发展奠定了坚实基础。

随着1957年^{99}Mo-^{99m}Tc发生器问世(^{99m}Tc标药物不断研发)、1958年Anger发明了第一台γ照相机(开创了核医学显像新纪元)以及Yalow和Berson于1959年创建放射免疫分析技术(开辟了医学检测史上的新纪元),核医学进入了日益蓬勃发展的阶段。

20世纪末和21世纪初的几年内,随着SPECT、PET、SPECT/CT、PET/CT等大型尖端核医学显像仪器的不断推出,再加上核药物的飞速发展,核医学技术已经成为疾病诊治和医学研究不可缺少的重要手段。

中国核医学始创于20世纪50年代末,至今已有55年的历史。从早期的针式扫描仪,发展到今天的SPECT/CT和PET/CT。目前全国拥有SPECT和SPECT/CT近700台,PET/CT近200台,同时核医学从业人员近8000人,核医学有了飞速的发展。

(王　辉)

第一章 核物理基础知识

 学习目标

1. 掌握:核素、同位素、同质异能素和放射性核素的基本概念。
2. 熟悉:半衰期的定义、放射性活度的定义及其单位。
3. 了解:核衰变的类型及规律。

第一节 原子核结构

原子由原子核和核外电子组成。原子核由质子(proton,p)和中子(neutron,n)组成,质子和中子也统称为核子。质子带一个单位的正电荷,其电量与核外电子的电量相等。中子不带电,质子与中子的质量几乎相等。原子核结构可表示为$_Z^A X$,X 为元素符号,A 表示原子的质量数(质子数 + 中子数),Z 为质子数(原子序数)。通常可以省略为$^A X$。原子核具有一定的能量,最低能量状态称为基态;能量较高的状态称为激发态。

原子核的核子之间存在着很强的引力,称为核力。核力使原子核中的核子结合在一起。同时,原子核中又存在质子间的静电排斥力。原子核的稳定性由核子之间的核力和质子之间的静电排斥力的相对大小决定,这与核子数目及质子与中子的比例有关。

几个基本概念:

元素:具有相同质子数的原子,化学性质相同,但其中子数可以不同,如^{131}I 和^{125}I。

核素:质子数相同,中子数也相同,且具有相同能量状态的原子,称为一种核素。同一元素可有多种核素。

同位素:凡同一元素的不同核素(质子数同,中子数不同)在周期表上处于相同位置,互称为该元素的同位素。

同质异能素:质子数和中子数都相同,但处于不同的核能状态的原子。如果核素处于激发态,则在左上角加 m。如^{99m}Tc、^{99}Tc。

稳定性核素:原子核稳定,不会自发衰变的核素。

放射性核素:原子核处于不稳定状态,需通过核内结构或能级调整才能趋于稳定的核素,也称为不稳定性核素。

第二节 核 衰 变

放射性核素由于核内结构或能级调整,自发地释放出一种或一种以上的射线并转化为另一种核素的过程称为核衰变,也称为放射性衰变。常见的核衰变类型如下:

一、α衰变

释放出α射线(α粒子)的衰变方式称为α衰变(图1-1)。

α衰变发生于重元素,其原子序数 >82。α衰变后,质子数减少2,质量数减少4。在元素周期表中子体的位置比母体左移两位。衰变反应式如下,式中:X表示母核(衰变前的核素),Y表示子核(衰变后的核素),$_2^4He$ 即α粒子,Q表示衰变能。

$$_Z^A X \rightarrow _{z-2}^{A-4} Y + _2^4 He + Q$$

$$_{88}^{226} Ra \rightarrow _{86}^{222} Rn + _2^4 He + 4.937 MeV$$

α粒子含2个质子和2个中子,带2个正电荷,质量数为4。α粒子具有射程短、能量高和电离能力强等特点。

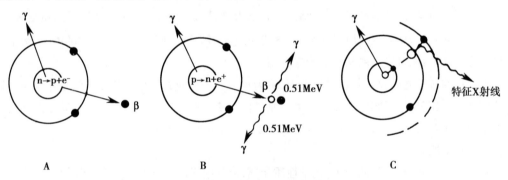

图1-1 α衰变模式图

二、β衰变

β衰变的发生原因是母核的中子或质子过多,有β⁻衰变、β⁺衰变和电子俘获三种衰变形式。

(一)β⁻衰变

释放出β⁻射线(β⁻粒子)的衰变方式称为β⁻衰变(图1-2)。发生于富中子核素,实质上是原子核的一个中子转化为质子。发生β⁻衰变后质子数增加1,质量数不变。在元素周期表中向右移动一个位置。衰变反应式如下:式中 $\bar{\nu}$ 为反中微子。

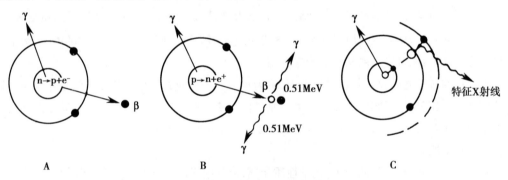

图1-2 β衰变模式图

A. β⁻衰变;B. 正电子衰变;C. 电子俘获

$$n \rightarrow p^+ + \beta^- + \bar{\nu} + Q$$

$$_Z^A X \rightarrow _{z+1}^A Y + \beta^- + \bar{\nu} + Q$$

$$_6^{14} C \rightarrow _7^{14} N + \beta^- + \bar{\nu} + Q$$

β⁻粒子带有1个负电荷,具有中等穿透能力,电离能力弱于α粒子。

(二)β⁺衰变

释放出β⁺粒子的衰变方式称为β⁺衰变,也称为正电子衰变(图1-2)。β⁺粒子带1个正电荷、质量与电子相同,也叫正电子。β⁺衰变发生于缺中子核素,但核内转变能量必须大于1.02MeV。β⁺衰变的实质是原子核的一个质子转化为中子,衰变后质子数减1、质量数不变,在元素周期表中向左移动一个位置。衰变反应式如下:式中 v 为中微子。

$$p^+ \rightarrow n + \beta^+ + v + Q$$

$$_Z^A X \rightarrow _{z-1}^A Y + \beta^+ + v + Q$$

$$_9^{18} F \rightarrow _8^{18} O + \beta^+ + v + Q$$

正电子的射程仅 $1 \sim 2mm$,很快发生湮灭辐射失去电子质量,转换成两个能量为 511keV、方向相反的 γ 光子,可用于 PET 显像。

（三）电子俘获

电子俘获是指原子核从核外俘获一个轨道电子(图 1-2)。电子俘获也发生在缺中子核素,但核内转变能量小于 1.02MeV。从核外内层的电子轨道上俘获一个电子,使一个质子转化为中子。发生电子俘获后质子数减少 1、质量数不变,在元素周期表中向左移动一个位置。衰变反应式如下:

$$p^+ + e^- \rightarrow n + v$$

$$_Z^A X + e^- \rightarrow _{z-1}^A Y + v$$

$$_{26}^{55} Fe + e^- \rightarrow _{25}^{55} Mn + v$$

电子俘获发生后,可能伴随下列次级辐射:①当内层电子被俘入核内,外层轨道电子则补缺,两电子轨道之间的能量差转换成特征 X 射线释放出来;②该能量差或传给更外层电子使之脱离轨道而释放,这种电子被称为俄歇电子。

三、γ 衰变

有些放射性核素在发生 α 衰变或 β 衰变之后,仍处于激发态。原子核由激发态向基态或由高能态向低能态跃迁时,放出 γ 射线(γ 光子)的衰变过程称为 γ 衰变。发生 γ 衰变时,原子核的激发能也可以直接传递给核外的内层电子,使之脱离轨道成为自由电子,这一过程称为内转换,发射的电子叫做内转换电子(图 1-3)。

发生 γ 衰变后质子数和质量数都不变,只是能量状态发生改变。衰变反应式为:

$$_Z^{Am} X \rightarrow _Z^A Y + \gamma$$

$$_{43}^{99m} Tc \rightarrow _{43}^{99} Tc + \gamma$$

γ 射线是高能量的电磁辐射,也称为 γ 光子。不带电,穿透力强,电离能力弱。

发生内转换后的次级辐射同电子俘获。

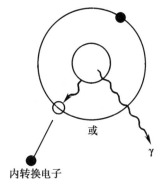

图 1-3 γ 衰变及内转换模式图

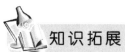

不同的核素衰变在核医学中的应用

上面讲了核素衰变的三种类型,那么每种类型临床上有什么应用?

α 和 β 射线因射程短和能量低,对病灶具有一定杀伤作用,同时对周围影响小,多用于核素内照射治疗。而具有 γ 衰变的核素因其射程远,能量高,穿透力强,多用于显像诊断。

第三节 核衰变规律

一、衰变规律

在任何一种放射性物质中,虽然每个原子核都可能发生衰变,但它们不是同时进行,某一时刻仅有极少数原子核发生衰变。放射性核素衰变是随机的、自发的并按一定的速率进行,各种放射性核素都有自己特有的衰变速度(衰变常数)。其表达式为:

$$N = N_0 e^{-\lambda t}$$

$$或 A = A_0 e^{-\lambda t}$$

N_0 为初始时间的放射性原子核数,N 为经过 t 时间后的放射性原子核数,λ 为衰变常数。

A_0 为初始时间的放射性活度,A 为经过 t 时间的放射性活度。

衰变公式表明:放射性原子核数或放射性活度随时间呈指数规律减少。

二、半 衰 期

（一）物理半衰期（$T_{1/2}$）

在单一的放射性核素衰变过程中,放射性活度减少一半所需要的时间。是放射性核素的一个重要特征参数。

（二）生物半衰期（T_b）

指进入生物体内的放射性核素,经各种途径从体内排出一半所需要的时间。

（三）有效半衰期（T_{eff}）

指进入生物体内的放射性核素,通过从体内排出和物理衰变的双重作用,原有放射性活度减少一半所需的时间。

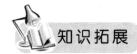

核素半衰期在核医学中的意义

核素半衰期是决定核素在体内滞留时间长短的关键参数,根据用途不同,我们常选择不同的核素。治疗用的核素常需要半衰期长一些的核素如[131]I 半衰期是 8 天,可发挥长时间的辐射作用,达到持续治疗的目的,用于治疗甲状腺疾病;显像用的核素多为半衰期较短的核素,如[99m]Tc,半衰期是 6 小时,可为显像提供充分时间,同时又可在短时间内衰变掉,以减少辐射对患者的损害。

第四节 放射性活度

放射性活度表示单位时间内发生的核衰变次数。是核医学中常用的反映放射性强弱的物理量。

放射性活度的国际制单位是贝克（Bq）,定义为每秒发生一次核衰变。

即:1Bq = 1 次衰变/秒.

常用派生单位有:

$$千贝可(kBq) = 10^3 Bq$$

$$兆贝可(MBq) = 10^6 Bq$$

$$吉贝克(GBq) = 10^9 Bq$$

放射性活度的旧制单位是居里（Ci）,定义为每秒发生 3.7×10^{10} 次核衰变。即:$1Ci = 3.7 \times 10^{10} Bq$

常用派生单位有:

$$毫居里(mCi) = 3.7 \times 10^7 Bq$$

$$微居里(\mu Ci) = 3.7 \times 10^4 Bq$$

目前,我国仍同时使用两种单位。在核医学工作中,最常用的是毫居里（mCi）和兆贝可（MBq）。二者的简单换算关系是:1mCi = 37MBq。

比放射性活度:定义为单位质量或体积放射性制剂中的放射性活度,简称比活度。其单位有:Bq/mg;mCi/mg;Bq/ml;mCi/ml 等。

本章小结

　　本章主要讲述了与核医学相关的核物理基本概念和基础知识,特别是要区分,理解和掌握核素、同位素、同质异能素及放射性核素间的异同;同时还阐述了放射性核素衰变的规律和方式,应掌握不同衰变方式在诊断和治疗中的临床意义。

思考题

1. 解释核素、同位素、同质异能素、放射性核素、核衰变等名词。
2. β 衰变有几种形式? 发生条件是什么?
3. 半衰期有几种? 各表示什么意义?
4. 什么是放射性活度? 单位是什么?

（王　辉）

第二章 核医学仪器设备

 学习目标

1. 掌握:射线探测的基本原理,核医学仪器的工作原理。
2. 熟悉:核医学仪器的基本构成。
3. 了解:核医学仪器的各项性能指标和质量控制内容。

第一节 核医学仪器的分类与基本探测原理

【设备分类】

根据用途核医学仪器设备可分为活度计、放射防护仪器、显像设备、非显像测定仪器和体外分析仪器等。

1. 活度计 用于测定放射性药物的活度。

2. 放射防护仪器 用于防护目的探测环境及工作人员所受的辐射。核医学中常用的有表面沾污检测仪、环境辐射监测仪和个人剂量仪等。

3. 显像设备 用于临床显像,测定患者体内放射性药物摄取、分布、清除等,并以图像的形式显示结果。目前,核医学中常用的显像设备有 γ 相机、SPECT、SPECT/CT、PET、PET/CT。

4. 计数和功能测定仪器(非显像测定仪器) 用于临床检查,测定患者体内放射性药物摄取、分布、清除等,以计数或曲线的形式显示结果。目前,核医学中常用的计数和功能测定仪器有肾功能测定仪、甲状腺功能测定仪及 γ 计数器等。

5. 体外分析仪器 分析体外样品,用于临床检查及研究。核医学中常用的体外分析仪器有井型 γ 计数器、放免仪及液体闪烁探测仪等。

【射线探测的基本原理】

1. 核医学射线探测的基本构成原理 核医学仪器设备尽管其外形和功能千差万别,但其基本构成由三部分组成。一是探头,这是仪器设备最重要的部分,仪器设备的性能主要由探头决定。探头的功能为:利用射线和物质相互作用产生的各种效应(如电离电荷、激发等),将射线的辐射能转变为电信号。二是电子线路部分,根据不同的测量要求,对探头输出的电信号进行处理(例如,信号放大、能量甄别,信号定位、各种校正等)。三是各种附加部件,该部分起辅助作用,按不同的检测目的和需要而配备的电子计算机数据处理系统、自动控制系统、显示系统和储存系统等,进一步完善了仪器的性能。

2. 闪烁探测 射线使闪烁探测材料的原子激发,原子从激发态回到基态或较低能态时发出荧光,这些荧光为可见光(400nm 左右),可用肉眼观察,因此称为闪烁探测。闪烁荧光由光电倍增管转换成电信号。入射到闪烁探测材料的一个 γ 光子或射线粒子(β 粒子、电子),产生多个荧光,经光电倍增管转换放大,输出一个电脉冲。电脉冲的幅度取决于荧光的数量,与闪烁探测材料吸收的能量成正比。记录电脉冲的数量、幅度、地址信息,可以获得射线的强度、能量、种

8

类、位置等信息。

3. 气体电离探测　电离辐射(γ射线、电子、α粒子等)可直接或间接引起气体原子的电离，产生电子-离子对。电离产生的电子-离子对的数目与电离辐射传递给气体的能量成正比。如果用外加电场收集这些电子-离子对，在电场的作用下，电子和离子会分别向电场的两极运动，形成电流。根据电流的大小来测定射线的强度能量等。

4. 半导体探测　射线在半导体材料中产生电子-空穴对，电子-空穴对在外加电场的作用下，形成电流，这个电流可用作探测射线，通常是测量单个射线粒子产生的脉冲信号。

5. 感光效应　射线对感光材料曝光，形成与射线强度相关的影像，根据影像在被测样品的部位和它的灰度对被测样品中的放射性做出定位和定量的判断。放射自显影技术及胶片剂量计原理就是依据射线的感光效应。

6. 热释光剂量仪　探测材料为热致发光体的晶体。在晶体中，未被照射时，电子处于基态，该能带被填满，称为满带；在高能带上，没有电子填入或尚未填满，称为导带。在靠近导带下面有局部能级，能够吸附电子，称为陷阱，在没有受到辐射照射前，电子陷阱是空着的。当电离辐射照射晶体时，产生电离或激发，使满带中的电子受激而进入导带，同时产生空穴。电子在晶体导带中自由运动，直到它们被陷阱俘获。对晶体加热，俘获的电子受热以后，获得足够的能量摆脱束缚跃回低能态，同时以可见光形式释放多余的能量。晶体受热时发光量越大，表征它接受的累积辐射量越大。

第二节　SPECT 与 γ 照相机

γ照相机是较简单的一种影像设备。SPECT 是以 γ 照相机为基础的旋转型断层设备。SPECT 具有 γ 相机的所有功能，其性能高于普通 γ 相机。

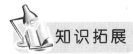 知识拓展

"断层成像"的概念

探头在计算机系统控制下围绕患者旋转，在旋转的过程中探头与旋转轴保持平行，而旋转轴与患者长轴一致。探头在旋转的同时也在进行着图像的采集，依据预设的程序或360°，或180°采集图像。所采集的每一个角度的平面图像被称为投影图像，将所有的投影图像通过数据处理、校正和图像重建，最终便得到脏器的断层图像。

【仪器组成】

SPECT 与 γ 照相机系统均由硬件系统及软件系统组成。硬件系统由探头、电子线路部分、机架、扫描床及计算机组成；软件系统由采集软件、校正软件、图像处理软件及显示软件等组成。

（一）SPECT 与 γ 照相机的探头

SPECT 探头与 γ 照相机探头的结构组成及原理基本相同。探头是设备的核心部分，其功能为探测从人体发出的 γ 射线。探头性能决定了 SPECT 和 γ 相机设备的性能及图像质量。探头由准直器、晶体、光电倍增管(PMT)组成。临床使用的 γ 相机通常只有一个探头，而 SPECT 通常配有两个或三个探头。

1. SPECT 与 γ 照相机的准直器　准直器置于探测晶体前面，它的作用是对采集的闪烁事件进行初步定位。准直器是以光子运行的方向为基准来甄别射线，其性能与光子能量有关。其具体过程是平行于准直器孔的或平行角度偏差在许可范围之内的射线可以被探测，而对其他方向来的射线进行屏蔽，从而使人体内放射性核素的分布投影到探测晶体上。准直器由单孔或多孔

的高原子序数合金制成,根据需要准直器被设计成不同的形状结构,目前临床应用最多的是平行孔准直器和针孔准直器。

准直器的性能参数主要包括空间分辨率和灵敏度。空间分辨率是描述区别两个邻近点源的能力;灵敏度是指能够通过准直器的γ光子占发射到准直器的γ光子的比率。

2. 晶体 晶体是探头核心部件,其功能为能量转换,把高能的γ光子转换成光电倍增管能接收的低能可见光,通常称之为闪烁晶体,产生的低能可见光称为闪烁光或荧光。目前的常用晶体是 NaI(Tl)晶体。

晶体的厚度影响着探头的性能。增加晶体厚度可增加γ射线被吸收的概率,提高探测灵敏度;但同时也增加了散射的概率,降低了空间分辨率。用于γ相机和 SPECT 探头的晶体一般在 6.4~25.4mm。

3. 光电倍增管 光电倍增管的作用是把晶体产生的微弱荧光信号转换成电信号并将之放大,放大倍数高达 10^6 ~ 10^9。光电倍增管主要由光阴极、电子聚焦系统、多级倍增极和阳极组成。光阴极上喷涂有光敏材料,将入射的光子转换成光电子。光电子经电子聚焦系统聚焦和加速后,打到倍增极上二次发射,产生更多的电子。有多个倍增极,各个倍增极上加有依次递增的电压。从阴极发射的电子逐级倍增,达到足够数量后,飞向阳极收集形成脉冲电流输出。此信号再由后续电子线路处理。

(二) SPECT 与 γ 照相机的电路

SPECT 与 γ 相机的电子线路部分主要由放大电路、位置电路、能量电路、线性校正、能量校正及均匀性校正电路等组成。其中核心电路为位置电路和能量电路,其功能为确定探测到的γ光子的位置、确保不同能量的核素对相同脏器成像的尺度一致、甄别γ光子的能量,最终形成放射性核素的分布图像。将计数分布变为亮度或颜色的分布显示在计算机屏幕上,形成可视图像。

(三) SPECT 与 γ 照相机的机架与扫描床

SPECT 机架与 γ 相机的机架不同。γ 相机的机架的功能仅为固定支撑探头,并使之能在一定范围内移动及旋转。SPECT 机架除了上述功能外还提供使探头绕扫描床旋转的功能。

具有全身扫描功能的γ相机必须配备专用的扫描床。SPECT 通常配有专用的扫描床,该扫描床为断层扫描和全身扫描兼用。

(四) 计算机

计算机为 SPECT 或 γ 相机的工作站,其功能为控制 SPECT 或 γ 相机的采集、处理、存储及显示图像。SPECT 的断层图像信息量比 γ 相机大很多,图像处理软件也丰富得多,需要更大存储空间和更高的运算速度,因此要求更高配置的计算机。

【工作原理概述】

将特定放射性药物注入患者体内,一定的时间后放射性药物在体内达到显像的要求,开始进行γ相机或 SPECT 成像。从人体中发射出的γ光子首先到达准直器,准直器限制入射γ光子的方向,只允许与准直器孔方向相同的γ光子穿过,以保证γ光子发射点与入射点一一对应。到达晶体的γ光子与晶体相互作用,被晶体吸收并产生多个闪烁光子。闪烁光经过光导被各个光电倍增管接收。光电倍增管将闪烁光转变成电脉冲信号。该电脉冲信号经过特殊位置电路定位、能量电路甄别,成为一个计数脉冲。成像装置记录探测器视野内各个位置的脉冲计数,经过处理、校正,形成一幅人体放射性浓度分布图像,即为一幅γ相机图像或 SPECT 平面图像。

在 SPECT 断层成像采集时,探头围绕患者旋转。在旋转的过程中,探头表面总是与旋转轴平行,旋转轴与患者检查床平行。根据需要在预定时间内采集360°或180°范围内不同角度处的平面图像,任一角度处的平面图像称为投影图像。利用在不同角度处获得的多幅投影图像,通过数据处理、校正、图像重建获得三维断层图像,即 SPECT 断层图像。

【SPECT 断层图像的重建】

由投影图像的数据经过计算、处理得到断层图像,该过程称为断层图像重建。重建图像有多种方法,SPECT 常用的是滤波反投影法和迭代法。

滤波反投影的原理是经过两次傅立叶转换(幅值域转换到频率域和频率域逆转换到幅值域),将得到的投影数据重建成图像数据,滤波反投影法的优点为计算过程简单、重建速度快,缺点为放大统计噪声、产生星状伪影及图像上产生负计数。

迭代法是一种逐步逼近的数学计算方法,迭代重建的图像没有滤波反投影重建图像上的星状伪影及负计数,并且具有高分辨、低噪声的优点,目前为核医学图像重建的首选方法。

【仪器性能指标】

SPECT 是由 γ 相机探头旋转来工作的,因此 SPECT 系统的性能,包含了 γ 相机的性能、断层的性能及全身扫描性能。

(一) γ 相机性能指标

γ 相机性能分固有性能和系统性能。固有性能为卸下准直器时 γ 相机探头的性能;系统性能为安装准直器后 γ 相机探头的性能。

1. 空间分辨率　是影响图像质量的一项重要指标,反映能分辨两点间的最小距离,通常用线源扩展函数半高宽(FWHM)来表示。分辨率越高越好。

2. 固有空间线性　描述图像的位置畸变程度,线性值越小,其性能越好。

3. 固有能量分辨率　描述探头对 γ 射线能量的辨别能力,通常固有能量分辨率在 10% 左右。

4. 固有均匀性　描述 γ 相机探头对均匀泛源的响应。均匀性分积分均匀性和微分均匀性。

5. 平面灵敏度　描述探头对源的响应能力。系统平面灵敏度指某一探头对平行于该探头放置的特定平面源的灵敏度,用单位活度在单位时间内的计数表示。

(二) SPECT 断层性能指标

1. 断层均匀性　是指对均匀体源所形成的断层图像中放射性分布的均匀性。

2. 断层空间分辨率　是指 SPECT 断层图像的分辨率。

3. 旋转中心　是个虚设的机械点,它位于旋转轴上,它是机械坐标系统、探头电子坐标和计算机图像重建坐标共同的重合点。任何不重合都表现为旋转轴倾斜和旋转中心漂移,导致图像上产生伪影。

第三节　SPECT/CT

SPECT 图像主要反映示踪剂在体内的功能、代谢信息,由于图像信息量偏小,分辨率偏低,因此所能提供的解剖学信息非常有限。CT 分辨率高,具有精细的解剖结构,但缺乏功能信息。把有价值的功能代谢信息影像与精确的解剖结构影像结合在一起,可以提供更加全面和准确的资料。同时,CT 图像获得的人体组织的密度数据,使 SPECT 图像能获得精确的衰减校正。将 CT 的 X 线球管和探测器安装在 SPECT 系统的旋转机架上,使患者可同机进行 CT 和 SPECT 扫描。一次摆位获得 CT 图像和 SPECT 图像,实现同机 CT 图像与 SPECT 图像的融合,获得精确的融合图像。SPECT/CT 的综合性能强大,临床应用面广,大有取代单独 SPECT 的趋势。

第四节　PET/CT

PET/CT 是把 PET 与 CT 两种影像设备有机结合在一起,形成的一种新设备。PET/CT 的产生是医学影像技术的又一次革命,一次扫描就能够提供反映活体生物体的功能代谢信息和精确的解剖结构信息的图像,因此,从 2000 年 PET/CT 问世,立即引起医学界的瞩目,装机量迅速增长。

　　PET/CT 是将 PET 探头和 CT 探头装在同一个机架上,CT 探头在前,PET 探头在后。工作时先进行 CT 扫描,然后检查床自动移动到 PET 视野,进行 PET 扫描。把 CT 扫描得到的图像和 PET 扫描得到的图像通过软件进行融合,获得 PET/CT 图像。PET/CT 也可以单独进行 PET 扫描和 CT 诊断扫描。本节主要介绍 PET 部分。

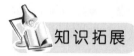
知识拓展

PET- CT 图像融合

　　当今医学影像主要从以下三个方面提供诊断信息,即脏器的解剖形态信息、功能信息和组织自身的代谢信息。不同的成像仪器所提供的诊断信息有很大差异,比如 CT 侧重于精确的解剖信息,PET 侧重于功能信息与组织代谢信息。利用高科技的方法将两种仪器有机的组合在一起,一次扫描即可获得相同时间相同位置的 CT 与 PET 图像,再用软件将两种图像融合在一起。这样一次检查便可获得既有高度精确的解剖位置信息,又有高度敏感性与特异性的功能代谢信息的 PET- CT 融合图像。

【PET 工作原理】

　　PET 的全称为正电子发射计算机断层显像仪(positron emission tomography),通常简称为 PET。PET 与 SPECT 根本的不同有两点:一是 PET 采用正电子核素标记的放射性药物,使用的正电子核素(例如,^{18}F、^{15}O、^{13}N、^{11}C)本身为人体组成的基本元素,可标记参与活体代谢的生物活性分子,可提供分子水平上反映体内代谢的影像;二是 PET 不使用准直器,而采用符合探测,可以使分辨率及灵敏度同时得到大幅度提高。

　　1. 正电子衰变与湮灭　　由正电子核素发射出的正电子在周围介质(如人体组织)中被散射而减慢速度,一旦静止下来就会俘获一个自由电子而形成正负电子对,并在毫微秒内发生质能转换,正、负电子的质量转变为两个能量相等(511keV)、方向相反的光子。这一过程称为电子对湮灭。PET 所探测的就是这两个方向相反的光子。

　　2. 符合探测　　PET 的工作目的是成像,即显示正电子核素标记的示踪剂在体内的分布。但是,发射出的正电子无法直接探测,只能通过探测由电子对湮灭所产生的 γ 光子对来反映正电子湮灭时的位置。接收到这两个光子的两个探测器之间的连线称为符合线(LOR),代表相反方向飞行的光子对所在的直线,湮灭事件的位置必定在这条直线上。用两个探测器间的连线来确定湮灭地点方位的方法称为电子准直。这种探测方式则称为符合探测。

【PET 设备结构】

　　PET 设备由装有探头扫描机架、主机柜、操作控制台和检查床等几部分组成。

　　1. PET 设备探头的结构　　PET 探测光子的过程与前述 SPECT 类似,也由闪烁晶体转换 γ 光子为荧光,再由光电倍增管转换光信号为电信号,再经一系列电子线路系统来完成记录。与 SPECT 不同的是,闪烁晶体不再是一块平板大晶体,而是由许多小晶块组成的晶体环,其后接光电倍增管。每一晶体组块又被分割成多块小晶体(如 6×6 或 13×13),其中每一个小晶体块为一个探测器。成像时,接收到的射线均定位在小晶体探测器的中心。探测器晶体的性能及尺寸是影响 PET 系统性能的关键因素之一。晶体的薄厚影响探测效率和能量分辨。晶体加厚使入射光子与晶体的相互作用机会增加,探测效率提高,灵敏度增加;但晶体所产生的闪烁光在到达光电倍增管之前,被晶体自身吸收或散射的机会也增加,使光电倍增管产生的脉冲能谱展宽,能量分辨下降。晶体块的表面积影响空间分辨率,晶体块上任何位置接受的入射光子均被定位到晶体块中心(符合线),因此晶体面积大使空间分辨率下降。

2. 闪烁晶体　闪烁晶体是组成探测器的关键部件之一。它的主要作用是能量转换,将高能γ光子转换为可见光子,以利 PMT 接收。用于 PET 的闪烁晶体,要求光输出高、光产额高、时间分辨好、阻止本领强。目前临床在用的 PET 中,使用锗酸铋(BGO)、掺铈的氧化正硅酸钆(GSO)、掺铈的氧化正硅酸镥(LSO)及掺铈的硅酸钇镥(LYSO)晶体。

3. 光电倍增管　光电倍增管(PMT)是组成探测器的另一关键部件。其作用及工作原理与 SPECT 相同。近来 PET 探测器采用位置灵敏光电倍增管(PSPMT),这种光电倍增管的定位更准确。PSPMT 广泛应用于高性能的 PET 中。

【PET 主要性能指标】

1. 能量分辨率　定义为脉冲能谱分布的半高宽与入射光子能量之比,该值越小,能量分辨率越好。

2. 空间分辨率　反映 PET 分辨空间两点间最近距离的能力,该值越小越好。

3. 均匀性　反映在均匀源的图像上产生的计数偏差,该偏差越小,均匀性越好。

4. 灵敏度　指 PET 系统在单位时间内单位活度条件下所获得的符合计数。灵敏度越高越好。

【PET/CT 图像的采集】

PET/CT 的数据采集有多种方式。从射线来源的角度分为发射扫描(PET 采集)和透射扫描(CT 采集);从空间上分为 2D 和 3D 方式;从时间上分为静态、动态和门控采集;从部位上可分为全身采集、局部采集方式等。

【PET 图像的校正】

PET 在数据采集过程中,不可避免地受到很多物理因素影响,如探测效率的不均匀性、死时间、衰减、散射、随机符合、衰变等。要保证图像重建的质量和对图像进行定量分析的精确度,就必须在进行图像重建之前和重建过程中对这些影响进行校正。

【PET 图像重建】

PET 采集所得到的原始数据是一条条符合线。这些符合线只有通过计算机断层图像重建技术,才能显示其所代表的符合事件的空间分布。

PET 扫描仪中所使用的图像重建算法与 SPECT 重建算法类似,主要有两种:滤波反投影法(FBP)和迭代法。目前常用的为迭代法。有些厂家将一些校正算法集合到重建算法中,提高图像的质量。

【CT 在 PET/CT 中的作用与价值】

1. 对 PET 图像进行衰减校正,提高了衰减校正的精度,缩短了扫描时间。

2. 利用高分辨的解剖位置信息对病变进行精确的定位。

3. 充分利用 CT 的诊断信息,和 PET 提供的信息互相印证、补充,对临床诊断如虎添翼,提高诊断的准确率。

第五节　活　度　计

【活度计组成与工作原理】

医用核素活度计由井型电离室及操作面板组成,操作面板通常有操作键盘、显示及打印装置。井型电离室的工作原理为工作在饱和区的气体电流电离室。电离室为密封的圆筒形,内部充入工作气体(通常为惰性气体),圆筒的中央孔为测量样品的井(简称测井),测井的直径为几个厘米,放置被测样品。

医用核素活度计的特点是探测效率高,可测量各种核素产生的电离电流。对常用放射性核素,利用其已知活度的标准源进行刻度,获得不同放射性核素的刻度系数或能量响应曲线。使用时,只要选择了待测核素的按钮或菜单,就能利用相应的刻度系数将电离电流转换成活度的读数。

【活度计性能】

1. 能量范围　可测量射线的能量范围。通常可测量发射 keV 级别的 X 射线、γ 射线和 1MeV 以上的 β 射线的核素。

2. 量程范围　可测量核素的活度范围。通常由 $\mu Ci(10^4 Bq)$ 到几个 $Ci(10^{11} Bq)$。

3. 重复性　多次测量的重复性。

4. 稳定性　随时间的稳定性。

5. 基本误差　也称基本相对误差、精度。

6. 线性　在量程范围内,活度的测量值与标准值应相同,其变化为一条直线。

7. 几何响应　样品轴向变动时,活度的变化量。

第六节　放射防护仪器

核医学常用的放射防护用仪器有多种,可分为个人剂量仪、表面沾污检测仪、环境辐射监测仪三类。

【个人剂量仪】

个人剂量仪是用来测量个人接受外照射剂量的仪器,体积较小,可佩戴在人体的适当部位。放射性工作人员必须佩戴个人剂量仪。目前我国放射工作人员用的个人剂量仪为热释光剂量仪,此外,也有可读式个人剂量报警仪。

【表面沾污检测仪】

表面沾污检测仪是用于对体表、工作服、工作面等受到的放射性污染进行监测的仪器。核医学工作场所应配备表面沾污检测仪。

表面沾污检测仪有多种,有专用于检测 α、β 或 γ 射线的,也有可同时检测各种射线的。其大小及外形便于手持,大多数原理为 G-M 管,可以显示辐射剂量率(μSv/h、mSv/h)及计数率(每分钟计数 cpm、每秒钟计数 cps),根据需要选择测量单位。

【环境辐射监测仪】

环境辐射监测仪用于监测放射性工作场所 γ、X 射线辐射剂量率。其探头较大,通常固定在辐射场所。一个环境辐射监测仪可以有多个探头,分别置于不同方位,在显示屏上同时显示不同探头处的辐射剂量率。可以设置不同的报警剂量率进行实时监控与超阈安全报警。

第七节　核医学成像仪器的质量控制

核医学设备的质量控制,大致可以划分为两大部分,即性能指标测试和常规及预防性维护。性能指标测试的主要目的是确认测定指标是否符合出厂指标,以及仪器的工作状态。一般情况下由维修工程师来执行,我们在以上的 SPECT 章节和 PET/CT 章节列出了具体的性能指标,届时由工程师按照具体方法步骤执行即可,这里不作具体介绍。

常规维护与预防性维护,目的是保证仪器在良好的状态下运行,并使其避免可能会出现的问题。常规及预防性维护属于技师的常规工作,以下列出具体的内容,具体方法从略。

【SPECT 平面部分】

1. 能峰设定　能峰设定不准确会导致图像的均匀性与灵敏度变差。导致能峰漂移的原因很多,诸如线路老化、光电倍增管高压漂移、环境温度变化等。能峰设定必须每天做。

2. 每日均匀性　必须每天做,目的是了解每日患者检查前仪器的均匀性状况,计算机系统把每日均匀性的测定数据用于仪器的均匀性校正。

3. 旋转中心校正　必须定期做,许多因素可能导致旋转中心漂移,漂移将在图像上生成伪影。

【PET/CT 部分】

1. 本底检测　必须随时查看,本底计数反映的是探测器对周围环境的响应情况,一般情况下本底计数率应该相对稳定。

2. 空白均匀性扫描　必须每天做,均匀性扫描非常重要,因为它除了提供每日均匀性状况外,还用于均匀性校正的计算以及衰减校正的计算。

3. 标准化设定　重建图像出现斑马线样条状伪影,或设备大修后必须行标准化设定。

4. 剂量与 SUV 值校正　必须定期做,PET 检查能够提供定量与定性两方面的诊断信息,定量指标的准确性完全取决于仪器系统的剂量刻度以及剂量校正系数。

5. PET 图像与 CT 图像的配准校正　日常工作中要多关注融合图像的准确度,如有异常,立即通知维修工程师进行校正。

【仪器通用部分】

1. 数据库管理　必须定期作,数据库管理分为两个部分,即患者数据清理与数据库重设。

2. 环境控制　环境要求主要强调以下四点:温度、湿度、无尘和无阳光直射。一般情况下,机房要求的温度范围是 20～25℃,湿度范围是 30%～70%。

3. 硬件除尘　必须定期做,系统线路在运行状态时会吸附尘土,尘土附着会影响仪器的功能。

案例分析

临床资料:某医院的 PET/CT 仪器,由于重视不够,很长时间没有进行过常规维护,最近的 PET 图像上常常出现斑马样伪影,PET 与 CT 的融合图像出现错位状态。

问题

1. PET 图像的斑马线样伪影是什么原因? 如何消除?

2. PET/CT 的图像融合错位是什么原因? 能否消除?

 本章小结

核医学设备种类繁多,主要概括为显像设备,非显像设备以及射线防护探测设备,其目的是为临床提供精确的诊断信息。为保证诊断信息的准确性,就必须使仪器的性能指标符合要求,而核医学设备的质量控制就是保证仪器在良好的状态下工作,以满足以上要求,由此可知质量控制工作的重要性。

另外活度计和放射防护仪器也非常重要,活度计能保障给药剂量的准确性,而射线防护仪器则时刻警示对患者以及工作人员的辐射防护。

思考题

1. SPECT 的工作原理是什么?

2. PET 的工作原理是什么?

3. PET-CT 图像融合的概念是什么?

4. PET 和 SPECT 仪器的性能指标有哪些?

5. 核医学设备的质量控制分为哪两部分? 核医学技师更侧重于哪一部分?

（尹大一）

第三章 放射性核素示踪技术与图像采集方式

学习目标

1. 掌握:放射性核素示踪技术的原理,特点和显像剂在脏器组织中聚集的机制。
2. 熟悉:放射性核素显像的特点。
3. 了解:放射性核素显像图像采集方式。

第一节 放射性核素示踪技术与显像特点

一、放射性核素示踪原理

放射性核素示踪技术是核医学诊断与研究的方法学基础,可以说,核医学任何诊断技术和方法都是建立在示踪技术的基础之上。所谓"示踪"就是显示其踪迹。放射性核素示踪技术是以放射性核素或标记化合物作为示踪剂,应用射线探测仪器检测示踪剂分子的行踪,研究被标记物在生物体系或外界环境中分布状态或变化规律的技术。示踪技术是继显微镜发明以来又一突出成就,显微镜发现了细胞和微生物,而核素示踪技术看到了机体内分子的变化。

放射性核素示踪原理主要基于两个基本事实:①具有同一性。同一种元素的所有同位素具有相同的化学性质,放射性核素标记的化学分子与相应的非标记化学分子也具有相同的化学和生物学性质,因此放射性示踪剂的行为也就代表了相应非放射性标记物的行为;②具有可测性。放射性核素能够自发地放射出射线,利用高灵敏度的仪器能对示踪剂进行定量、定位、定性探测,实现动态观察各种物质在生物体内的量变规律。

放射性核素示踪技术的特点:①灵敏度高:可以精确探测 $10^{-14} \sim 10^{-18}$g 水平的超微量物质;②符合生理条件:使用生理量乃至更低剂量的放射性示踪剂,不会影响生物体原来状态,能反映机体真实的情况;③相对简便、准确性较好,可以避免反复分离、纯化造成的损失;④定性、定量与定位研究相结合;⑤不足:需要专用的实验条件,如放射性探测仪器和必要的辐射防护设施等。

二、放射性核素显像机制

脏器和组织显像的基本原理是依据放射性核素的示踪技术,不同的显像剂在体内有其特殊的分布和代谢规律,不同显像剂在特定脏器、组织或病变中选择性聚集的机制各不相同,概括起来主要有以下几种方式。

(一) 合成代谢

显像剂通过参与脏器和组织合成代谢功能的某个环节,被特定脏器和组织选择性摄取。例如^{131}I 可被甲状腺选择性摄取用于合成甲状腺激素，^{18}F-FDG 则因模拟葡萄糖代谢可被肿瘤等多种组织摄取。

（二）细胞吞噬

放射性胶体类显像剂是作为机体的异物被单核、巨噬细胞所吞噬，常用于富含单核、巨噬细胞的脏器组织显像如肝、脾和骨髓显像。

（三）循环通路

某些显像剂进入消化道、血管等生理通道时，既不被吸收也不会渗出，仅借此解剖通道通过。自静脉"弹丸"式注射显像剂，可获得它依次通过血管和心脏的动态图像，用以判断先天性心血管畸形等。

（四）选择性摄取

某些显像剂可被正常组织或病变组织选择性摄取，如^{99m}Tc-MIBI 可被正常心肌和甲状旁腺瘤等选择性摄取。

（五）选择性排泄

肾脏和肝脏对某些显像剂具有选择性摄取并排泄的功能，如^{99m}Tc-DTPA 可通过肾脏选择性排泄，^{99m}Tc-PMT 可通过肝胆选择性排泄。

（六）通透弥散

某些显像剂可借助简单的通透弥散方式进入脏器和组织，如^{99m}Tc-HMPAO 能透过正常的血脑屏障并较长时间滞留于脑组织。

（七）细胞拦截

如脾脏可以拦截^{99m}Tc-变性红细胞。

（八）离子交换和化学吸附

骨组织主要由无机盐（羟基磷灰石晶体）、有机物及水组成，骨显像剂^{99m}Tc-MDP 则主要通过离子交换与无机物化学吸附，少量与有机物结合。

（九）特异性结合

某些显像剂具有与病变组织中特定的分子结构特异性结合的特点，如放射性核素标记的单克隆抗体（McAb）可以与体内相应抗原特异性结合。

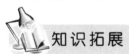
知识拓展

CT 成像与核医学成像的"差异"

CT 成像是从体外 X 球管发射的射线透过人体的横断面，衰减后的射线被探测器接受，通过计算机系统重建成图像，反映的是组织的物理密度差异。

核医学成像是将放射性核素标记的活化物质引入体内后，参与相应脏器的功能代谢，然后从体内发射出射线，探测器接受这些射线，并通过计算机系统重建成图像，反映的是活体组织的功能代谢差异。

三、放射性核素显像特点

放射性核素显像是医学影像技术之一，与 CT、MRI、超声等建立于解剖结构基础上的影像学技术相比，有以下几个显著特点：

（一）功能显像

主要反映脏器或组织的血流、功能与代谢等方面的信息，有利于疾病的早期诊断。

（二）定量分析

能够提供有关血流、功能和代谢的各种参数。

（三）特异性高

某些脏器、组织或病变能特异地摄取特定显像剂而显影,因此具有较高的特异性。如受体显像、放射免疫显像和基因显像。

（四）安全、无创

显像剂大多数通过静脉注射或口服引入体内,其化学量极微,多为几毫克,不良反应率远低于 X 线造影剂。受检者辐射吸收剂量也多低于 X 线检查,因此是一种安全、无创的检查方法。

近年来,图像融合技术将 CT 或 MRI 提供的解剖结构信息与核医学 SPECT 或 PET 提供的功能代谢信息准确匹配,能够获得对病灶既能精确定位又能定性的高质量图像,这更加发挥了放射性核素功能显像的优势。

第二节　放射性核素显像图像采集方式

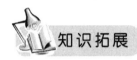 知识拓展

核医学图像采集的"灵活多样性"

核医学示踪剂属于生物活性物质,由静脉快速引入体内后通过血液循环到达靶器官,并在此参与脏器的功能代谢,直至清除排泄出体外,这一完整的体内代谢过程为图像采集的多样性提供了条件。既可进行反映脏器位置形态的静态采集,又能进行反映血流动力学与药代动力学的动态采集;既能利用脏器生理信号触发进行门控采集,又能借助计算机系统进行断层采集,为临床诊断提供了多种手段。

一、静　态　采　集

（一）原理与定义

示踪剂引入体内,进入靶器官并代谢分布达到平衡。将靶器官置于探头视野内,启动单次采集并持续若干时间,此期间靶器官与探头保持相对静止,直至所收集的信息量(计数值)达到预设值,采集停止,此种采集过程称为静态采集。

（二）临床应用范围

静态采集用于观察靶器官的位置、形态、大小和示踪剂分布情况,如增高、降低、正常或缺如。

（三）示踪剂要求与给药方法

相对于动态采集而言,对示踪剂的体积没有特殊要求,静脉给药时的推注速度也没有特殊要求,按照放射性药物给药方法的一般要求即可。给药途径:根据药物代谢的途径,采用静脉或口服。

（四）参数选取

相对于动态采集而言,一般要求选取大矩阵,256×256,512×512 均可。因为静态采集图像对图像分辨率要求较高,而且有足够的采集时间,大矩阵可以满足图像质量要求,而采集的过程(时间充足)又能满足大矩阵对计数总量的要求。图像存储模式分为字模式和字节模式,早期核医学仪器由于硬盘容量小,选取存储模式时要根据被检脏器和检查内容对应选取。现代仪器的贮存介质的容量足够大,建议选取字模式。

准直器:高分辨准直器。

计数要求:现代仪器的探头视野通常在 500mm 左右,静态采集要求的总计数量是:256 矩阵时为每帧 500k~1000k。一般情况下采用预设总计数,当计数达到预设值,采集自动结束。有些

特殊情况也可以选择预设时间,比如对称脏器或组织分别采集时,可以用第一幅图像的采集时间来预设对侧脏器的采集时间;或者是示踪剂剂量太低,脏器代谢功能降低,按照预设总计数所需时间太长,容易造成患者移位,这种情况下,只好牺牲总计数,或预设时间,或手动结束采集。

（五）注意事项

1. 静态采集时一般情况下是先给药,因此对位患者时有参考图像,相对比较容易。尽可能将被显像部位放在视野的中间。

2. 静态采集时有些检查会持续的时间比较长,一定要和患者沟通好,使其配合,采集过程保持不动。

3. 某些特殊情况下计数率过低,要酌情把握计数与采集时间的利害关系,必要时降低总计数,以降低患者移位的可能性。

4. 选择好准直器,控制好探测距离,平行孔时要贴近患者,针孔时要选择适当距离。

（六）图像质量评判标准

1. 位置形态　一般情况下要位于视野中心,占据有效视野的70% ~ 80%,与相邻器官的关系要清楚,形态无变形。

2. 对比度　对比度要适中,病灶显示清楚。

3. 图像显示分辨率　矩阵适当,计数充足,尽可能达到仪器的最佳系统分辨率。

4. 示踪剂分布　符合所用示踪剂的生理与病理分布。

二、动 态 采 集

（一）原理与定义

示踪剂引入体内之前,根据解剖位置将探头对准靶器官,提前预设好单组或多组的图像采集程式,以及每一帧的采集时间,在将示踪剂注入体内的同时或适时启动采集程序,此期间靶器官与探头几何位置保持相对静止,直至预设的采集程式完成,此种采集过程称为动态采集。

（二）临床应用范围

动态采集反映的是示踪剂在靶器官内连续变化情况,可用于观察大血管走向、血流动力学和药代动力学,靶器官的血流灌注情况,靶器官的吸收、清除和代谢功能,生理管道的通畅或完整状况。

（三）示踪剂要求与给药方法

示踪剂的比活度要≥30mCi/ml,体积小于1ml,快动态时小于0.5ml。"弹丸"注射,即快速推注后立即松开止血带,同时启动采集程序。给药途径:静脉。

（四）参数选取

1. 适用于血流动力学检查的动态采集　以观察血流动力变化与大血管走向为目的,如首次通过法心血管显像。矩阵选择以保证采集时间为主,小矩阵时像素大、采集总计数低,推荐矩阵64 × 64。每帧采集时间非常重要,原则上要求每帧采集时间要小于血流通过所检查血管长度所需要的时间。实际应用起来难度非常大,原因是血流速度比较复杂,各心腔的大小,推动血流的收缩压力差别非常大,即使能够求出全部心腔的总长度,以及平均血流速度,实际参考价值也不大。在确定每帧采集时间时,除了考虑时间要足够短之外,还要相应考虑信息量,因为示踪剂的剂量不可能太大。综合以上所有因素,最终的推荐值为每帧0.5 ~ 1.0秒。总的采集时间在20秒左右。

准直器:高灵敏度准直器。

2. 适用于血流灌注检查的动态采集　以观察靶器官或病变的血流供应或灌注为主。矩阵选择要综合考虑每帧采集时间和每帧图像的信噪比,尽可能保证图像质量,故推荐矩阵64 × 64、128 × 128。观察血流灌注变化需要多点采样,每一点都要有足够的信息量来反映相应的变化。

所以在确定每帧采集时间时,既要考虑到采样频率,又要考虑到采样持续时间。综合以上各种因素,再结合临床经验,最终推荐时间是每帧 1.0~3.0 秒,总的采集时间是 30~60 秒。

准直器:通用准直器。

3. 适用于脏器代谢清除功能的动态采集 主要用以观察脏器的代谢清除功能、生理管道的通畅或完整状况。慢动态采集很难用统一的模式来规范,主要是因为脏器的功能与循环周期差异较大,示踪剂的性质与检查的内容也差别较大。这里建议两种方法。①全部采集能在 30 分之内结束:矩阵 128×128,采集时间每帧 1~2 分钟;②全部采集时间超过 30 分,甚至可达 1~2 小时;建议用多帧静态采集模式,矩阵 256×256,计数每帧 500k~1000k。根据需要在不同的时间段启动采集,直至满足检查的目的。

准直器:通用或高分辨准直器。

4. 多时相采集 临床上有些检查既要观察脏器的血流灌注状况,又要诊断它的代谢清除功能,如肾小球滤过率、肝胆显像等,为灵活方便起见,引进了多时相采集概念,即不同的时间阶段,启动不同的采集程序,一次性完成全部检查。它的采集序列组合是多样化的,但通常情况下,它的组合模式为:血流灌注性动态 + 慢动态 + 静态,具体的采集参数请参照相关的采集方式,各个序列的启动时间和采集帧数要依具体临床要求而定。

(五)注意事项

1. 动态采集时一般是先对位后给药,所以一定要熟悉解剖结构和体表标志,准确地将探头对准靶器官。

2. 严格把握示踪剂的高比活度、小体积、快速推注时"弹丸"的质量,先推药后松止血带。

3. 动态采集通常情况下要生成时间放射性曲线,因而对体位的固定要求非常严格,一定要和患者沟通好,使其采集过程中保持不动。

4. 选择好准直器,快动态时尤其是血流动力动态,宜选高灵敏度准直器,慢动态时通用准直器即可。平行孔准直器的探测距离一定要小。如果需要几种动态模式一次完成,可以选择通用型准直器。

(六)图像质量评判标准

1. 位置形态 一般情况下靶器官要位于视野中心,占据有效视野的 70%~80%,与相邻器官的关系要清楚。

2. 无位移 动态采集是连续采集多帧图像,要求被检查者不能有位移,必要时可以用正弦图方式来判定。

3. 采集启动时间要正确,尽可能减少无信息图像,绝不要丢失起始数据,采集信息要完整。

4. 慢动态时,图像的对比度、显示分辨率、信息量等近似静态图像的质量要求。

5. 示踪剂分布 符合所用示踪剂的生理与病理分布。

三、断 层 采 集

(一)原理与定义

示踪剂引入体内后,将靶器官置于视野内,提前预设好每帧采集角度或采集总帧数、每帧采集时间,启动采集,第一帧采集完成后,根据预设的角度间隔,自动进入下一帧采集,如此依次重复,直至完成所需要的旋转角度采集。旋转过程中,探头准直器表面总是与旋转轴平行,而旋转轴又与患者长轴平行一致。所采集的每一个角度的平面图像称为投影图像,将所有的投影图像通过数据处理、校正和图像重建,最终得到靶器官的断层图像,此种采集过程称为断层采集。本节不包括环状排列探测器的断层成像。

(二)临床应用范围

断层采集的临床应用大体同静态采集,即观察脏器的位置、形态、大小和示踪剂分布情况。

断层采集较平面像有如下优势:①避免解剖结构重叠对病变部位和形态的影响;②提高深部解剖结构和病变的显示;③降低邻近组织或器官的高放射性影响;④区别体表放射性污染;⑤提高脏器的信噪比和图像的对比度。

（三）示踪剂要求与给药方法

无特殊要求,按照放射性药物给药规则的一般要求即可。给药途径:静脉或口服。

（四）参数选取

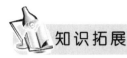

知识拓展

设置每一帧图像的采集角度时应该遵循以下原理,即每一帧采集角度的弧长应该≤1/2 个仪器的分辨率。

断层采集时,原则上是每一帧的采集计数越多越好,但在临床实际应用中,还需考虑到过长的采集时间病人是否能够忍受,一旦采集过程中病人移位,对图像的影响将是致命的。考虑到所用的示踪剂剂量相对固定,建议设置每一帧采集时间或计数时,应该以病人能够忍受的时间为底限。头颅断层时病人的位置相对不太难受,坚持30分钟不动应该不成问题;而心肌断层时由于左臂上举,病人坚持20分钟不动已属不易。这样给定一个总的采集时间,并用它除以总采集帧数,便可得出每帧的采集时长。

相对于静态平面采集,断层采集的矩阵选择要小,早期仪器由于受硬盘空间的限制,一般选取64×64,现代仪器推荐选取128×128,这样可以适当改善图像质量。同样道理存储模式选取字模式。每帧采集角度的原理请参照本部分知识拓展参数选取原则,这里推荐的条件是3°~6°/帧。每帧采集时间的原理也请参照本部分知识拓展参数选取原则,这里推荐的条件是总的采集时间,180度采集不超过20分钟,360度采集不超过30分钟,用总的采集时间去除以总的采集帧数就可以得到每一帧的采集时间。关于步进式与连续式两种采集方式,推荐小角度采集时选取连续式,大角度采集时选取步进式。

准直器:高分辨准直器。

（五）注意事项

1. 断层采集时边旋转边采集,对位患者时要边旋转边仔细观察。探测距离的增加会使断层分辨率变坏,因此在确保安全的情况下探头距患者越近越好。有条件的可以采用自动人体轮廓跟踪采集。

2. 断层采集的持续时间较长,一定要和患者沟通好,使其配合好,保持采集过程中的体位不动。

3. 合理选用准直器　由于断层分辨率劣于仪器的系统分辨率,随着旋转半径的增大,断层分辨率会更差,因此一般情况下选用高分辨或通用准直器。

（六）图像质量评判标准

1. 位置形态　一般情况下要位于视野中心,占据有效视野的70%~80%,与相邻器官的关系要清楚。

2. 无位移　断层采集是连续实时采集,要求被检查者不能有位移,必要时可以用正弦图来测定。

3. 示踪剂分布　符合所用示踪剂的生理与病理分布。

四、门 控 采 集

（一）原理与定义

示踪剂引入体内并在靶器官达到平衡后,将探头准确对位靶器官。以心脏为例,提前把每个心动周期分成 n 个等份(即每心动周期图像采集帧数),通常为 16、24、32。以心电图的 R 波为触发信号,于是在第一个心动周期里生成了 n 帧图像,第二个 R 波出现后,又从同相位的第一帧开始采集生成 n 帧图像,依次往返重复进行下去,直到预置的心跳数达到为止。然后计算机将每一个心动周期内的相同时相的图像信息叠加起来,最后获得一个完整的从舒张末期(ED)到收缩末期(ES),多周期叠加的各时相系列图像,此种采集过程称为心电门控采集。与此相同,可以采用其他周期生物信号,完成不同目的的门控采集。

(二)临床应用范围

门控采集多用于脏器功能评价和腔内异常结构的诊断,如各类心脏病患者的心室功能评价,室壁瘤的诊断。

(三)示踪剂要求与给药方法

示踪剂的标记率要高,大于 90%,从血液循环中清除要慢,标记性能稳定。给药途径为静脉。

(四)参数选取

矩阵选取 64×64,因为门控采集强调功能判断与时间分辨,所以小矩阵就能满足要求。每周期或 R-R 间期采集帧数 16~32,偶数为宜,选取每间期帧数时要考虑能够满足对间期的功能判断,人的视觉差(0.1 秒)和处理时的傅里叶变换(要求偶数)。总的采集间期数或收集总心动周期(心跳)数:300~500,此选项主要考虑点为信息量。人的心率差异很大,所以给出的范围也较宽,要根据个体差异适当选取。

准直器:通用准直器。

(五)注意事项

1. 门控触发信号(心电 R 波)要强,频率一致,粘贴与连接心电电极时要严格把关。心律不齐患者的心率可以提前用药物控制。

2. 采集持续时间比较长,一定要和患者沟通好,使其做好配合,在采集过程中保持体位不变。

3. 采集对位时,探头往往会有倾斜角度,要特别注意探测距离,越小越好。

(六)图像质量评判标准

1. 位置形态 一般情况下要位于视野中心,与相邻的关系要清楚。

2. 无位移 门控采集是连续采集,结果图像还要叠加,要求被检查者不能有位移,必要时可用正弦图来测定。

3. 示踪剂分布 符合所用示踪剂的生理与病理分布。

4. 间期内每帧图像的信息量要足,足以分辨各个时相的腔室结构。

五、表 模 采 集

(一)原理与定义

表模式(List mode)采集是相对帧模式而言的,前面介绍的静态采集、动态采集、断层采集、门控采集都归属于帧模式。所谓帧模式是将每一帧图像以矩阵像素的格式储存,探测生成的每对 X、Y 坐标信号都按相应地址,被记录在对应的像素单元,随着采集时间的累积,最终构成一帧数字图像。而表模式采集没有具体的矩阵像素,探测生成的信号,其中包括 X、Y 坐标信号、时间信息、能量信息等所有的原始信息,以数字表格的形式依次记录下来。List 模式必须通过帧重组,才能构建图像。

List 采集的过程如下,示踪剂引入体内之前,根据解剖位置将探头对准靶器官,提前预设好总的采集时间,在将示踪剂注入体内的同时启动采集程序,此期间患者与探头保持不动,直至达到预设的采集时间,采集过程自动结束。

（二）临床应用范围

List 采集除了适用于各种动态采集的临床应用之外,还适合于科研项目。

（三）示踪剂要求与给药方法

示踪剂的比活度要大于 30mCi/ml,体积小于 1ml。"弹丸"注射,即先快速推注,然后松开止血带,同时启动采集程序。给药途径:静脉。

（四）参数选取

List 模式采集数据为发生闪烁事件的地址,该地址的计数值,总采集时间和采集的时间程式,根据检查项目的要求,结合硬盘空间大小适当选取即可,其他参数在图像帧重组时选取。

准直器:高灵敏或通用准直器。

（五）注意事项

1. List 采集时,常用于动态采集,一般是先对位后给药,所以一定要熟悉解剖结构和体表标志,准确地将探头对准靶器官。

2. 严格把握示踪剂的高比度、小体积、快速推注时"弹丸"的质量。

3. List 采集本身时间较长,多数情况下要生成时间放射性曲线,因而对体位固定要求非常严格,一定要和患者沟通好,使其采集过程中配合好,保持不动。

（六）图像质量评判标准

List 采集不直接生成图像,必须通过帧重组生成图像,其质量评判标准同动态采集图像。

案例分析

老年男性患者,一年前被诊断为前列腺癌,自觉腰部疼痛,活动受限,临床怀疑腰椎骨转移,建议行核医学骨扫描。

问题:

1. 欲观察腰椎部位的形态位置、示踪剂集聚情况,应该选择哪一种采集方式?

2. 欲观察腰椎部位的血流灌注情况,应该选择哪一种采集方式?

3. 欲排除周围组织的示踪剂聚集干扰(如双肾、膀胱等),应该选择哪一种采集方式?

本章小结

核医学的示踪技术基于各种示踪剂在组织中所特有的聚集机制,使得核医学图像侧重反映的是组织的功能代谢信息,并具有高特异性和可定量性。

示踪剂参与组织的功能代谢直至排出体外,这一完整过程成就了核医学图像的多种采集方式,使得核医学成像在临床的适用范围非常广泛。

思考题

1. 什么是放射性核素示踪技术?有何特点?

2. 放射性核素示踪技术的原理是什么?

3. 脏器或病灶聚集显像剂有哪些方式?

4. 放射性核素显像的图像采集方式有哪些?

5. 放射性核素显像的特点是什么?

(尹大一)

第四章 放射性药物

学习目标

1. **掌握**:放射性药物的定义、分类与特点;各类放射性药物的共性要求。

2. **熟悉**:临床中常用的放射性药物;放射性药物质量控制的内容;放射性药物应用的基本原则、不良反应及其防治措施。

3. **了解**:医用放射性核素的来源;放射性药物管理方法及相关规章制度。

第一节 放射性药物

一、基本概念

放射性药物是指含有放射性核素、用于临床诊断或治疗的一类特殊药物,放射性药物可以是简单的放射性核素无机化合物,如 $Na^{131}I$、$^{201}TlCl$、$^{99m}TcO_4^-$ 等,而大部分临床用的放射性药物由放射性核素和普通药物两部分组成,它能聚集到某一器官,或参与该器官的代谢;利用放射性核素发出的射线进行显像或利用射线的杀伤作用实现疾病治疗。它与常规药物一样,是用于人体的,必须无菌、无热源,必须有严格的质量控制标准。将获得国家药品监督管理部门批准,具有批准文号、质量标准、规格标准和使用说明书的放射性药物称为放射性药品(radiopharmaceutical preparations),允许在市场流通与销售。放射性药物可以不具备完善的规格标准,但需要在当地药品监督管理部门备案,只能在研制单位作为医院制剂使用。放射性药物、核医学仪器和工作场所是核医学的必备条件,核医学的发展在很大程度上取决于放射性药物学的发展,研发新型放射性药物是核医学发展的关键之一。

二、分类及特点

(一)放射性药物分类

放射性药物可有多种分类,如:

1. **按用途分类** 可分为体外用放射性药物和体内用放射性药物两大类。

2. **按作用分类** 可分为诊断用放射性药物和治疗用放射性药物。用于显像诊断的放射性药物又可称为显像剂(imaging agent)或示踪剂(tracer)。

3. **按放射性核素半衰期分类** 可分为长半衰期放射性药物和短半衰期放射性药物。

4. **按辐射类型分类** 可分为单光子放射性药物、正电子放射性药物、β 粒子放射性药物、α 粒子放射性药物等。

5. **按放射性核素的来源分类** 可分为核反应堆、医用回旋加速器和放射性核素发生器生产的放射性核素。

6. **按药物性状或剂型分类** 可分为注射液、注射用悬浮液、口服液、气体、气溶胶等。

24

（二）放射性药物特点

放射性药物是一类特殊的药物,具有与普通药物不同的特点:

1. 具有放射性 这是其进行显像与治疗的基础。在制备和使用过程中,应注意辐射防护。

2. 引入量少 放射性药物的化学量很少,通常在微克或毫克级,且多一次性使用,因此,其化学量几乎不足以显示出药理效应,如对碘油造影剂过敏者仍然可以使用放射性碘进行诊断和治疗。

3. 不恒定性 由于放射性药物中的放射性核素不稳定,随时间按一定规律衰变,放射性药物的活度即会随时间不断减少,衰变产物(另一核素)的量则不断增加。因此,放射性药物宜快速制备、快速使用。

4. 存在自辐射分解效应 即由放射性药物放出的射线直接作用于药物本身,引起药物分子化学键断裂,造成分解。辐射分解效应可影响放射性药物的稳定性。放射性浓度或比活度越高,自辐射分解效应越显著。

第二节 医用放射性核素的来源

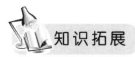
知识拓展

中国正电子药物发展

20 世纪 80 年代,中国原子能科学研究院同位素研究所用反应堆生产了^{18}F,并人工合成了^{18}F-FDG。由于生产的量不足,加之国内没有相应临床显像装置,该药物没有应用于临床。80 年代末,该所从比利时 IBA 公司引进质子加速器,但没有引进 PET 扫描机,故一直未能生产正电子药物,直到中日友好医院采用国产二环 PET 后才开始了^{18}F-FDG 的临床应用。90 年代初,北京几家医院曾先后申请成立 PET 中心,但未能成功。1995 年山东淄博万杰医院从 GE 引进成套设备,开始了中国真正意义上的正电子药物生产和应用,但该设备仅生产^{18}F-FDG 和^{13}N-NH$_3$·H$_2$O 两种正电子药物。中国科学院上海应用物理研究所同期也引进 IBA 加速器和合成器,为医院引进的 PET 提供^{18}F-FDG 药物。90 年代末,北京、上海、广州相继引进小型质子加速器,生产^{18}F-FDG 以供临床使用。2000 年在北京召开的第一届高能正电子会议上,仅有^{18}F-FDG 和^{13}N-NH$_3$·H$_2$O 两种药物的报道;到 2002 年上海召开第二届高能正电子会议才有^{11}C-Raclopride 和^{11}C-胆碱等药物的报道。此后国内研究和临床应用的正电子药物不断增加,目前其种类已经超过了 20 种。

医用放射性核素的制备主要有三大类:核反应堆(nuclear reactor)制备、医用回旋加速器(cyclotron)制备及放射性核素发生器(radionuclide generator)制备。

1. 核反应堆制备 核反应堆以^{235}U 和^{239}Pu 为核燃料,在裂变过程中产生中子轰击靶物引起核反应,获得放射性核素如^{131}I、^{99}Mo、^{133}Xe 等。核反应堆生产的优点是,能同时辐照多种样品,生产量大,辐照时间短,操作简单。缺点是:多为丰中子核素,通常伴有 β-衰变,不利于制备诊断用放射性核素;核反应产物与靶核多属于同一元素,化学性质相同,获得高比活度的产品较困难。

2. 医用回旋加速器制备 带电粒子(如质子、氘核、α 粒子)在磁场和交变电场作用下,反复在磁场做弯曲运动(回旋)并被交变电场反复加速,直至达到预期所需粒子能量,通过粒子束流引出系统引出,轰击靶系统中的靶材料,获得所需正电子放射性核素。医学中常用的加速器生产的放射性核素有:^{11}C、^{13}N、^{15}O、^{18}F 等正电子核素(表 4-1)和^{123}I、^{201}Tl、^{67}Ga、^{111}In 等发射 γ 射线的核素(表 4-2)。医用回旋加速器是目前核医学领域结构最复杂,涉及学科最多,技术要求极高的大型设备。其主体设备分为主磁体、靶系统、屏蔽体、电器柜、真空系统、控制系统等,附属设备分为气瓶罐、空压机、水冷机等。另外,要把医用加速器生产出的放射性粒子合成为 PET/CT 示踪剂,还需要合成模块、合成模块箱、层流机房、质控及放化用实验室设备等。

表 4-1 加速器生产的正电子核素

核素	半衰期	正电子能量(MeV)
Carbon-11	20.3min	0.960
Nitrogen-13	10min	1.198
Oxygen-15	122s	1.730
Fluorine-18	109.8min	0.634
Rubidium-82	1.27min	3.150

表 4-2 加速器生产的发射 γ 射线核素

核素	半衰期	γ 射线能量(keV)
Gallium-67	78.3h	93,184,296,388
Indium-111	67h	173,247
Iodide-123	13.2h	159
Thallium-201	73.1h	69,81(x-rays from mercury daughter)

3. 放射性核素发生器制备 放射性核素发生器是一种利用长半衰期核素(母体核素)分离出短半衰期核素(子体核素)的分离装置。在这种母、子体系中,母体不断衰变,子体不断增长,最后母、子体的放射性达到平衡,每隔一定时间可以从放射性核素发生器中分离出子体。犹如母牛挤奶,故放射性核素发生器又称“母牛”。一般要求母体的半衰期较长,已确保从工厂运输到医院并有一段时间的使用期。目前能提供商品化的医用发生器很多,如^{99}Mo-^{99m}Tc 发生器(Molybdenum-99/Technetium-99m generator system),^{90}Sr-^{90}Y 发生器和^{188}W-^{188}Re 发生器。另外正电子核素^{68}Ga、^{81m}Kr 和^{82}Rb 等也是由放射性核素发生器获得的放射性核素。

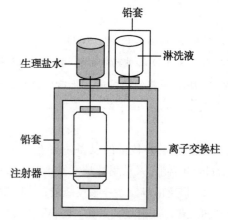

图 4-1 发生器示意图

^{99}Mo-^{99m}Tc 发生器应用最普遍,其中的^{99}Mo 的半衰期为 66h,经 β$^-$ 衰变后,87% 成为亚稳态的^{99m}Tc,13% 为基态的^{99}Tc;^{99m}Tc 的半衰期为 6h,发射 140keV 的 γ 射线;^{99}Tc 的半衰期为 2.1×10^5 年,衰变转变为^{99}Ru(钌)。

^{99}Mo-^{99m}Tc 发生器按其母体核素^{99}Mo 的来源和装柱工艺的不同可分为裂变吸附色谱和凝胶色谱发生器两种。随着^{99}Mo 的衰变,^{99m}Tc 放射性强度不断增长,达到平衡峰值的时间约为 24h。因此,每隔 24h 淋洗,每次获得^{99m}Tc 放射性强度约为前一次的 80%。图 4-1 是^{99}Mo-^{99m}Tc 发生器的示意图。

第三节 诊断用放射性药物

诊断用放射性药物通过注射、口服、吸入等途径进入体内,特异性的聚集于靶器官或组织,用核医学仪器对其发出的γ射线进行探测,从而获得药物在体内的位置及分布图像,通过动态显像,可获得时间放射性曲线,并计算出相关功能参数。诊断用的放射性药物除应符合放射性药物的一般要求外,还应满足以下要求:

1. 适宜的射线种类 诊断用放射性药物发射的射线应是在体内引起电离辐射小、能穿透人体、易被探测的γ射线,最好不发射或少发射β射线及内转换电子或俄歇电子等,以减少对机体不必要的辐射。理想的诊断用放射性核素为纯γ发射体,γ射线能量单一,以获得较好的定位和分辨率。如^{99m}Tc适用于γ相机或SPECT显像,正电子核素适于PET显像。

2. 适宜的射线能量 诊断用放射性药物γ射线能量在100~300keV最为理想,该能量范围最适合于γ相机或SPECT的探测器探测。正电子核素发射能量为511keV的光子适于PET显像。

3. 合适的物理半衰期 放射性核素的物理半衰期要能够保证放射性药物的制备、给药和完成检查过程所需的时间。半衰期过长会增加患者的辐射剂量,也不利于重复使用。临床诊断通常在数小时内完成,因此诊断用放射性核素的半衰期以数小时为宜。

4. 定位性能 放射性药物必须有良好的定位性能,理想的放射性药物应能特异性地高度浓聚于特定的靶组织,而其他组织分布较少,即靶/非靶组织的放射性比值(T/NT值)高。对于平面显像,T/NT值通常≥5,对于断层显像,T/NT值通常≥2。

5. 吸收、分布与排泄性能 诊断用放射性药物(除血池显像剂外)要求进入体内后血液清除迅速,分布或代谢较快,进入靶组织较快(即快速定位)。在诊断完成后,体内滞留时间短,能通过尿、粪便迅速排出体外。

6. 毒性小 体内使用的放射性核素及其衰变产物的毒理效应尽可能小或无,且容易从体内清除,减少不必要的机体损伤。

一、单光子放射性药物

核医学中最常用的单光子放射性药物是^{99m}Tc标记的放射性药物,其半衰期为6.02小时,γ射线能量为140keV,并有配套药盒供应。此外,^{131}I、^{67}Ga、^{201}Tl、^{111}In、^{123}I等放射性核素及其标记药物也有较多应用,在临床中发挥着各自的特性和作用。本节主要介绍目前临床中常用的单光子放射性药物。

1. ^{99m}TcO$_4^-$ 中文名为锝[^{99m}Tc]高锝酸钠,主要用于甲状腺显像、血-脑屏障功能破坏显像、唾液腺显像、梅克尔憩室显像、胃显像等及^{99m}Tc标记化合物的制备。

2. ^{99m}Tc-ECD 中文名为锝[^{99m}Tc]双半胱氨酸乙酯,主要用于脑血流灌注显像。ECD药盒有一步法药盒和两步法药盒两种,一步法药盒用^{99m}TcO$_4^-$直接进行标记,两步法药盒通过配体交换法标记。

3. ^{99m}Tc-MIBI 中文名为锝[^{99m}Tc]甲氧基异丁基异腈,主要用于心肌血流灌注显像,亦可作为甲状旁腺显像剂与肿瘤阳性显像剂。

4. ^{99m}Tc-DTPA 中文名为锝[^{99m}Tc]二乙三胺五醋酸(或喷替酸),为肾小球滤过型肾功能显像剂,主要用于肾小球滤过率测定与肾功能评价。除肾功能显像外,^{99m}Tc-DTPA还可用于血-脑屏障功能破坏显像、胃排空显像、雾化后用于肺通气显像等。

5. ^{99m}Tc-EC 中文名为锝[^{99m}Tc]双半胱氨酸,为肾小管分泌型肾功能显像剂,用于肾有效血浆流量测定与肾功能评价。EC药盒有一步法药盒和两步法药盒两种,一步法药盒用^{99m}TcO$_4^-$直接进行标记,两步法药盒通过配体交换法标记。

6. ^{99m}Tc-DMSA 中文名为锝[^{99m}Tc]二巯基丁二酸钠,为肾静态显像剂,用于肾皮质显像,观察肾脏形态和皮质功能。

7. ^{99m}Tc-MDP 中文名为锝[^{99m}Tc]亚甲基二膦酸盐,属多膦酸盐类,可沉积在骨骼中,主要用于骨显像。

8. ^{99m}Tc-MAA　中文名为锝[^{99m}Tc]大颗粒聚合白蛋白,主要用于肺灌注显像,也可用于下肢深部静脉血栓显像。

9. ^{99m}Tc-RBC　中文名为锝[^{99m}Tc]红细胞,为血池显像剂,常用于血池显像和消化道出血显像。其标记方法有体外法和体内法。

10. ^{99m}Tc-EHIDA　中文名为锝[^{99m}Tc]依替菲宁,主要用于肝胆动态显像。

11. ^{67}Ga-枸橼酸镓　常用于炎症与肿瘤显像。

12. ^{201}TlCl　中文名为氯化亚铊[^{201}Tl],主要用于心肌血流灌注显像,亦可作为甲状旁腺显像剂与肿瘤阳性显像剂。

二、正电子放射性药物

医用正电子放射性核素包括医用回旋加速器生产的放射性核素(如:^{11}C、^{13}N、^{15}O、^{18}F 等)和通过发生器获得的放射性核素(如:^{82}Rb、^{68}Ga、^{81m}Kr 等)。与单光子显像所用的放射性核素相比,加速器生产的正电子放射性核素具有以下特点:①^{11}C、^{13}N、^{15}O 为组成生命最基本元素的放射性同位素,在进行疾病诊断与人体生化、生理和病理研究中具有优势;②半衰期短,患者所受的辐射剂量小,使用安全;可使用较高的放射性活度,提高影像质量和测量结果的准确性;可在较短时间内重复给药,以研究不同生理、病理状态下示踪剂的分布;放射性污物处理简单。但是,半衰期短也存在不足之处,通常要求在生产现场完成快速的自动化合成并就地使用;③比活度高,带电粒子核反应生成的核素大部分与靶核素不是同位素,可通过化学分类得到高比活度或无载体的放射性核素,无载体的放射性核素在标记一些生物活性物质时,可减少非放射性同位素的竞争反应,提高标记率。近年来,正电子放射性药物发展迅速,目前常用的正电子放射性药物如下:

1. ^{18}F-FDG　中文名为氟[^{18}F]脱氧葡萄糖,是葡萄糖类似物,可反映组织的葡萄糖代谢情况,目前广泛应用于脑部疾病、心脏疾病以及肿瘤诊断。

2. ^{18}F-FLT　中文名为氟[^{18}F]胸腺嘧啶脱氧核苷,用于反映肿瘤细胞增殖活跃程度,补充 ^{18}F-FDG 进行肿瘤诊断与鉴别。

3. ^{11}C-MET　中文名为碳[^{11}C]蛋氨酸,反映氨基酸的转运、吸收利用及代谢过程。与 ^{18}F-FDG 相比,在炎症组织中浓聚较少,易于区别肿瘤和炎症。

4. ^{11}C-乙酸钠　为心肌氧化代谢显像剂和肿瘤脂肪酸代谢显像剂,临床上主要应用于评价心肌组织活性和心脏代谢储备功能,以及前列腺癌、原发性肝细胞癌及肾脏肿瘤的诊断。

5. ^{13}NH$_3$·H$_2$O　中文名为氮[^{13}N]氨水,反映组织血流情况,用于心肌血流和局部脑血流量测定。

第四节　治疗用放射性药物

治疗用放射性药物除应符合放射性药物的一般要求,还应满足以下要求:

1. 辐射类型　治疗用放射性核素为发射 β 粒子、α 粒子、俄歇电子或内转换电子的核素,最为理想的是纯 β 发射体,其次是发射俄歇电子的核素。

2. 射线能量　α、β$^-$ 射线电离密度大,传能线密度高,相对辐射生物效应强,治疗效果好,但射线能量不宜过大,以免损伤周围组织,一般 α 射线能量 <6MeV,β$^-$ 射线能量 <1MeV 较理想。

3. 物理半衰期　治疗用放射性核素的半衰期不能太短也不宜太长,以数小时或数天比较理想。

4. 定位性能　治疗用放射性药物必须有良好的定位性能,其靶/非靶比值(T/NT 值)越高越好。T/NT 值太低不仅对病变达不到有效的治疗,还有可能对骨髓或其他辐射敏感的器官/组织造成潜在的损伤。

5. 吸收、分布与排泄性能　要求在分布或代谢后,能够迅速进入特定病变组织,并且除定位于病变组织的药物外,其余应尽快排出体外。

目前常用的治疗用放射性核素见表4-3。

表 4-3　常用于治疗的放射性核素

核素	半衰期(天)	衰变方式	主要能量(MeV)
^{32}P	14.3	β	1.71
^{131}I	8.04	β,γ	0.607
^{125}I	59.4	EC,特征 X 射线	0.027 ~ 0.036
^{89}Sr	50.5	β	1.46
^{153}Sm	1.96	β,γ	2.23
^{90}Y	2.67	β	2.29
^{188}Re	0.71	β,γ	0.71

主要的放射性药物有

1. $Na^{131}I$　中文名为碘[^{131}I]化钠,主要用于甲状腺功能亢进和具有摄碘功能的甲状腺癌转移灶的治疗。低剂量的碘[^{131}I]化钠常用于甲状腺吸碘试验、异位甲状腺与甲状腺癌诊断及制备^{131}I标记化合物。

2. $^{89}SrCl_2$　中文名为氯化锶[^{89}Sr],用于治疗由前列腺癌、乳腺癌及其他肿瘤骨转移灶引起的疼痛。

3. ^{153}Sm-EDTMP　中文名为钐[^{153}Sm]乙二胺四甲膦酸,用于缓解肿瘤骨转移性疼痛。

4. ^{32}P-Na_3PO_4　中文名为放射性磷[^{32}P]酸钠。有口服和静脉注射两种剂型,用于治疗真性红细胞增多症、原发性血小板增多症和敷贴治疗皮肤病等。

5. ^{32}P-$CrPO_4$　中文名为放射性胶体磷[^{32}P]酸铬,用于腔内治疗和组织间质内近距离放射治疗。

第五节　放射性药物的质量控制

放射性药物可由生产厂家或核药房制备。核药房主要分为两类:①单位核药房,即医院核医学科的药房,自行标记放射性药物,供本单位使用;②商业核药房,是独立的放射性药物供应中心,向附近多家医院供应放射性药物。

质量控制(quality control,QC)指对各个重要环节和最终制品的一些重要的质量指标进行经常的或定期的检测,以检查各个环节和最终制品的质量是否达到要求。放射性药物的质量至关重要,它直接影响其有效性和安全性。质量控制的内容主要包括物理性质、化学性质和生物学性质检测三个方面。

1. 物理性质检测　包括包装、性状(澄明度、颜色、颗粒度)、放射性核纯度、放射性活度检定等。澄明度及颜色通过肉眼观察,绝大多数放射性药物为无色透明,少数呈半透明状。颗粒大小可通过光学显微镜或电镜检查,如肺灌注显像剂^{99m}Tc-MAA 颗粒直径应在 10 ~ 100μm,而肝胶体显像剂^{99m}Tc-SC 颗粒直径应在 80 ~ 500μm 通过活度计测定。

比活度(specific activity)是指单位质量的某种放射性物质的放射性活度。放射性核纯度(radionuclide purity),也称放射性纯度(radioactive purity)指特定放射性核素的放射性活度占总放射性活度的百分数。放射性纯度只与其放射性杂质的量有关,与非放射性杂质的量无关。如临床用于人体显像的^{99m}Tc 的放射性纯度要求在 99.9% 以上,这是指^{99m}Tc 淋洗液中其他放射性核素(如^{99}Mo)的放射性活度不超过 0.1%,而淋洗液中含有铝等非放射性杂质的多少仅影响其化学纯度,并不影响其放射性纯度。一般来说,放射性核素的不纯主要发生在工厂生产过程和核素发生器的洗脱过程中。放射性核纯度的测定方法可根据所需的放射性核素与杂质的能量或半衰期不同进行测定。

2. 化学性质鉴定 化学性质检测包括离子强度、pH、化学纯度及放射化学纯度(RCP 或 Rp)检定等。

(1)pH:采用 pH 试纸或酸度计检测。

(2)化学纯度:指以某一形式存在的物质的质量占该样品总质量的百分数。与放射性无关。化学成分的杂质存在可能对患者产生毒副反应;在标记的过程中还可能产生放射性杂质影响放化纯度。可采用微量分析法测定,目前多采用紫外分光光度法、荧光分光光度法等方法测定。

(3)放射化学纯度(radiochemical purity):指以特定化学形态存在的放射性占总放射性的百分比。有些放化杂质会浓集于血液和非靶器官,影响图像质量甚至影响结果判断,因此,放射化学纯度对于放射性药物非常重要,是衡量放射性药物治疗最重要的指标之一,是常规质控项目,医用放射性核素应具有高的放化纯度才能保证其最有效的利用。放射化学纯度测定包括各成分的分离和放射性测量两个步骤。测定方法有纸色谱法、薄层色谱法、HPLC(高效液相色谱法)、电泳法等。

纸色谱法(纸层析法)是临床中最常用的放射化学纯度测定方法,该方法以色谱纸为支持体,当溶剂沿色谱纸向上渗透时,样品中的各组分即在固定相和流动相间进行分配,由于各组分的分配系数不同,从而使其沿溶剂渗透方向分布在不同位置,达到分离的目的。用比移值 Rf 表示某组分在色谱纸上的位置:

$$Rf = 溶质移动的距离/溶剂移动的距离$$
$$= 原点至样品中某组分的距离/原点至溶剂前沿的距离$$

层析方法:将层析纸沿纤维方向剪成 1~2cm 宽的纸条,在距纸条一端约 1.5cm 处用铅笔划一点样基线,用玻璃毛细管或微量注射器吸取待测样品,点在点样基线的中点(原点),将纸条悬挂在盛有适量展开剂的密封层析缸中,当展开适当距离(原则是使样品中各组分分开)后,取出纸条,标出展开剂前沿位置,吹干或自然晾干后,用扫描法或分段剪开测定色谱纸条上的放射性分布。根据 Rf 值确定所需成分的位置,计算出放射性药物的放射性计数占总计数的百分比(即放射化学纯度)。

3. 生物学检测 包括生物学纯度,即:灭菌度、无热原性和生物活性检定;生物分布和显像;毒性效应及药代动力学研究。

第六节 放射性药物的使用和管理

一、放射性药物应用的基本考虑

1. 放射性药物正确使用的基本原则 放射性药物是一类特殊药物,引入体内会使受检者全身和某些脏器接受一定的辐射吸收剂量,应用时应予以考虑。放射性药物的使用基本原则是:

(1)在决定是否给患者使用放射性药物进行诊断或治疗时,首先要作出正当性判断,即权衡预期的需要或治疗后的好处与辐射引起的危害,得出进行这项检查或治疗是否值得的结论。

(2)若有几种同类放射性药物可供诊断检查用,则选择所致辐射吸收剂量最小者;对用于治疗疾病的放射性药物,则选择病灶辐射吸收剂量最大而全身及紧要器官辐射吸收剂量较小者。

（3）医用内照射剂量必须低于国家有关法规的规定。

（4）诊断检查时尽量采用先进的测量和显像设备，以便获得更多的信息，提高诊断水平，同时尽可能降低使用的放射性活度。

（5）采用必要的保护（如封闭某些器官）和促排措施，尽量减少不必要的照射。

（6）对恶性疾病患者可以适当放宽限制。

（7）对小儿、妊娠妇女、哺乳妇女应用放射性药物要从严考虑。

2. 不良反应及其防治　放射性药物的不良反应是指注射了一般皆能耐受而且没有超过一般用量的放射性药物之后，出现异常的生理反应。放射性药物的不良反应与放射性本身无关，而是机体对药物中的化学物质（包括细菌内毒素）的一种反应。放射性药物不良反应的发生率很低（仅万分之二左右），主要为变态反应、血管迷走神经反应，少数为热原反应。

防治：注射室和检查室应备有急救箱及氧气袋。对不良反应较多的药物可稍加稀释，使体积稍大，并慢速注入。当发生不良反应时，根据情况及时处理。

3. 放射性药物与普通药物的相互作用　某些药物与放射性药物同时使用时，由于这些药物引起的组织学反应造成放射性药物的生物学行为发生改变，称为药物-放射性药物相互作用。某些药物-放射性药物相互作用是所希望的，如在心肌灌注显像研究中，使用腺苷药物负荷扩张心肌血管进行心肌血流灌注显像以诊断冠心病；有些药物-放射性药物相互作用是不希望的，它可能是由于毒性或直接发生化学反应，引起毒性反应或影响诊治结果，在放射性药物的使用中需注意。使用放射性药物前一般应停止使用会产生不希望的相互作用的药物24～72小时，少数药物需停用更长时间。

常见的放射性药物与普通药物的相互作用有：

（1）$^{99m}TcO_4^-$：过氯酸钾、铝制剂可使异位胃黏膜显像呈假阴性。

（2）^{99m}Tc-DTPA：利尿药、卡托普利可使肾动态显像失真。肾毒性药物，如氨基苷类、磺胺类药物和环孢素，可使测定的 GFR 值偏低。

（3）^{99m}Tc-EHIDA：吗啡、哌替啶可使胆囊显像假阳性；烟草酸可致肝吸收少而清除缓慢。巴比妥类、胆囊收缩素和类似物（如蛙皮缩胆囊肽）、胆碱能药，可增加胆囊排泄。

（4）^{99m}Tc-MDP：铁制剂、磷苏打、庆大霉素、双膦化合物可使骨吸收减少、肾内放射性增多、血本底增高；多柔比星可致心肌弥漫吸收；含 Al 制剂可使肝显影；雌激素可使乳房放射性聚集；局部注射含铁、钙药物可致局部放射性浓聚。

（5）^{99m}Tc-MIBI 或 ^{201}Tl：多柔比星可减少心肌摄取和滞留。β-受体阻断剂（普萘洛尔等）、亚硝酸盐类，可减少运动试验的灌注缺损区的数量和大小。

（6）^{99m}Tc-红细胞（RBC）：β受体阻断剂（普萘洛尔等）、硝酸盐可使心肌缺血呈假阴性；肝素、洋地黄、亚锡酸铁、地高辛、哌唑嗪、多柔比星可使体内标记红细胞标记率减低，心腔影像边缘不清。

（7）^{131}I：含碘、溴药物可使甲状腺吸碘受抑。

（8）^{67}Ga：苯妥英钠可致假阳性；抗癌药及抗生素可使小儿胸腺显影；硝酸镓、甲氨蝶呤、顺铂可使软组织肿瘤假阴性；噻嗪类利尿药、氨苄西林、磺胺可使双肾弥漫性放射性聚集。氯喹可使心肌和肾摄取。

二、放射性药物的管理

放射性药物是具有放射性的特殊药物，因此，对放射性药物的管理既要遵从一般药物的一些管理制度（如药物不良反应报告制度等），又要遵从针对放射性药物的管理制度和对于放射性物品的辐射安全管理制度。以下主要介绍对放射性药物和放射性物品的管理。

1. 放射性药品使用与管理的相关法律和法规　放射性药品是指获得国家药品监督管理部

门批准文号的放射性药物。放射性药品使用与管理的相关法律和法规有：《中华人民共和国药品管理法》、《中华人民共和国药品管理法实施条例》、《放射性药品管理办法》、《医疗机构制备正电子类放射性药品管理规定》(国食药监安[2006]4号)、《放射性药品使用许可证》验收标准(国食药监安[2003]199号)、《锝[^{99m}Tc]放射性药品质量控制指导原则》(国食药监安[2004]190号)、《正电子放射性药品质量控制指导原则》(国食药监安[2004]324号)。

2. 监督管理机构及其职责　国家药品食品监督管理局(SFDA)主管全国医疗机构制备和使用放射性药品的监督和管理工作;省、自治区、直辖市药品监督管理部门负责辖区内医疗机构制备和使用放射性药品的监督和管理工作。卫生部主管全国医疗机构放射性药品的使用管理工作;省、自治区、直辖市卫生主管部门负责辖区内医疗机构放射性药品的使用管理工作。中国药品生物制品检定所承担全国医疗机构制备放射性药品的质量监督和质量标准的复核工作;SFDA授权的药品检验机构承担辖区内医疗机构制备放射性药品的质量监督检验工作。

3. 医疗机构制备和使用放射性药品的许可　医疗机构需取得由所在省、自治区、直辖市药品监督管理部门、卫生主管部门、环保部门和公安部门核发的相应等级的《放射性药品使用许可证》,才能制备和使用放射性药物。根据医疗机构使用放射性药品类别及该类放射性药品对操作人员、设备、环境等的相应要求由低到高将放射性药品使用许可证分为Ⅰ类、Ⅱ类、Ⅲ类和Ⅳ类,其放射性药品使用范围是：Ⅰ类,使用体外诊断用各种含放射性核素的分析药盒;Ⅱ类,体内诊断、治疗用一般放射性药品(系指根据诊断、治疗需要,对购入的放射性药品进行简单的稀释或不稀释用于患者的品种,如碘[^{131}I]化钠口服溶液和氯化亚铊[^{201}Tl]注射液等),或即时标记放射性药品生产企业提供的已配制完成的含^{99m}Tc注射液;Ⅲ类,可以扩大使用放射性核素发生器及配套药盒自行配制的体内诊断及治疗用放射性药品和市售自动合成装置自行制备的正电子类放射性药品;Ⅳ类,可研制和使用放射性新制剂以适应核医学诊治新方法、新技术的应用。

4. 医疗机构研制放射性药品的备案　医疗机构研制放射性药品新制剂并进行临床验证前,应由所在省、自治区、直辖市药品监督管理部门批准,并报SFDA备案。医疗机构制备正电子放射性药品应向相应的药品监督管理部门备案。

5. 正电子放射性药品的制备和质量控制管理　医疗机构应按《医疗机构制备正电子类放射性药品质量管理规范》(《医疗机构制备正电子类放射性药品管理规定》附件5)制备正电子放射性药物;应按《正电子类放射性药品质量控制指导原则》(《医疗机构制备正电子类放射性药品管理规定》附件6)进行质量检验,合格后方可在临床应用。

6. 放射性物品的辐射安全管理　在制备和使用放射性药物时,应实施严格的管理,保证对患者、工作人员、环境等的辐射安全。关于放射性物品辐射安全管理的法规包括：《放射性同位素与射线装置安全许可管理办法》、《放射性同位素与射线装置放射防护条例》、《放射工作卫生防护管理办法》、《放射性污染防治法》、《电离辐射防护与辐射源安全基本标准》、《放射工作人员健康管理规定》等,放射性药物的生产、运输、订购、贮存、使用及放射性废物处理都应严格按照相应法律、法规进行。

 本章小结

　　放射性药物是核医学的重要内容之一,随着人类探索生命现象的本质的不断深入,放射性药物涉及的范围越来越广,从受体、神经递质、抗原、代谢等多途径来反映机体内物质代谢和生命活动的变化规律,体现核医学是一门有生命力的、融合多学科知识的、富有发展潜力的学科。

思考题

　　1. 什么是放射性药物?

2. 放射性药物有哪些特点？

3. 诊断用放射性药物的要求有哪些？

4. 治疗用放射性药物的要求有哪些？

5. 什么是放射化学纯度？

（黄　蕤）

第五章 核医学辐射防护基本知识

 学习目标

1. 掌握:辐射剂量及其单位;辐射防护原则;外照射防护措施。
2. 熟悉:核医学工作场所的分级和分区。
3. 了解:核医学工作人员及患者的受照水平;放射性废物的处理方法。

电离辐射技术已经广泛应用到国民经济的各个领域乃至日常生活,但如果使用不当则会对人类健康造成损害。核医学工作直接应用放射性核素及其标记物诊断和治疗疾病,核医学辐射防护就是保证放射工作人员、患者和公共受到的电离辐射降到尽可能低的水平,从而保护放射工作人员、患者和公共的健康和安全。本章主要介绍一些核医学辐射防护基本知识和防护措施。

第一节 常用辐射量定义及单位

一、照 射 量

照射量(exposure dose)是指 X 射线或 γ 射线在单位质量的空气被完全阻止时,所产生同种符号的离子总电荷绝对值,用 X 表示。照射量是表示 X 射线或 γ 射线对空气电离能力的物理量,可反映 X 射线或 γ 射线辐射场的强弱。照射量的国际制单位是 C/kg(库仑/千克),旧制单位是 R(伦琴),$1C/kg = 3.877 \times 10^3 R$。照射量率:单位时间内的照射量,单位是 $C/(kg \cdot s)$。

二、吸 收 剂 量

吸收剂量(absorbed dose)是指单位质量被照射物质吸收任何电离辐射的平均能量,用 D 表示,是反映被照射物质吸收电离辐射能量大小的物理量。吸收剂量的国际制单位是 Gy(戈瑞),$1Gy = 1J/kg$(焦耳/千克)。旧制单位是 rad(拉德),$1Gy = 100rad$。

吸收剂量率:单位时间内的吸收剂量,单位为 Gy/s。

三、当 量 剂 量

当量剂量(equivalent dose)是指组织或器官的平均吸收剂量与辐射权重因子的乘积,用 H 表示。国际制单位是 Sv(希沃特),旧制单位是 rem(雷姆),$1Sv = 100rem$。

当量剂量是按照辐射权重因子加权的吸收剂量,与射线种类和能量有关。能够更准确的反映各种射线被吸收后所引起的生物效应及危险度。

四、有 效 剂 量

有效剂量(effective dose)又称加权的当量剂量,是指在全身受到非均匀性照射的情况下,各组织或器官的当量剂量与相应的组织权重因子乘积的总和。单位也是 Sv。

组织权重因子代表组织接受的照射所导致随机效应的危险系数与全身受到均匀照射时的总危险系数的比值,即表示组织或器官的辐射敏感性。

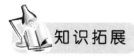

知识拓展

低剂量辐射的兴奋效应

电离辐射在人类的生存环境中几乎无处不在,这种辐射主要是低剂量辐射。很早以前人们就注意到低剂量辐射可以刺激多种细胞功能,并把这种现象称为低剂量辐射的兴奋效应。

20世纪40年代,科学家 Lorenz 实验发现,经过长期低剂量照射豚鼠,受照组的平均寿命较未照射组延长85天之多。后来重复低剂量照射小鼠实验,也观察到了寿命延长的现象。在日本原子弹爆炸对寿命的影像研究中,统计长崎原子弹爆炸幸存者中各年龄组百万人口死亡率,发现在55岁以后的男、女组中未受照射者死亡率高于受照射者。还有研究表明,小鼠在离乳至生育期之间每天接受低剂量照射,出现了各代间隔时间缩短、出生率增加的现象。现代农业生产中也有低剂量辐射增产的方法,一些作物的种子、鱼卵、蚕蛹等经过辐射处理后,具有了早熟、抗病、增产的特点。

低剂量辐射兴奋效应的机制尚不明确,虽然近年来随着研究的增多,已有较大进展。但是研究设计多领域、多学科,影响因素多而且统计困难,目前还无法作出定论。

第二节 辐射防护的基本原则和措施

一、辐射防护的目的及原则

(一) 核医学辐射的特点

外照射(external exposure):位于人体之外的辐射源对人体造成的辐射照射。特点:脱离或远离辐射源,辐射作用即停止;当辐射源距离人体有足够远的距离时,可造成对人体较均匀的全身照射;辐射源靠近人体,则主要造成局部照射。

内照射(internal exposure):放射性核素进入人体内造成的辐射照射。特点:内照射对机体的辐射作用一直要持续到放射性核素排出体外或衰变后才结束;由于放射性药物在体内分布不均,患者全身受照射剂量小,个别器官、组织受照射剂量高。

(二) 辐射防护的目的

辐射防护既要保护工作人员个人、他们的后代和全体人类的健康,又要允许进行可能产生辐射或伴随辐射的必要活动,在不过分限制必要活动的基础上,尽可能降低随机性效应的发生率,防止发生有害的确定性效应。

(三) 辐射防护的原则

1. 实践正当化 任何伴有电离辐射的实践,所获得的利益必须大于所付出的代价,这种实践才是正当的,被认为是可以进行的。如果不能获得超过付出代价的利益,则不应进行这种实践。

2. 防护最优化 任何电离辐射的实践,都应当避免不必要的照射。任何必要的照射,也应保持在可以合理达到的最低水平。在谋求最优化时,应以最小的防护代价,获取最佳的防护效果,不必追求无限地降低剂量。

3. 个人剂量限值 所有实践带来的个人受照剂量必须低于当量剂量限值。在潜在照射情况下,应低于危险度控制值。ICRP60号报告推荐职业人员照射剂量限值:连续五年内有效剂量不超过 100mSv,任何一年内不超过 50mSv。皮肤的年剂量限值为 500mSv,眼晶状体为 150mSv。

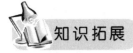 **知识拓展**

核医学工作人员和患者的受照剂量

核医学检查中,除脑、骨、心脏和肾脏检查项目的受照有效当量剂量超过 5.0mSv 之外,其余检查项目的有效当量剂量均较低。

X 线的摄片检查所受辐射剂量一般低于核医学检查,CT 检查大多数高于核医学检查。

在我国核医学工作人员的个人年均有效剂量一般控制在国家职业照射年剂量限值的 1/4 (5.0mSv) 以内。

二、外照射防护措施

1. 时间防护　累积受照射剂量与受照射时间成正比。时间防护就是通过周密计划和熟练操作,尽可能地缩短与辐射源的接触时间或在放射性工作场所的逗留时间。操作前通过空白练习提高操作熟练度,可减少受照时间。在剂量率较高场所工作,应避免一人操作时间过长,可由几人轮换操作。

2. 距离防护　对于点源,某一位置的辐射剂量率与点源的距离平方呈反比。距离防护就是增大与辐射源的距离,距离每增加 1 倍,剂量率则减少到原来的 1/4。在操作辐射源时,采用各种远距离操作器械如机械手、长柄钳等,使操作者与辐射源之间有足够的距离是十分必要的。

3. 屏蔽防护　就是在人与辐射源之间设置防护屏障。辐射防护不可能无限制地缩短受照时间和增大与源的距离,因此采用屏蔽防护是实用而有效的防护措施。在实际工作中,根据辐射源种类,采用不同的屏蔽材料。低能 β 射线一般不需要屏蔽,高能 β 射线采用低原子序数的屏蔽材料如铝、玻璃等,γ 射线通常采用铅、铁、水泥等重元素物质作为屏蔽材料。关于其屏蔽厚度的计算,较简便的方法是用半厚度值计算屏蔽厚度。半(衰减)厚度值或半价层是指将入射 X 或 γ 射线强度减弱一半的屏蔽层厚度。

由于铅对射线有较大的吸收作用,是一种广泛用于辐射防护的材料,当使用其他防护材料和考虑其防护效能时,常以铅当量表示,以利比较。铅当量(mmPb)是指达到与一定厚度的某屏蔽材料相同屏蔽效果的铅层厚度。

三、内照射防护措施

开放型辐射源可通过口、呼吸道、皮肤伤口进入人体。因此内照射防护的关键是预防,尽一切可能防止放射性核素进入体内,尽量减少工作场所及环境污染,定期进行污染监测,把放射性核素的年摄入量控制在国家规定的限值以内。

内照射对人体危害的影响因素主要有:侵入人体内的放射性核素的数量、辐射类型、能量、半衰期、理化性质、毒性大小,在体内的聚集部位和滞留时间。

具体防护措施包括:对放射性核素分组和对放射性工作场所进行分类,建立内照射监测系统进行严格的环境监测;放射性工作必须在指定的区域进行,避免放射性向环境扩散,操作放射性液体或放射性粉尘时,应在通风橱或手套箱内进行,采取空气净化等措施,防止放射性物质进入空气被人员吸收;保持表面清洁,经常用湿法清洁台面、地面以及设备表面等;严禁在工作场所吸烟或饮食,防止食入放射性物质;做好个人防护,穿防护服,戴防护手套、帽子,必要时佩戴个人呼吸保护器具、防护镜等防护用品;严格按照规定处理放射性废物。

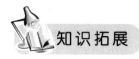知识拓展

内照射防护实例

实例一、注射治疗性放射药物过程中的防护

操作放射性药物应在专门场所,如给药不在专门场所需采取适当防护措施;药物、给药用的注射器在使用前应有屏蔽,难以屏蔽时应缩短操作时间。

工作人员应穿戴个人防护用品(如防护衣、帽子、防护镜、口罩和手套)。

在操作场所不得吸烟、进食、饮水,不得进行无关工作及存放无关物件。

实例二、注射治疗性放射性药物后的防护

使用治疗量γ放射性药物的区域应划为控制区。用药后患者床周边1.5m范围内或单人病房应划为临时控制区。除医护人员外其他无关人员不得入内,患者不能随便离开该区。

治疗患者的被服等个人用品使用后应作去污处理,并经表面污染辐射监测,在限值以下后方可作一般处理。

使用过的放射性注射器、绷带和敷料等,应作污染物件处理或放射性废物处理。

个人穿戴防护用品包括:工作服、帽、鞋等,铅围裙、防护眼镜等。

第三节　核医学工作场所的分级和分区

核医学的开放型工作场所根据操作放射性核素的权重活度分为三级,见表5-1。

表5-1　临床核医学工作场所分级

分级	权重活度(MBq)
Ⅰ	>50 000
Ⅱ	50~50 000
Ⅲ	<50

权重活度的计算公式如下:

权重活度 = 计划的日最大操作活度 × 核素毒性权重系数/操作性质修正系数

计算权重活度用的核医学常用放射性核素毒性权重系数见表5-2。

表5-2　核医学常用放射性核素的毒性权重系数

类别	放射性核素	权重系数
A	^{75}Se, ^{89}Sr, ^{125}I, ^{131}I	100
B	^{11}C, ^{13}N, ^{15}O, ^{18}F, ^{51}Cr, ^{67}Ge, ^{99m}Tc, ^{111}In, ^{113m}In, ^{123}I, ^{201}Tl	1
C	^{3}H, ^{81m}Kr, ^{127}Xe, ^{133}Xe	0.01

依据核医学操作性质而确立的修正系数见表5-3。

表5-3　不同操作性质的修正系数

操作方式	修正系数	操作方式
贮存	100	给药
清洗操作	10	简单放射药物制备
闪烁法计数和显像	10	治疗剂量患者床位区
诊断患者床位区	10	复杂放射性药物制备
配药、分装	1	

核医学工作场所依据管理需要可分为三区,即控制区、监督区和非限制区。控制区:在其中连续工作的人员一年内受到照射剂量可能超过年限值十分之三的区域,如制备、分装放射性药物的操作室、给药室、治疗患者的床位区等。对控制区的工作人员应进行常规个人剂量监测。

监督区:在其中连续工作的人员一年内受到的照射剂量一般不超过年限值十分之三的区域,如使用放射性核素的标记实验室、显像室、诊断患者的床位区、放射性核素或药物的贮存区、放射性废物贮存区等。对监督区内的工作人员仅在需要确定工作场所是否安全和对个别操作安全性进行验证时才进行个人剂量监测。

非限制区:在其中连续工作的人员一年内受到的照射剂量,一般不超过年限值十分之一的区域,如工作人员办公室、电梯、走廊等。

第四节　放射性废物的处理

在核医学工作中,会产生许多放射性废弃物,按其物态分为固体废物、废液和气体废物,简称"放射性三废"。放射性废弃物不能以普通废弃物的方法进行处理,而要根据废物的性状、体积、所含放射性核素的种类、半衰期、比活度等情况作相应处理,避免放射性物质对环境造成危害。

1. 固体放射性废物　包括带放射性核素的试纸、敷料、碎玻璃、废器、安瓿瓶、实验动物尸体及其排泄物等,应放置于有屏蔽的污物桶内,不可与非放射性废物混在一起。污物桶放置点应避开工作人员作业和经常走动的地方,并在显著位置标记废物类型、核素种类、比活度和存放日期等。长寿命的固体放射性废物,应定期集中送交区域废物库进行最终处置,主要用焚烧法或埋存法处置。短寿命核素废物主要用放置衰变法处理,当其放射性比活度降低到国家标准规定的豁免水平以下,并经有关部门检测解控后即可作为非放射性废物处理。

2. 液体放射性废物　含放射性核素的残液、患者的排泄物、用药后的呕吐物及清洗器械的洗涤液、污染物的洗涤水等。放射性废液处理主要有稀释法、放置法及浓集法。稀释法是用大量水将放射性废液稀释,再排入本单位下水道,适用于量不多且浓度不高的放射性废液。放置法适用于短半衰期核素。浓集法是采用沉淀、蒸馏或离子交换等措施,将大部分本身不具放射性的溶剂与其中所含的放射性物质分开,使溶剂可以排入下水道,浓集的放射性再作其他处理。

对注射或服用放射性药物患者应有专用厕所,对其排泄物实施统一收集和管理,储存 10 个半衰期后排入下水道系统。

3. 气体放射性废物　放射性碘蒸汽、放射性气溶胶,经高效过滤后,排入大气,滤膜定期更换,并作为固体放射性废物处理。呼出的 ^{133}Xe 应有特殊的吸收器收集,放置衰变。

 本章小结

照射量 X 单位是 C/kg(库仑/千克);吸收剂量 D 单位是 Gy(戈瑞);当量剂量 H 和有效剂量单位都是 Sv(希沃特)。

辐射防护的原则:实践正当化、防护最优化、个人剂量限值。

外照射防护措施:时间防护、距离防护、屏蔽防护。

内照射防护的关键是预防。

核医学的工作场所根据操作放射性核素的权重活度分为 Ⅰ 、Ⅱ 、Ⅲ 三级,界限是 50000 和 50 权重活度(MBq)。

核医学工作场所依据管理需要可分为控制区、监督区和非限制区三区,界限是在其中连续工作的人员一年内受到的照射剂量是否超过年限值的十分之三和十分之一。

放射性废弃物,按其物态分为固体废物、废液和气体废物,简称"放射性三废"。

思考题

1. 照射量、吸收剂量、当量剂量的单位各是什么?
2. 什么是辐射防护目的和原则?
3. 外照射防护措施有哪些?
4. 什么是"放射性三废"?

（王照娟）

第六章 体外标记免疫分析

 学习目标

1. 掌握:竞争性体外标记免疫分析和非竞争性体外标记免疫分析的基本原理。
2. 熟悉:体外标记免疫分析的类型、基本试剂及基本技术。
3. 了解:体外标记免疫分析的质量控制指标和方法。

体外标记免疫分析是利用放射分析方法或其派生的相关非放射分析技术测定生物样品中微量生物活性物质含量的一类分析方法。主要用于测定样品内的激素、抗原或抗体、受体含量、药物浓度以及其他生物活性物质等。

体外标记免疫分析起始于 1956 年,是由美国的科学家 Yalow 和 Berson 创建了放射免疫分析(radioimmunoassay,RIA),1968 年,Miles 和 Hales 建立了免疫放射分析(immuno radiometric assay,IRMA),在 1977 年 Yalow 获得诺贝尔生物医学奖。

随着基础医学和相关技术的发展,在 RIA 标记抗原竞争性抑制结合、IRMA 标记抗体非竞争性结合的理论基础上,相继派生出许多其他的标记免疫分析方法,如酶标记免疫分析(enzyme immunoassay)、时间分辨荧光免疫分析(time-resolved fluorescent immunoassay)、化学发光免疫分析(chemiluminescence immunoassay)、电化学发光免疫分析(electrochemiluminescence immunoassay)等多种形式、多种反应模式的综合性标记免疫分析体系,并广泛应用于基础医学、临床医学、教学及科研诸多领域,有力地推动了医学科学的发展。

第一节 体外标记免疫分析的基本原理

一、竞争性体外标记免疫分析的基本原理

放射免疫分析是竞争性体外标记免疫分析中创建最早、最具有代表性的一种。因此,本节将以此作为代表进行介绍,并依次推及其他。

放射免疫分析的基本原理是竞争性抑制的结合反应。利用放射性核素(^{125}I)标记抗原(Ag*)和非标记抗原(Ag)同时与限量的特异抗体(Ab)进行竞争性抑制结合。

反应式:Ag* + Ag + Ab(限量)→Ag*-Ab + Ag-Ab + Ag*

在反应体系中:

1. 特异性抗体(Ab)的数量必须是有限的,即抗体分子的数量(有效结合位点)要少于标记抗原(*Ag)和非标记抗原(标准抗原或待测抗原,Ag)的分子数量(有效结合位点)之和。

2. *Ag 和 Ag 具有相同的免疫活性,与抗体(Ab)具有相同的竞争结合能力,当两者同时与限量的抗体(Ab)进行免疫结合反应时,由于其有效结合位点不够,就会出现相互竞争,彼此抑制。*Ag 和 Ag 与 Ab 竞争性抑制结合反应见以下反应式。

$$
\begin{array}{c}
*Ag \\
+ \\
Ag+Ab \rightleftharpoons AgAb+Ag \\
\updownarrow \\
*AgAb+*Ag
\end{array}
$$

反应式:具有相同免疫活性的 ∗ Ag 和 Ag 与 Ab 的结合反应

反应式中:Ag 为非标记抗原; ∗ Ag 为标记抗原;Ab 为抗体

3. ∗ Ag 和 Ag 与 Ab 的竞争性结合是可逆的动态过程,其反应遵循质量作用定律。在反应达到动态平衡时, ∗ Ag 和 Ag 与 Ab 的结合率取决于两者的原始浓度比例。当 ∗ Ag 和 Ab 为恒量时, ∗ Ag 和 Ab 的结合率随着 Ag 量的增加而减少,呈反比关系,即待测标本的含量与所测得的 ∗ Ag- Ab 复合物的放射性计数(CPM)呈反比,见图 6-1。这种数量关系是放射免疫分析测定竞争性结合反应的理论基础。

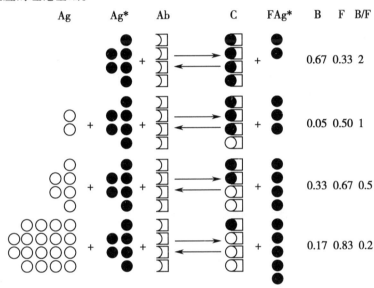

图 6-1　RIA(竞争结合反应)原理示意图

图示:○为非标记抗原或待测抗原　●为标记抗原

4. 分离和测量技术　是将结合部分 B(∗ Ag- Ab)和游离部分 F(∗ Ag 与 Ag)分离的一种特定的技术。在 γ 免疫计数器上测定每个测试管 B 的放射性计数,依据上述数量关系,通过标准曲线推算出未标记抗原(待测物)的含量。RIA 剂量反应曲线见图 6-2。

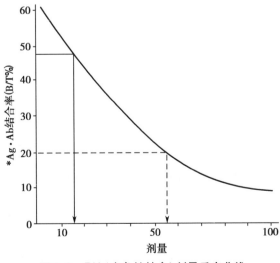

图 6-2　RIA(竞争性结合)剂量反应曲线

5. 标准曲线的绘制　计算出 B%[B/T(B+F)×100%;称结合率]或 B/B$_0$%(B$_0$ 表示不含非标记 Ag 管的最大结合率的放射性计数),然后,用横坐标表示不同浓度值的标准品(标准抗原,*Ag),纵坐标表示 *Ag-Ab 复合物的放射性计数(B/B$_0$%),绘制出 B% 或 B/B$_0$% 随 Ag 含量变化的剂量反应曲线——标准曲线。

6. 待测抗原浓度的确定　依同法将测得的未知浓度样品的 B% 或 B/B$_0$%,即可从标准曲线上查出样品中待测抗原的含量(图 6-2)。必须指出的是所得测定值为有免疫活性的抗原的量。

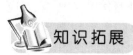

体外放射分析的实验流程

1. 基本试剂待测 AFP 含量的血清标本、AFP 的标准品(0ng/ml,4ng/ml,15ng/ml,50ng/ml,150ng/ml,500ng/ml)、AFP 标记品、AFP 抗血清、分离剂。

2. 基本操作

(1)在试管架上放入一定数量的实验试管,并按顺序编号。

(2)在编号试管内依序加入不同浓度 AFP 的标准品、待测 AFP 含量的血清标本及质控品;然后,分别加入等量的 AFP^{125}I 标记品、等量的 AFP 抗血清。

(3)混匀,温浴,加入分离剂,混匀,离心,弃去上清液,测量每管 cpm(每分钟的计数)

3. 注意事项

(1)防止放射性标记液外溅、污染。

(2)熟练加样技术,保持加样手法一致,减少人为误差,保证结果准确。

二、非竞争性体外标记免疫分析的基本原理

免疫放射分析(IRMA)是典型的非竞争性体外标记免疫分析。它的反应原理仍然是抗原与相应的特异性抗体间的免疫反应,检测对象也是抗原的含量,但在方法学的设计上与 RIA 明显不同,IRMA 是应用标记抗体作为示踪剂,在反应系统中加入过量的标记抗体,待测物或标准品与标记抗体进行全量反应,是一种非竞争性的结合反应。

反应式:Ag+Ab*(过量)→Ag-Ab*+Ab*

IRMA 方法分两种,一种为单位点 IRMA 法,另一种为双位点 IRMA 法。单位点 IRMA 中抗原分子只需一个反应位点决定簇,与标记抗体上一个相应结合点反应,形成复合物后分离游离的标记抗体;双位点 IRMA 也称双抗夹心法,采用固相抗体与标记抗体同时与待测抗原的两个反应位点结合,形成待测抗原夹在两抗体分子中间,通过洗涤,分离出游离的标记抗体,非特异结合(NSB)较低,大大提高了测定灵敏度。

在双位点 IRMA 反应体系中,过量固相包被抗体与待测抗原结合后,再与过量^{125}I 标记抗体进行结合反应,形成"固相抗体-待测抗原-标记抗体"夹心复合物,见图 6-3。

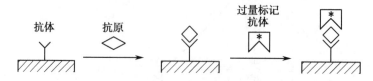

图 6-3　IRMA(非竞争结合)反应原理示意图

经洗涤去除多余游离的标记抗体,复合物上的标记^{125}I 作为信号产物直接进行放射性计数测量,通过相应函数曲线计算出待测物抗原含量。其标记抗体抗原复合物的放射性计数与待测抗原的含量呈正相关。绘制标准曲线和确定待测抗原浓度的方法和过程均与 RIA 基本相同。

IRIA 剂量反应曲线见图 6-4。

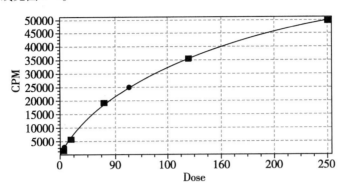

图 6-4　IRMA（非竞争结合）剂量反应曲线

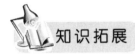

待测样品含量的结果计算

1. 下列是甲胎蛋白（AFP）项目（标准品含量分别是 0ng/ml，4ng/ml，15ng/ml，50ng/ml，150ng/ml，500ng/ml）所测得的 CPM 值，如何根据下列所测 CPM 值绘制标准曲线并计算出 A、B、C、D 标本的 AFP 含量。T：289836，B0 ~ B5：544，2978，8056，21188，45424，78016。A：1764，B：14130，C：68422，D：2013。

2. 根据上述测定结果，你认为它是属于竞争性结合分析还是非竞争性结合分析？

第二节　体外标记免疫分析的基本试剂和基本技术

根据基本原理，建立体外标记免疫分析方法必须具备的基本试剂和基本技术是：标准抗原、特异性抗体、标记品、分离技术、测量技术以及数据处理（标准曲线的拟合方法）等。本节仅对标准品与质控品、特异性抗体、标记品和分离技术进行简要介绍。

1. 标准品与质控品　标准品也称为标准抗原，是体外标记免疫分析中的定量标准，是质量控制的重要依据。对标准品的质量要求是：化学结构上与待测物完全相同；在化学纯度上要高，对竞争结合反应有干扰作用的杂质的含量要低；含量要准确，符合国际标准、国家标准、企业标准，不易变质、不易降解。如果所用标准品的标定含量与真实含量有差距，则测定值可出现偏高或偏低的系统误差，严重影响结果的准确性。若各批分析的标准品含量不一致，则批间变异增大，使前后数值无法相互比较，所以，保证标准品含量的准确十分重要。

2. 特异性抗体　特异性抗体的质量直接影响体外标记免疫分析的灵敏度和准确性。因此，制备高质量的特异性抗体是建立标记免疫分析最重要的关键。对特异性抗体的质量要求是：滴度高（即效价高，指抗体实际应用时的稀释倍数，稀释倍数越高，滴度越高，表示抗体的效价越高）、特异性强（与待测抗原的结合力要高，而与待测抗原类似物的结合力即交叉反应低）、亲和力大（指单个抗体分子与抗原决定簇相互作用的一种特异性的结合能力或强度要大），抗体的特异性将决定测定结果的准确性、抗体的亲和力将决定测定方法的灵敏性，两者尤为重要。

3. 标记品也称示踪剂　是体外标记免疫分析中可测量信号的来源。标记品可以是标记抗原，也可以是标记抗体，其基本要求是：①比活度要高，即单位物质的放射性强度高；②纯度要高，即放射化学纯度要高，应 >95％；③保持原有的免疫活性，即生物活性与免疫活性与标记前改变小；④稳定性要好，即标记的放射性核素不易脱落。

制备标记品的常用标记物有放射性核素、酶蛋白分子、化学发光剂、镧系元素等（见体外标记免疫分析类型一节）。

4. 分离技术　在体外标记免疫分析的反应系统中，把标记品参与免疫反应的结合部分（B）和未参与免疫反应的游离部分（F）进行有效分离，是体外标记免疫分析中的最关键技术。因为多数分析技术只有完成有效的分离，才能实现灵敏的测量分析。鉴于分离效果的优劣对分析结果的影响极大，因此，分离方法通常需要满足下列条件：①B 和 F 的分离完全，且不干扰原来的结合反应；②非特异性结合率低，应 <5%；③分离所得的成分便于作测量分析；④分离效果不受环境因素如温度、时间、pH 等影响，或影响极小；⑤分离剂易得、操作简便、价格低廉。目前，可以使用的分离方法繁多，如固相分离法、双抗体法、化学沉淀法、PR 试剂法、吸附法等等，各有优缺点，在此不一一陈述。

第三节　体外标记免疫分析的类型

体外标记免疫分析是一类技术系列，按照示踪标记物及标记技术可以将目前常用的标记免疫分析分为放射性核素标记、酶标记、荧光标记和化学发光四大类。

一、放射性核素标记免疫分析

（一）放射免疫分析

近年来，在方法学上又取得了如下进展：

1. 以试管固相取代液相，因为试管固相法在抗原抗体免疫反应完成后，不必加分离剂，不必离心，只需要测量管的放射性，便可得出待测物的浓度。操作简便快速，适合大量临床样品的检测。尤其是以洗涤代替分离和离心，降低了非特异性结合，提高了方法的精密度和准确性。

2. 多肽类双抗体夹心法，利用肽类分子片段抗体建立试管固相双抗体夹心法，是多肽 RIA 技术的一大进展。提高了方法的灵敏度和特异性。更重要的是适合于分子上无可供 ^{125}I 标记的基团的一类物质。

3. 多肽或小分子蛋白片段抗体的应用利用多肽或小分子蛋白质的片段与牛甲状腺球蛋白结合制备的片段抗体，可以和完整的多肽或小分子蛋白质产生特异性结合反应。并且和 ^{125}I 标记的片段呈现竞争性结合反应。这一发现为应用片段抗体建立 RIA 测定生物样品中活性物质提供了理论依据。

临床应用方面的趋势有：①新的超微量免疫分子的测定：如细胞因子，可溶性黏附分子；②超微量激素、神经递质的测定；③样本量较少的临床标本的常规检测。

（二）免疫放射分析

1968 年，Miles 和 Hales 建立了 IRMA，同时也在理论上确立了体外标记免疫分析的非竞争性模式。由于 IRMA 需要大量的特异性抗体（标记抗体和固相抗体），直至 1975 年单克隆抗体制备技术出现之后才得以更广泛的推广和应用。

最典型的 IRMA 是双抗夹心法，即先将待测抗原的一种单克隆抗体包被在固相载体上，制成固相抗体，加入待测抗原后生成固相抗体-抗原复合物，然后再加入标记抗体（待测抗原的另一种单克隆抗体），则生成固相抗体-抗原-标记抗体复合物，洗去未结合的剩余标记抗体，测定固相载体的放射性即为复合物的放射性。这种方法的优势：①因为是标记抗体，不改变抗原的免疫活性；②抗体是大分子蛋白，含有多个酪氨酸，碘化标记容易且稳定；③使用了针对不同抗原决定簇的两种单克隆抗体，避免了交叉反应，特异性和灵敏度大大提高，精密度也优于 RIA；④使用过量抗体可以加快反应速度，应用固相技术易于分离、操作简便。

IRMA 的特点：①用标记抗体作为示踪剂；②反应速度比 RIA 快；③灵敏度明显高于 RIA；④标准曲线工作范围宽；⑤特异性比 RIA 好；⑥稳定性好。

　　IRMA 的不足:因为需要具有两个决定簇的抗原,其应用主要限于肽类和蛋白质,不能用于短肽或其他小分子半抗原活性物质的测定。而 RIA 则可适合一切小分子半抗原及大分子化合物。

　　RIA 和 IRMA 自建立以来取得了举世瞩目的进展和广泛应用,但近年来,由于非放射性标记免疫分析技术(酶标记、荧光标记和化学发光标记)的飞速发展,放射性标记免疫分析正面临着严峻的挑战。其缺陷主要表现在:①放射性物质的使用限制,虽然放射性标记免疫分析所使用的放射性很弱小,但仍然存在个人防护和环境污染的问题;②实现全自动化操作困难。原因有:A. 半衰期短,限制了药盒使用寿命;B. 由于标记品的不断变化(脱碘/变性),带来药盒批间、批内的差异较大,标准曲线必须同批有效,不能长期保存备用;C. 反应时间过长(数小时至过夜),不能迅速报告结果;D. 放射性计数有自身涨落,结果测量需要时间累计。因此,放射性标记免疫分析的临床应用总量呈减少趋势,但应用品种不断增多,检测水平不断提高。另外,放射性标记免疫分析在科研和特殊超微量分析项目中的应用依然是主角。放射性标记免疫分析将长期与其他分析技术并存。

二、酶标记免疫分析

　　1971 年,Engvall,Vanweemen 利用酶代替同位素,创立了酶免疫分析技术(enzyme immunoassay,EIA)。EIA 是将酶催化化学反应的放大作用和抗原抗体进行竞争性或非竞争性免疫分析反应的一种微量分析技术。

　　酶是具有特异催化功能的蛋白质,对底物具有高度的专一性,所催化的化学反应具有放大效应。酶标记抗原或抗体后,既不会影响抗原抗体免疫反应的特异性,也不会影响酶本身的催化活性。在 EIA 系统中,当酶标记抗体或抗原与待测样本中相应的抗原或抗体特异性结合后,再加入酶的相应底物,标记在抗体或抗原分子上的酶可以催化底物产生呈色反应(或荧光反应,化学发光反应等),转化为可检测的信号,以此分析测定待测物的含量。EIA 可分为均相 EIA 和非均相 EIA。

　　均相 EIA 或称非固相 EIA,如酶增强免疫分析(enzyme multiplied immunoassay technique,EMIT)。与 ELISA 不同之处是在实验操作过程中不需要固相载体,免疫酶反应直接在液相中进行,其检测过程也不需要进行相的分离。基本原理是根据抗原或半抗原(如某些药物,激素或代谢产物)与酶交联时,或酶标抗原(或半抗原)与相应的抗体结合时,改变酶的活性,从而改变信号产物的生成量,以此测定待测物的含量。EMIT 主要用于测定血清中的药物和半抗原激素。该系统不需要分离结合的与游离的部分,操作简单,适于大量样品的检测,但是酶的价格昂贵,灵敏度不够高,因此应用较少。

　　非均相 EIA 或称固相 EIA,是将待测抗原或抗体首先固定于固相载体表面,再用酶标记的抗体或抗原与已被固定的抗原或抗体作用,然后通过相应底物与标记酶的显色反应程度,确定被测抗原或抗体的含量,例如酶联免疫吸附分析法(enzyme linked immunosorbent assay,ELISA)。从实验方法设计上,经典的 ELISA 又可分为:双抗体夹心法、间接法、间接混合夹心法、抗原竞争法等。比如双抗体夹心法:固相包被抗体→待测抗原→酶标记抗体→底物→显色→测定。与均相EIA 相比有较高的灵敏度,更宽的动力学范围,应用范围更加广泛。

　　20 世纪 80 年代末成功地建立了 EIA 荧光测量法,主要是应用了高活性的碱性磷酸酶或 B 半乳糖苷酶标记抗原或抗体,高活性的酶催化荧光产物,经特制的微型荧光酶标仪测量,灵敏度较常规的 EIA 提高 10 ~ 100 倍。

三、时间分辨荧光免疫分析

　　时间分辨荧光免疫分析(time resolved fluorescent immunoassay,TrFIA)是 20 世纪 80 年代发

展起来的一种新型非放射性标记免疫分析技术。TrFIA 是以镧系元素代替放射性核素标记抗原或抗体,利用紫外线或激光使其激发而发射荧光,同时采用波长和时间两种分辨检测技术进行分析,具有超灵敏、动态范围宽、稳定性好、易于自动化等突出优点。

镧系元素共有 15 种,被应用于 TrFIA 的元素有铕(Eu)、铽(Tb)、钐(Sm)、镝(Dy)四种之多。镧系元素本身对能量吸收较低,发出荧光也较弱。当在离子价态时(与某些螯合剂结合后),经紫外线或激光激发,才能有效地吸收激发能量并发出特征性荧光,其激发光谱的波长和发射荧光的强度因不同离子而有差异。这种荧光的衰减时间比普通荧光素所发荧光为长,可采用延时读取技术以排除自然本底荧光的干扰,获得最佳的灵敏度和特异性。TrFIA 的原理就是基于镧系元素的上述特性。

TrFIA 的基本流程与放射性标记、酶标记免疫分析法近似。目前已建立了双位点夹心法、固相抗原竞争法、固相抗体竞争法、均相法等测定方法。

TrFIA 标记物易制备,灵敏度高,专一性强,稳定性好,有效期长,无放射性,同时还有适用范围宽,样品用量少,分析速度快,样品荧光能重现,自动化程度高等优点,在微量物质的标记免疫分析方面具有很好的发展前景。

四、发光标记免疫分析

发光标记免疫分析是将发光分析和免疫反应相结合而建立的一种新型标记免疫分析技术。这种方法兼有发光分析的高灵敏性和抗原抗体反应的高特异性。目前常用的发光标记免疫分析主要可分为三种类型。第一种是以发光剂直接标记抗体或抗原,通过发光反应检测标本中抗原或抗体的含量的化学发光标记免疫分析。第二种是以发光剂作为酶免疫测定的底物,通过发光反应增强测定的敏感性的化学发光酶免疫分析;第三种是电化学发光与免疫反应相结合的电化学发光免疫分析。

(一) 化学发光标记免疫分析

1978 年 Schrpeder 在 RIA 和 EIA 基本理论的基础上,以化学发光信号示踪,建立了化学发光免疫分析(chemiluminescence immunoassay,CLIA)技术。因其具有和 RIA、IRMA 相似的灵敏度和特异性,受到国内外学者的重视;它是用化学发光剂直接标记抗原或抗体的一类标记免疫分析方法。经过不断的改进和发展,已成为体外标记免疫分析中灵敏度高、特异性强及实验过程快速、自动化,具有前途的实验检测方法。

基本原理:与 RIA、IRMA 一样,CLIA 也包括免疫结合反应和产生信号的标记物两部分组成,只是所用的标记物及检测信号不同,CLIA 系统是利用在化学反应中释放大量自由能产生激发态中间体,当其回到稳定的基态时,同时也发射出光子,利用发光信号测量仪对所发出的光量子进行定量测定。

用于标记的化学发光剂应符合以下几个条件:①能参与化学发光反应;②与抗原或抗体偶联后能形成稳定的结合物试剂;③偶联后仍保留高的量子效应和反应动力;④应不改变或极少改变被标记物的理化特性,特别是免疫活性。鲁米诺类和吖啶酯类发光剂均是常用的标记发光剂。

反应原理包括:

非竞争结合反应:

固相- Ab + Ag(待测物) + Ab- L→固相- Ab- Ag- Ab- L→激发发光→光量子

竞争结合反应:

Ag + Ag- L + Ab(定量)→Ag- Ab + Ab- Ag- L→激发发光→光子

按标记方法可分为:直接标记法和酶标记作用化学发光底物即化学发光酶免疫分析法。

CLIA 的特点:灵敏度高,极限可达 $10^{-17} \sim 10^{-19}$ M/L;特异性强,重复性好,CV < 5%;测定范

围宽,可达 7 个数量级;测定时间短;试剂稳定性好,有效期可达 6~12 个月。

（二）化学发光酶免疫分析

化学发光酶免疫分析(chemiluminescence enzyme immunoassay,CLEIA)是酶标记免疫分析技术和化学发光分析技术相结合的一种标记免疫分析方法。其标记物是碱性磷酸酶,以金刚烷作为发光物质。金刚烷分子结构中有两个重要部分。一个是联接苯环和金刚烷的二氧四节环,它可以断裂并发射光子;另一个是磷酸根基团,它维持着整个分子结构的稳定。通常情况下,金刚烷的性质很稳定,但如果有碱性磷酸酶存在,金刚烷作为酶的底物在酶的催化下脱去磷酸根基团,形成不稳定的中间体,这个中间体随即自行分解(二氧四节环断裂)同时发射光子。因此利用其反应原理,应用固相技术将碱性磷酸酶结合在包被珠上,碱性磷酸酶的结合量与样本中待测物质成正比,清洗包被珠后,试管中只有结合的碱性磷酸酶,然后加入金刚烷开始发光反应,继续温育 10 分钟,发光趋于稳定,发光强度与结合的碱性磷酸酶数量成正比,可以计算出待测物质的浓度。因为使用了碱性磷酸酶作标记物,只要发光底物足够,就可以将发光继续进行下去,一般可持续发光 20 分钟。从整体上看,碱性磷酸酶起到了放大发光信号的作用,所以又被称为酶放大化学发光免疫分析,这是一种间接化学发光标记免疫分析。

（三）电化学发光免疫分析

电化学发光免疫分析(electrochemiluminescence immunoassay,ECLIA)是 20 世纪 80 年代末发展起来的一种新的化学发光免疫分析方法,是电化学发光和免疫分析相结合的产物。标记物的发光原理与一般的化学发光不同,它是一种在电极表面由电化学引发的特异性化学发光反应,实际上包括了电化学和化学发光两个过程。发光底物为三联吡啶钌[Ru(bpy)2+3],另一反应物为三丙胺(TPA)。在阳电极表面,以上两种化学物质可同时失去电子发生氧化反应。二价的 Ru(bpy)2+3 被氧化成三价 Ru(bpy)3+3,TPA 被氧化成阳离子自由基 TPA+*,后者失去一个质子(H+)成为自由基 TPA*,这是一个强还原剂,可将一个电子递给三价 Ru(bpy)3+3,使其成为激发态的二价 Ru(bpy)2+*3,而 TPA 自身被氧化成 TPA 氧化产物。激发态的 Ru(bpy)2+*3 在衰减时发射一个波长为 620nm 的光子,重新生成基态的 Ru(bpy)2+3。这一过程在电极表面周而复始地进行,产生许多光子,使光信号得以加强。光的强度与待测物的浓度成正比。

[Ru(bpy)2+3]是电化学发光的标记分子,但只有与抗原、抗体结合成复合物后,才能经电化学激发,发光反应具有特异性。故在标记抗体之前[Ru(bpy)2+3]需经过化学修饰形成活化的[Ru(bpy)2+3]的衍生物。目前所使用的活化衍生物是[Ru(bpy)2+3]N 羟基琥珀酰胺(NHS),分子量很小,与抗体结合的分子比超过 20 仍不会影响抗体的可溶性和免疫活性。

ECLIA 具有以下优点:灵敏度高,可达 pg/ml 或 pmol 水平;精密度和准确性好;试剂货架期长、稳定性好,无毒害;反应耗时短;测定项目多;自动化程度高。

第四节　体外标记免疫分析的质量控制

体外标记免疫分析可以定量测定数百种体内超微量生物活性物质,在疾病诊治的临床应用中属于实验诊断学范畴。为了保证医疗质量和医疗安全,标记免疫实验室必须按照国家法律、法规要求的质量控制标准做好检测技术的质量控制,为临床提供及时、准确和可靠的诊疗信息。因此,本节将对体外标记免疫分析技术产生检查误差的原因、质量控制方法和指标作一简明介绍。

一、分析误差

分析误差是指分析技术所给出的测定值与样品真值之间的差距。体外标记免疫分析是一种高灵敏度的超微量分析技术,影响因素很多,整个分析过程的任何环节均可造成误差,就其误差性质来说,可分为系统误差(systematic error)和随机误差(random error)两类。

系统误差是由于试剂、仪器或操作方法上一个固定的缺陷而造成整批样品的测定值偏向一侧,影响结果的正确性。评价它的指标是偏差(bias),可以用偏离真值的百分数来表示,bias% =(真值测定值)/真值×100%。

随机误差是由于各个偶然因素造成同一样品多次测定的结果的误差,这种误差没有固定的倾向。评价随机误差的指标是精密度(precision),下面将专门介绍。

二、体外标记免疫分析的质量控制评价指标

1. 精密度(precision)　是指在一定条件下,同一测定方法对检测样品进行多次重复测定时,所得测定结果之间的一致性,又称重复性。通常表示测量结果中随机误差的大小。精密度是评价测定方法或药盒的基本参数,常用变异系数(coefficient of variation,CV)值来表示。对同一样品做多份或多次测定,求得平均值和标准差(s)后,CV 计算公式如下:

$$CV\% = s/x \times 100\%$$

精密度又可分为批内精密度和批间精密度两种。批内精密度称为批内变异系数,是指同一批实验所测数据的变异程度,一般要求批内变异系数应小于15%～20%。批间精密度也称为批间变异系数,是反映一批实验与另一批实验所测数据的变异程度,批间变异系数应小于25%～30%。显然,批间变异系数包含了批内变异系数在内。

2. 准确度(accuracy)　是指测量结果与被测量真值之间的一致程度。偏离真值的误差是由系统误差和随机误差叠加造成的,也就是说准确度不仅取决于偏离度,也取决于精密度。在实际应用中,常用测定回收率和健全性来表示某一方法的准确度。

(1)回收率测定:回收试验是在测定样品中加入一定量的纯化标准品后进行测定,比较已知值和测定值的相符情况,以百分率来表示。回收率的希望值为90%～110%。在进行回收率测定时应该在该药盒的检测范围内同时观察低值、正常值和高值等三个不同浓度以上的回收率。

(2)健全性(又称可靠性)测定:药盒的参考标准和被测物质必须具有相同的免疫化学性质,这样才能通过参考标准的剂量反应曲线准确地检测被测物质的含量,因而用参考标准所制备的剂量反应曲线和用不同含量的被测样品所制备的剂量反应曲线应当具有平行的性质,故亦称之为平行性试验。健全性测定可用被测物高浓度血清作不同稀释度的被测样品来观察其测定值的线性关系。其测定结果在一直线上,说明健全性良好。

3. 灵敏度(sensitivity)　是指测定方法的最小检测量,即在待测样品中能够检出靶物质的最小浓度。影响灵敏度的主要因素有抗体的亲和常数及特异性、标记品的比活度、抗原的免疫活性以及采用的反应方式和温育条件等。一般来说,抗体的亲和常数高,特异性强;标记品的比活度高,采用非平衡反应等均能提高灵敏度。

4. 特异性(specificity)　反映分析方法中所用抗体对被测物质的专一性。常用交叉反应来表示,交叉反应越小,特异性越强。

5. 稳定性(stability)　分析方法或试剂盒的上述指标,最终必须反映在测定结果的稳定性上,以保证测定结果具有连续性和可比性。通常试剂盒的效期在1个月～2个月时间内,因此,必须保持试剂盒的各个组分在使用期内的性质稳定。在日常工作中,实验室可以用标准曲线的稳定性加以检验。

三、体外标记免疫分析的质量控制评价系统

按照卫生部颁布的《医疗机构临床实验室管理办法》要求,体外标记免疫分析的质量控制评

价系统应该包括:实验室内部质量控制(internal quality assessment,IQC)和实验室室间质量控制,也称外部质量控制(external quality assessment,EQC)。

1. IQC IQC是由实验室的工作人员采用一系列统计学的方法,连续地评价本实验室测定工作的可靠程度,判断检验报告是否可发出的过程。IQC的目的是检测、控制本实验室测定工作的精密度,并检测其准确度的改变,提高常规测定工作的批间、批内标本检测结果的一致性。

IQC的主要措施主要是要做好三个方面,即:实验前质控、实验中质控和实验后质控。

实验前质控包括:①将开展项目的临床意义及注意事项与临床交流沟通;②按要求选择采血试管并保证采血质量;③按要求安全运送标本并做好记录;④按要求做好标本处理。

实验中质控包括:①制定并严格执行检测项目的操作常规和检测仪器的操作、维护规程;②实验室使用的仪器、试剂和耗材应当符合国家有关规定;③保证检测系统的完整性和有效性,对需要校准的检测仪器和辅助设备定期进行校准;④做好项目质控,包括质控品的选择、质控品的数量、质控频度、质控方法、绘制质量控制图;当出现质量失控现象时,应当及时查找原因,采取纠正措施,并详细记录。

实验后质控包括:①报告人必须是有资质的实验者;②审核者必须是二级医院中级职称以上,三级医院副高职称以上;③审核内容包括受检者的姓名、性别、年龄、病历号、项目、结果与前次比较等;④做好标本储藏;⑤保护受检者的隐私。

2. EQC EQC应由第三方机构(卫生部认定的室间质量评价机构)组织实施。具体方法是把多个标本周期性地发送到行业质控中心进行分析和(或)鉴定,将每一实验室的结果与同组的其他实验室的结果或指定值进行比较,并将比较的结果报告给参与的实验室。这种评价可以客观地评价各实验室的试验结果,并发现实验室本身不易发现的不准确性,了解各实验室之间结果的差异,帮助其校正,使其结果具有可比性。

显然,EQC是建立在IQC基础上的。对于一个实验室来说,主要是内部质量控制,尤其是要控制批间误差,使得测定结果具有连续性和可比性,确保其准确性。

案例分析1

女性,39岁,临床诊断为甲状腺功能减低,抽血查甲状腺激素。现测定结果为:

简称	项目名称	结果	正常参考值
TSH	促甲状腺激素	1.35	$0.3 \sim 5.5\mu IU/ml$
FT3	游离三碘甲状腺原氨酸	4.42	$2.4 \sim 6.5 pmol/l$
FT4	游离甲状腺素	10.21	$11.5 \sim 22.7 pmol/l$
TGAb	甲状腺球蛋白抗体	96.7	$0 \sim 60 U/ml$
TPOAb	甲状腺微粒体抗体	130.2	$0 \sim 60 U/ml$

你认为该报告能不能发?测定结果有没有问题?为什么?如果有问题,该从哪些方面去查找问题?如果排除患者的因素,技术性问题有哪些?该如何纠正?

案例分析2

男性,46岁,自觉心慌、怕热一月余,睡觉不好,失眠、多梦,容易饿,容易疲劳,容易激动,体重有下降,大便2~3次/天,不成形。颈部未见有手术瘢痕,甲状腺未见明显增大,质软、无压痛,未闻及甲状腺血管鸣音,心率89次/分。查甲状腺激素结果如下:

简称	项目名称	结果	正常参考值
TSH	促甲状腺激素	0.01	0.3~5.5μIU/ml
FT3	游离三碘甲状腺原氨酸	8.52	2.4~6.5pmol/l
FT4	游离甲状腺素	25.54	11.5~22.7pmol/l
TT3	总三碘甲状腺原氨酸	5.42	1.34~2.73nmol/l
TT4	总甲状腺素	165.40	78.4~157.4nmol/l

你如何分析该结果？为什么？

本章小结

　　体外标记免疫分析,有以放射免疫分析、免疫放射分析和放射受体分析等放射性核素标记免疫分析;以及在此基础上,派生发展的非放射性核素标记免疫分析方法,譬如化学发光免疫分析、化学发光酶免疫分析、电化学发光免疫分析、时间分辨荧光免疫分析等等。前者有灵敏、准确、快速、经济、应用范围广的优点;但也因为有标记品含有少量的放射性而受到放射防护的严格监管。后者人为因素少、自动化程度高、试剂的稳定性好货架期长、检测速度快,一般在30分钟以内可发出第一个报告,还可开展急诊检测,随到随做,是当前免疫分析中较完善的分析方法,也是体外免疫分析重要的发展方向;但也因为仪器及试剂价格较贵,导致成本较高。

　　为了提高体外免疫分析的检测质量、减少误差,对仪器要进行综合的分析、评估,选用具有较好价格/性能比的分析系统。操作人员应经厂商专业技术人员系统的业务培训(包括检测原理、基本操作、质量控制、日常保养及维护等),并且制定出该仪器在本实验室应用的SOP制度,做好室内、批间和室外质控,规范操作,确保工作质量。

思考题

　　1. 竞争性体外标记免疫分析的基本原理是什么？

　　2. 放射免疫分析技术与免疫放射分析技术有何不同？

　　3. 体外标记免疫分析的基本试剂及基本技术有哪些？

　　4. 室内质控主要包括哪些内容？

(蔡金来)

第七章 神经系统

1. 掌握:脑血流灌注显像、脑代谢显像、脑受体显像及脑脊液显像的基本原理和显像技术方法。

2. 熟悉:脑血流灌注显像、脑代谢显像、脑受体显像和脑脊液显像的影像特点及临床应用。

3. 了解:脑受体的分类和各自主要的显像剂。

神经系统的中枢部分由脑和脊髓组成。脑可分为大脑、间脑、脑桥、延髓和小脑,其中中脑、脑桥和延髓合称脑干。

脑是人体内新陈代谢最为旺盛的器官,静息时脑血流量约占心脏搏出量的1/6,灰质血流量高于白质。脑部的血液供应,主要来自颈动脉和椎-基底动脉系统。前者供应大脑半球前3/5部分、基底节和丘脑前半部分,后者供应大脑后2/5部分、丘脑、脑干和小脑的血液。血液和脑组织之间物质交换的屏障称之为血脑屏障(blood brain barrier,BBB)。小分子、零电荷、脂溶性高的胺类化合物和四配基络合物等可通过正常血脑屏障。

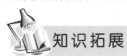 知识拓展

大脑的血流灌注及代谢特点

脑组织的代谢水平高,血流量较多。在安静情况下,每百克脑的血流量为50～60ml/min。整个脑的血流量约为750ml/min。可见,脑的比重虽仅占体重的约2%,但血流量却占心搏出量的15%左右。脑组织的耗氧量也较大。显像剂进入脑细胞的量与局部脑血流(rCBF)量成正相关。由于rCBF一般与局部脑功能代谢平行,故脑血流灌注显像在一定程度上亦能反映脑功能状态。

脑室是位于大脑和脑干内的腔隙,包括侧脑室、第三脑室、第四脑室。室内含有的液体即脑脊液。脑脊液充满脑室系统和蛛网膜下腔,对脑和脊髓有保护和缓冲外力、减少震荡的作用,并起着部分营养供给及代谢产物排泄的作用。

神经系统通过化学物质作为媒介进行信息传递,其物质基础是神经递质。不同种类的神经递质在脑组织中有不同的受体,某种神经递质的受体在脑内的部位在脑功能和电生理学研究中有其特殊意义。目前研究较多的神经受体有多巴胺受体、乙酰胆碱受体、苯二氮草受体、5-羟色胺受体、阿片受体等。

第一节　脑血流灌注显像

　　某些具有小分子、零电荷、脂溶性高的胺类化合物和四配基络合物等可通过正常血脑屏障，被脑细胞所摄取，经代谢后形成非脂溶性化合物，从而能较长时间滞留脑内以满足显像的要求。这类物质在脑内的存留量与局部脑血流量呈正比，静脉注射后，通过断层显像设备所获得的局部脑组织的放射性分布，称为脑血流灌注显像，也称局部脑血流量（regional cerebral blood flow, rCBF）显像。

【适应证】

　　1. 缺血性脑血管病的诊断、血流灌注和功能受损范围的评价。

　　2. 癫痫致痫灶的定位诊断、儿童良性癫痫和儿童特发性癫痫的辅助诊断和鉴别诊断。

　　3. 痴呆的诊断与鉴别诊断。

　　4. 评价颅脑损伤后或其手术后脑血流灌注与功能。

　　5. 脑血管畸形（AVM）的辅助诊断。

　　6. 其他　情绪障碍包括焦虑症、恐惧症、强迫症等精神疾病辅助诊断；偏头痛、抽动障碍等疾病的功能损伤定位、治疗方法的筛选和疗效评价。

【检查方法】

　　1. 患者准备

　　（1）器官封闭：使用^{99m}Tc标记的放射性药品前用过氯酸钾封闭器官，目的为阻止甲状腺摄取显像剂，减少辐射剂量，抑制脉络丛分泌，降低对脑显像的干扰。使用^{123}I标记的放射性药品时，用复方碘溶液封闭甲状腺。一般在检查前0.5～1小时口服过氯酸钾，因过氯酸钾是一种氧化剂，有一定的腐蚀作用，服用后应饮水200ml。复方碘溶液一般在检查前2～3天开始服用，检查后仍需服用2～3天，即连续服用5～6天。2种药品不同年龄的使用量如表7-1所示。

表7-1　不同年龄封闭药品的使用量

年龄	复方碘溶液	过氯酸钾
1岁以内	每次1滴	150mg
1～4岁	每次2滴	300mg
4岁以上	每次3滴	450mg

　　（2）心理安抚与劝导：向接受检查的患者或者患儿的家长说明检查项目的意义和临床价值，求得患者和患儿的合作。

　　（3）剥夺睡眠：用于不能很好合作的患儿。检查前禁睡15～24小时，显像时患儿容易入睡，保持安静和体位不变。

　　（4）使用镇静剂：对年龄较小或不能配合检查的患儿，在儿科医师的指导下可使用水合氯醛口服或灌肠、静脉注射地西泮或肌肉注射苯巴比妥。注意显像剂注射之后5分钟再注射镇静剂，避免脑血流灌注、脑功能和脑代谢受到影响。

　　（5）头位固定：检查中应使用头托、固定头位，以保证良好的影像质量。

　　（6）视听封闭：令受检者闭目或带黑色眼罩，用耳塞塞住外耳道口，5分钟后由静脉"弹丸"式注射显像剂。

　　（7）调节探头的旋转半径和检查床的高度，即在不影响探头的旋转和碰撞患者肩部的情况下，探头平面尽可能贴近头颅使其适于脑显像的要求。

　　（8）令患者平卧于检查床上，头部枕于头托中，用胶带固定体位，保持体位不变直至检查完毕。

　　（9）若采用体外OM线显像时，调节头托使眼外眦和外耳道的连线与地面垂直。

（10）使用 D-SPECT 时，接通呼吸机，将呼吸面罩戴在口鼻上，适当加压确保其密封性，以防止^{133}Xe 泄漏，并注意^{133}Xe 呼出与吸附剂器具的畅通。

（11）显像期间把检查房内的灯光调暗，并保持室内安静。

2. 放射性药物

（1）^{99m}Tc-双半胱乙酯（ECD）用量 740～1110MBq（20～30mCi）/1～2ml，弹丸式静脉注射。

（2）^{99m}Tc-六甲基丙烯胺肟（HMPAO）用量 740～1110MBq（20～30mCi）/1～2ml，弹丸式静脉注射。

（3）显像剂要求：使用^{99m}Tc 标记化合物时，^{99m}Tc 标记化合物放化纯度应＞90%，若低于此，则因游离^{99m}Tc 和其他杂质量相对较多，使得头皮、颅骨、静脉窦、鼻腔及软组织内放射性浓集增高，易造成脑内放射性分布紊乱，甚至产生伪影。使用^{99m}Tc-HMPAO 时，应在标记后 30 分钟内使用。

3. 图像采集

（1）SPECT 探头配置低能高分辨型、通用型或扇型准直器。

（2）探头旋转半径为 12～14cm。

（3）采集矩阵 128×128，旋转 360°，5.6°～6.0°/帧，共采集 64 帧影像。

（4）采集时间：^{123}I 标记物 40～60 秒/帧，^{99m}Tc 标记物 15～20 秒/帧。

（5）倍数放大：圆形探头（φ400mm）Zoom 1.00，矩形探头（500×370mm）Zoom 1.6～1.78。

（6）能峰 140keV，宽度 20%。

（7）脑组织的净计数率每帧 40k～80k 或者 3k～5k/s。

（8）^{133}Xe 动态 SPECT（D-SPECT）显像探头配置扇束准直器，能峰 80keV，宽度 20%；其他条件同上述。

4. 图像处理

（1）前滤波，先用 Butterworth 低通滤波器滤波，^{123}I 标记物推荐使用截止频率（fc）=0.5，陡度因子（n）=12，^{99m}Tc 标记物推荐使用 fc=0.35～4.0，n=12～20。各单位应参照所用厂家仪器说明书推荐值或本实验室参考值。

（2）反向投影重建，用 Ramp 函数滤波反投影重建原始横断层影像，推荐层厚 2～6mm。

（3）衰减校正，Sorenson 法和 Chang 法是常用的衰减校正法，使用^{123}I 标记物时，推荐 μ=0.11cm^{-1}，使用^{99m}Tc 标记物时，推荐 μ=0.12cm^{-1}。

（4）冠状和矢状断层影像制作，层厚 2～6mm。

（5）三维表面影像（3D SD）重建，阈值 30%～40%。

【图像分析】

1. 正常影像　正常脑血流灌注显像（图 7-1）示大脑皮质、基底核、丘脑、脑干、小脑显像清晰，呈现放射性浓聚区，白质和脑室系统放射性明显低下，左右两侧基本对称。

2. 异常影像

（1）局限性放射性分布减低或缺损：表现为脑皮质和脑内灰质核团不同部位有单处或多处局限性放射性分布减低或缺损区，3D SD 影像显示呈类圆形、椭圆形和不规则形等。常见于缺血性脑血管疾病、脑出血、脑脓肿、癫痫的发作间期、偏头疼和脑肿瘤等。

（2）局限性放射性浓集或增高：表现为脑皮质和脑内灰质核团不同部位有单处或几处局限性放射性浓集或增高，多数呈点灶状、团块状，有的呈环行或新月形等。最常见的是癫痫发作期的致痫灶，也见于偏头疼的发作期和部分血供丰富的脑肿瘤。

（3）交叉失联络：当一侧大脑皮质放射性分布降低或缺损时，对侧小脑或大脑放射性分布亦减低，称为交叉失联络（图 7-2）。多见于慢性脑血管疾病。其原因尚不清楚。

（4）白质区扩大和脑中线移位：表现为局部明显的放射性分布降低或缺损，白质区扩大，有时可出现中线结构移位。这是由于局部病变引起周围组织缺血、水肿和受压所致。常见于脑梗死、脑出血、脑肿瘤等，也见于白质和脑室病变。

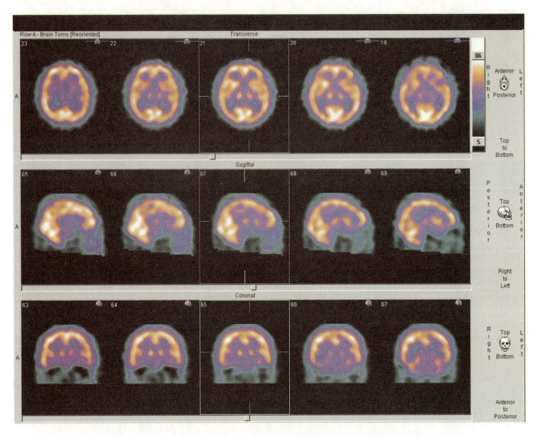

图 7-1 　^{99m}Tc-ECD SPECT 正常脑血流灌注断层显像

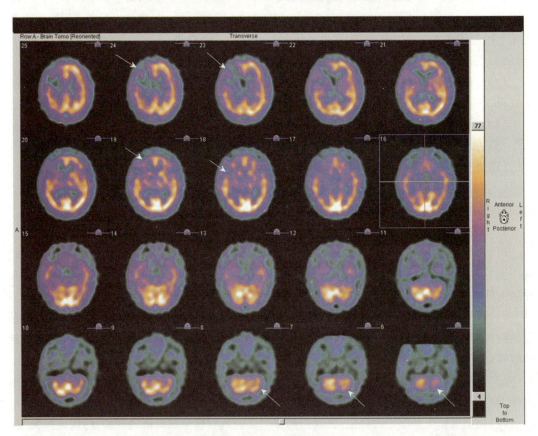

图 7-2 　^{99m}Tc-ECD SPECT 脑断层显像示：右侧额叶、右侧顶叶、右侧颞叶及左侧小脑血流灌注减低，
提示左侧小脑交叉失联络。临床诊断为右侧 ICA 狭窄

（5）假性结构紊乱：脑内放射性分布紊乱，无法识别原有的结构。有时可见脑皮质周围有环行放射性分布，呈花边状。多见于脑挫伤。这些所见是由于外力撞击使脑内部分组织挫伤、水肿、缺血、功能不全和 BBB 受损等原因所致。

（6）异位放射性浓集：除正常脑内结构的放射性分布外，异位出现放射性浓集现象。见于脑挫伤伴脑脊液漏、硬膜下血肿术后引流管和术后渗出等。有的蛛网膜下腔出血的病例侧脑室内有放射性浓集。

（7）脑萎缩：表现为皮质变薄，弥漫性放射性分布稀疏，白质和脑室相对扩大，脑回变窄，脑沟、脑裂变深，脑内灰质核团变小，距离加宽。多见于脑萎缩症、抑郁症晚期、Alzheimer 病和痴呆等病。

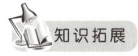
知识拓展

负荷试验脑血流灌注显像

常规脑血流灌注显像往往不能发现脑血流储备下降，通过负荷试验观察脑血流和代谢的反应性变化可以提高缺血性病变特别是潜在的缺血性病变的阳性检出率。较常用的负荷试验方法乙酰唑胺试验。原理：乙酰唑胺能抑制脑内碳酸酐酶的活性，使脑内 pH 下降，正常情况下会反射性地引起脑血管扩张，导致 rCBF 增加 20%～30%，由于病变血管的这种扩张反应很弱，使潜在缺血区和缺血区的 rCBF 增高不明显，在影像上出现相对放射性减低或缺损区。

【诊断要点】

1. TIA 和可逆性缺血性脑疾病（PRIND）　SPECT 显示大脑皮质不同部位存在血流低灌区和脑细胞功能低下区，多呈类圆形（图 7-3）。

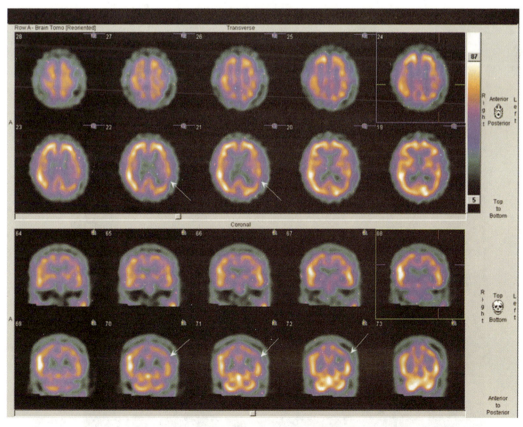

图 7-3　^{99m}Tc-ECD SPECT 脑断层显像示：大脑皮层弥漫性血流灌注减低，
左侧顶叶可见一放射性缺损区。临床诊断为 TIA

2. 脑梗死　SPECT 显示绝大部分病灶处可见放射性分布减低区(图 7-4)。发病数日后,病变周围可出现放射性分布增高,称为过度灌注。一部分患者大脑病变的对侧小脑放射性分布亦减低,即交叉性失联络。

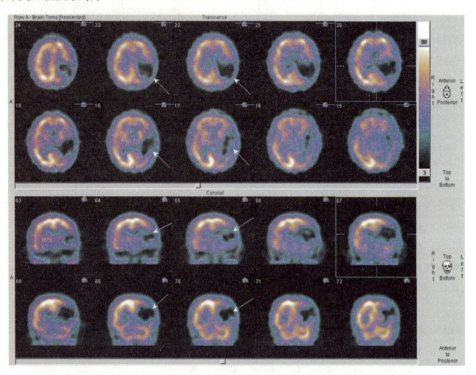

图 7-4　^{99m}Tc-ECD SPECT 脑断层显像示:左侧顶叶、左侧颞叶、
左侧枕叶血流灌注减低。临床诊断为脑梗死

3. 癫痫　SPECT 显示癫痫发作期病灶呈放射性浓聚区,而发作间期病灶区呈放射性减低区(图 7-5)。通过对比有助于癫痫病灶的定位。

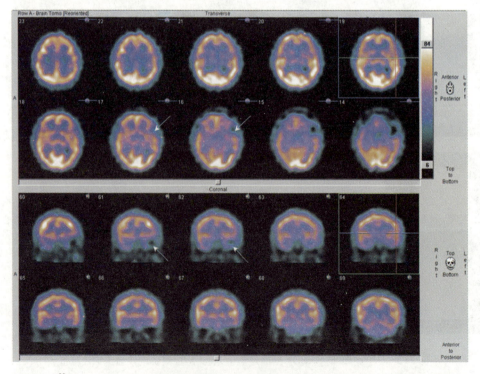

图 7-5　^{99m}Tc-ECD SPECT 脑断层显像示:左侧颞叶血流灌注明显减低。临床诊断为癫痫

4. Alzheimer病 SPECT显示Alzheimer病的典型表现是双侧颞顶叶放射性对称性明显减低,一般不累及基底节和小脑。而多发性脑梗死性痴呆(MD)表现为大脑皮质多发性散在分布的放射性减低区,常常累及基底核与小脑。

5. 锥体外系疾病 SPECT显示两侧基底节包括尾状核头部和邻近区放射性分布减少,整个大脑皮层亦见中度弥漫性放射性分布减少。

6. 精神疾病 抑郁症以额叶放射性分布减低为主,病程较长者和病情进展较快者常伴有脑萎缩;躁狂症发作期额叶单侧或两侧局限性放射性分布增高,基底节亦增高。幻听症发作期多见单侧或两侧颞叶局限性放射性分布稀疏。抗精神药物中毒者以全脑弥漫性病变为特点,皮质变薄,放射性分布稀疏,但基底节功能亢进。

【注意事项及失误防范】

1. 数据采集时患者头部位置变动,会严重影响影像质量,重建的断层影像见脑内各结构紊乱。为防止头部移位,要用胶带强制固定。对神经或精神症状明显、小儿和不能合作的患者,预先应给予镇静剂。

2. 封闭不够,使用^{99m}Tc标记化合物时即便放化纯度>90%,但若未使用过氯酸钾封闭脉络丛、鼻黏膜或封闭不够时,有时可见静脉窦轻度显影,特别是鼻黏膜内放射性浓集明显,影响影像的清晰度,在进行3D SD显示时可见鼻腔显影,严重干扰影像。

3. 有条件者还可应用PET/CT进行脑血流灌注显像。

第二节 脑代谢显像

葡萄糖是脑组织的唯一能量来源,^{18}F-FDG(2-^{18}F-2-脱氧-D-葡萄糖)为葡萄糖的类似物,静脉注入人体后进入脑组织,在己糖激酶的作用下磷酸化生成6-磷酸-FDG,后者不能进一步代谢,而滞留于脑细胞。通过FDG PET显像,可反映大脑生理和病理情况下葡萄糖代谢情况,应用动态采集,还可获得糖代谢的各种速率常数、脑组织葡萄糖代谢率等定量参数。另外PET可以借助各种生理性刺激或药物介入完成神经活动状态的检测,在判定药物作用、评价药效、预测副作用等新药研制和开发方面具有重要意义。

【适应证】

1. 癫痫灶的定位诊断与术前评价。

2. 痴呆的诊断(包括早期诊断和痴呆严重程度评价)及鉴别诊断。

3. 脑肿瘤恶性程度分级判断、术前脑功能及预后评价;治疗后肿瘤复发与放射性坏死或纤维化的鉴别诊断;转移性脑肿瘤的诊断(全身显像有助于寻找肿瘤原发灶和颅外转移灶)。

4. 脑外伤、脑血管性病变、精神疾病、脑感染性病变(AIDS、弓形体病等)、药物成瘾及滥用、酗酒等有关脑功能的评价。

5. 锥体外系疾病如Parkinson病、Huntington病等诊断与病情评价。

6. 脑认知功能的研究。

【检查方法】

1. 患者准备

(1)熟悉病情、采集相关病史,并了解是否存在影响FDG摄取的因素,其中包括:近期化疗、放疗、手术及其他用药情况(如激素等);CT及MRI等影像学资料;病理资料;是否有糖尿病病史;癫痫患者的发作情况、抗癫痫药物治疗情况、脑电图资料等。

(2)注射^{18}F-FDG前禁食4~6小时。

(3)检查者保持安静,戴黑眼罩和耳塞,避免声光刺激。

(4)建立静脉通道,注射^{18}F-FDG后用生理盐水冲洗通道。

（5）常规显像宜在注射后 30min 进行。

2. 放射性药物 2D 模式采集时，注射^{18}F-FDG 3.7～6.66MBq（0.10～0.18mCi）/kg，3D 模式采集时，^{18}F-FDG 注射剂量要减少，剂量范围在 1.85～3.7MBq（0.05～0.10mCi）/kg。

3. 图像采集 患者定位于检查床上，先行发射（emission，简称 E）或先行透射（tranmission，简称 T）依具体情况而定，采集时间一般为透射扫描 10 分钟，发射扫描 >8 千万计数。

4. 图像处理 视 PET 机型不同，选择其适当的重建参数（重建方式、滤波函数、矩阵大小、放大因子、截止频率、陡度因子等）进行图像的重建。

【图像分析】

正常脑代谢影像与脑血流灌注影像相近。正常脑代谢显像（图7-6）示大脑皮质、基底核、丘脑、脑干、小脑显像清晰，呈现放射性浓聚区，白质和脑室系统放射性明显低下，左右两侧基本对称。

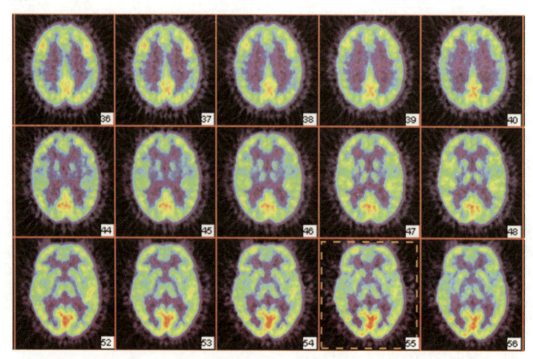

图 7-6 正常脑^{18}F-FDG PET 图像

【诊断要点】

1. 癫痫 癫痫发作间期病灶部位葡萄糖代谢减低（图7-7），而发作期代谢增高。

2. Alzheimer 病 Alzheimer 病最典型的表现是以顶叶和后颞叶为主的双侧大脑皮质葡萄糖代谢减低，基底节受累不明显（图7-8）。

3. 脑肿瘤 肿瘤恶性程度越高，代谢活性亦越高。PET 有助于鉴别肿瘤的复发与坏死，如果增强病灶存在 FDG 摄取，则提示有活力的肿瘤存在或肿瘤复发。相反，如果无 FDG 摄取（图7-9），则为坏死（特别是高恶性肿瘤和治疗前 PET 图像上 FDG 摄取增高者）。

4. 锥体外系疾病 一些研究报道 PD 患者在症状对侧基底节葡萄糖代谢减低，随病情进展，可出现全脑葡萄糖代谢的逐渐减低，后期伴有痴呆症状的 PD 患者可出现与 AD 类似的影像学表现。也有报道，早期未治疗的 PD 基底节区呈现高代谢，偏侧震颤麻痹与对侧基底节的高代谢有关。

【注意事项及失误防范】

1. 有糖尿病病史或糖耐量异常者，应测定血葡萄糖浓度。理想的血糖水平在 60～120mg/dl（3.33～6.67mmol/L），若血糖高于 200mg/dl（11.11mmol/L）应采取措施降低血糖。

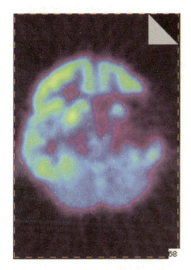

图 7-7　 ¹⁸F-FDG PET 显像示左侧大脑半球萎缩,FDG 代谢弥漫减低,颞顶区代谢缺损

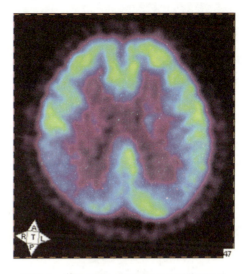

图 7-8　 ¹⁸F-FDG PET 显像示双侧顶枕叶及颞叶 FDG 代谢减低 (以右侧为著),临床诊断为 Alzheimer 病

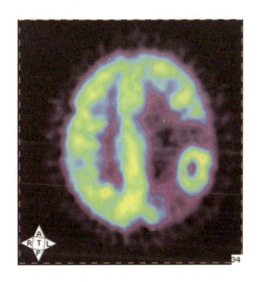

图 7-9　 ¹⁸F-FDG PET 显像示左侧顶叶转移瘤并中间坏死,病变部位 FDG 代谢异常增高,中间呈 FDG 代谢缺损,临床诊断为脑转移瘤

2. 怀孕和哺乳期妇女一般不进行 PET 检查。怀孕妇女确需进行 PET 检查,应认定检查的益处远大于对胎儿的不良影响,由申请医师告知患者或患者委托的直系家属,并取得知情同意,且必须调整注射剂量。

3. 对不合作患者可应用适量镇静剂。

4. 对癫痫发作频繁者,应进行 EEG 监测,了解有无亚临床发作。

5. PET 或 SPECT/PET 图像要结合 CT 或 MRI 的影像结果,进行综合判断,最好能进行图像融合,从而使精确的解剖结构与灵敏的代谢改变融为一体。

6. 患者应向医师提供尽可能详细的病史及其他影像学、电生理检查资料。

第三节 神经受体显像

神经受体显像利用发射正电子或单光子放射性核素标记的合成神经递质的前体物质,观察特定中枢神经递质的合成、释放、与突触后膜受体结合以及再摄取情况。鉴于受体-配体特异性结合性能,通过 PET 或 SPECT 仪器对活体人脑特定受体结合位点进行精确定位影像和反映受体的分布、密度与亲和力。借助一定的生理数学模型,可以获得中枢神经递质和受体的定量或半定量参数,从而对某些神经递质或受体相关性疾病作出诊断与鉴别诊断、治疗决策、疗效评价和预后判断。

【适应证】

1. 锥体外系疾病 包括帕金森病(Parkinson disease,PD)、亨廷顿病(Huntington disease,HD)等;

2. 癫痫;

3. 痴呆 包括阿尔茨海默病(Alzheimer disease,AD)、多灶梗死性痴呆、混合性痴呆等;

4. 精神疾患 包括精神分裂症、情感障碍、抑郁、焦虑等;

5. 其他 如药物与乙醇依赖、获得性免疫缺陷综合征(AIDS)患者脑部病变、渐进性核上性麻痹、脑肿瘤等。

【禁忌证】

震颤及严重运动功能障碍,不能配合检查。

【检查方法】

1. 患者准备 受检者空腹,保持安静,给药前后进行视听封闭,检查室灯光暗淡。对个别不能配合者需在检查前给予适当镇静剂。

2. 放射性药物 临床常用的 SPECT 神经受体显像剂主要有多巴胺转运蛋白,即^{99m}Tc-TRO-DAT-1 及^{123}I-β-CIT,常用的 PET 神经递质和受体显像剂主要有^{18}F-多巴(^{18}F-DOPA),^{18}F-FP-β-CIT、^{11}C-N-甲基螺旋哌啶酮(^{11}C-NMSP)和^{11}C-雷氯必利(^{11}C-raclopride)等。

3. 图像采集

(1)SPECT 显像

1)根据标记配体的放射性核素,选用适合的准直器,目前采用扇形准直器或低能高分辨准直器(^{99m}Tc)进行 SPECT 神经受体显像较为理想。

2)受检者一般取仰卧位平躺在检查床上,头部固定并处于 SPECT 探测器视野内,采集条件与脑 SPECT 相同。

(2)PET 显像

1)受检者一般取仰卧位平躺在检查床上,头部固定并处于 PET 探测器视野内,充分暴露双侧肘静脉并放置插管备用。

2)显像前,用探头上装置的^{68}Ge 放射源做透射(transmission)扫描,主要用于组织的衰减校正,以后再行发射(emission)扫描。使用 PET/CT 者,则用 CT 行扫描和衰减校正。

3)由一侧肘静脉快速注入显像剂后即刻连续动态显像,然后进行特定时相的静态断层显像。另一侧肘静脉分别在注药后不同时间点采集动脉化静脉血,血样经处理、测量、数据归一化,通过计算获取动脉输入功能参数,为定量分析提供依据。进行竞争抑制试验时,可预先(注射显像剂前 30 分钟)将拮抗剂引入活体后注入受体显像剂或显像剂和拮抗剂混合后注射,是计算放射性配体的抑制常数和受体亲和常数等功能参数的常用方法。

4. 图像处理 断层影像采用计算机提供的软件处理,一般常用滤波反投影法及迭代法,并需要进行衰减校正。影像经计算机重建获得放射性配基与脑内富有受体的特异结合分布区域的横断层、冠状断层和矢状断层三个断面和三维立体影像。

【诊断要点】

1. 多巴胺神经递质、受体及转运蛋白显像 原发性 PD 表现为纹状体放射性减低,而 PD 综合征则表现为放射性浓聚如常。HD 主要表现为神经基底节,特别是尾状核多巴胺 D_2 受体密度和活性明显下降而放射性减低,其程度与病情严重程度正相关。精神分裂症患者脑多巴胺 D_2 受体显像示基底节 D_2 受体活力增加。

PD 患者多巴胺转运蛋白显像(dopamine transporter imaging)可见纹状体放射性减低(图 7-10)。

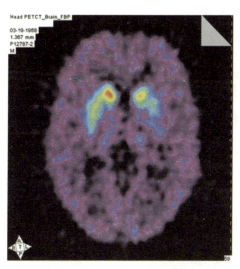

图 7-10 ^{11}C-CFT PET 受体显像示左侧壳核后部 DAT 分布减低,临床诊断为 PD

2. 乙酰胆碱受体显像 有资料显示乙酰胆碱受体显像可见大脑皮质和海马 M_2 受体分布密度明显减低,脑皮质摄取 MSP 亦明显降低,并得到尸解结果印证。

3. 苯二氮䓬受体显像 癫痫发作间期的 BZ 受体显像可见病灶部位受体分布密度减低,AD 可见显像剂与 BZ 受体结合减低。

4. 5-羟色胺受体显像 5-羟色胺受体用 ^{123}I-2-ketanserin、^{123}I-β-CIT SPECT 显像可见神经精神性疾病患者脑 5-羟色胺受体密度和活性降低,同时还能判断 Citalopram 抗抑郁症治疗后脑内 5-羟色胺受体再摄取的变化。

5. 阿片受体显像 阿片受体显像可观察美沙酮治疗阿片成瘾患者时美沙酮占据阿片受体位点的程度,从而提供一种监测美沙酮药效和合理用药的有效手段。颞叶癫痫灶阿片受体密度增加,呈明显异常放射性浓聚灶。

【注意事项及失误防范】

1. 受体显像剂应放化纯度大于 90% 和高比活度(37～74TBq/mmol),其各种理化性能和药理作用均符合药典要求。

2. 根据使用的显像剂的不同,检查前需停服一些治疗药物,以避免影响图像质量和检查结果。

3. PET 神经受体显像主要用于病因探讨、疗效评价、临床药理学研究、指导用药,是在分子水平上对神经递质及受体进行的可定量的特异性检查,由于脑内受体的含量很少,能够通过血脑屏障进入脑内与受体结合的显像剂亦十分有限,因此在分析图像时,要充分考虑到诸多因素的影响,如患者的用药情况、病程、显像剂的放化纯度、标记率,PET 仪器性能状况等,下结论时需慎重。

第四节 脑脊液间隙显像

脑脊液(cerebrospinal Fluid,CSF)循环系统显像是脊髓蛛网膜下腔、脑蛛网膜下腔、脑池和脑室显像的总称。随着放射性药物的更新、仪器设备的发展,以及脑脊液系统显像在临床中的价值逐渐被认识,它已经成为评价CSF循环功能、脑积水、诊断脑脊液漏、脑(脊)膜之间阻塞、分流和异常交通的重要手段。

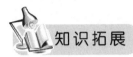

脑脊液的生成和吸收

脑脊液存在于脑室系统、脑周围的脑池和蛛网膜下腔内,可被视为脑和脊髓的组织液和淋巴。成年人的脑脊液总量约150ml。每天生成的脑脊液约800ml,为脑脊液总量的5~6倍。但同时有等量的脑脊液被吸收入血液,可见脑脊液的更新率较高。

【适应证】

1. 脑积水的诊断与鉴别诊断,包括大脑导水管先天畸形,第四脑室正中孔或侧孔纤维化,囊肿或肿瘤压迫等。

2. 交通性脑积水的诊断和鉴别诊断。

3. 脑脊液漏的检测与定位诊断。

4. CSF系统术后短路通道功能的评价。

5. 脑外伤和脑部术后CSF循环功能、蛛网膜下腔通畅情况,脑穿透性畸形、蛛网膜囊肿等。

6. 脊髓肿瘤、脊髓炎症、脊髓蛛网膜炎、椎骨转移瘤或骨肿瘤等疾病脊髓蛛网膜通畅程度的诊断和鉴别诊断。

7. 脑萎缩的鉴别诊断,如Alzheimer病、老年性痴呆、代谢性脑病、脑动脉硬化症等。

【检查方法】

1. 患者准备

(1)检查前向受检患者简要说明本检查的价值和临床意义,解除患者对穿刺操作的顾虑和紧张情绪,求得积极配合。

(2)疑有CSF漏者,在检查前用棉球堵塞双侧鼻孔或双侧外耳道,防止含有显像剂的CSF外溢干扰影像和污染检查床台。

2. 放射性药物

(1)^{99m}Tc-二乙三胺五醋酸(DTPA)用量74~185MBq(2~5mCi),体积1ml。

(2)^{111}In-DTPA半衰期2.8天,主要的能量173keV和247keV,用量37MBq(1mCi),体积1ml,适合观察48~72小时CSF循环情况,对脑脊髓膜的辐射量不大。

3. 图像采集 一般分别于注射后1小时、3小时、6小时、24小时进行前位和后位全脑脊蛛网膜下腔显像。使用^{99m}Tc-DTPA时探头配置低能通用型准直器,能峰140keV,窗宽20%;使用^{111}In-DTPA时探头配置中能准直器,能峰取173和247keV,窗宽20%。两者采集矩阵皆为256×1024,扫描速度15~20cm/min。1小时后的各次显像加摄头部前位、后位、左侧位和右侧位像,采集矩阵256×256;时间采集方式,每次采集时间要求放射性计数一致,以便对比各次结果。对CSF循环速度较慢者,可延迟至48小时或72小时。

4. 图像处理 将全脑脊腔影像和脑池影像或全脑脊腔断层像归一化后,在同一屏幕上组合显示,使其位置、大小和色调一致,并摄片。

【图像分析】

正常影像:正常成人自腰部蛛网膜下腔注入显像剂之后,自脊髓蛛网膜下腔向颅脑方向上行,2 小时到达基底池,小脑凸面和胼胝体池也逐渐显现,3～6 小时影像更为清晰(图 7-11A,B)。前后位脊髓蛛网膜下腔像呈带状,上部分出三叉影像,中间向上的突起为胼胝体池和半球间池影,两侧对称的突起为外侧裂池影,三叉的根部为小脑凸面、四叠体池、脑桥池、脚间池、交叉池等基底池的重叠影像。后前位呈五叉影像,中间向上的突起仍为胼胝体池和半球间裂池,左右两中斜叉为大脑外侧裂,左右两下斜叉为小脑幕上下蛛网膜下腔影,中心部为小脑延髓池和四叠体池、脑桥池、脚间池等基底池的重叠影。左侧位和右侧位是外侧裂及各池侧位的重叠影。24 小时放射性到达大脑凸面(上矢状窦为主),整个影像呈伞形或香菇形(图 7-11C)。

【诊断要点】

1. 脊髓蛛网膜通畅程度的诊断　脊髓肿瘤、脊髓炎症、脊髓蛛网膜炎、椎骨转移瘤或骨肿瘤等疾病可导致 CSF 循环受阻,不全阻塞时平面以上放射性弥散缓慢,显像剂上升时间明显延迟,6 小时以后基底池影像仍不明显,24 小时大脑凸面无放射性。完全阻塞时,在阻塞平面处脊髓蛛网膜下腔影像中断,阻塞平面以上无放射性浓集。多发性阻塞时,可见多处放射性分布稀疏变窄,放射性分布被分割成几段,上升时间延迟。同时可见脑室 CSF 清除延缓。

2. 脑积水的诊断与鉴别诊断　非交通性脑积水 CSF 系统显像见脑室内无放射性浓集,说明脑室内无 CSF 逆流。

交通性脑积水影像的典型表现是,侧脑室持续显影,即使 24～48 小时后侧脑室内放射性浓聚明显,但大脑凸面放射性分布较少或无分布(图 7-12)。有时患者仅表现脑室充盈过度,无明显引流,而有的患者可见引流延迟,亦有脑室内放射性充盈但不显著。

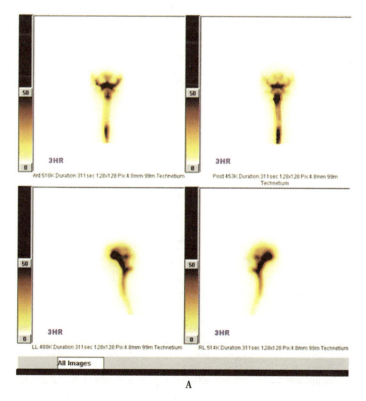

A

图 7-11A　鞘内注射 ^{99m}Tc-DTPA 后 3 小时前、后、左、右侧位头部静态采集,
显像示脊髓、脑基底池、两侧外侧裂显影,并可见侧脑室显影

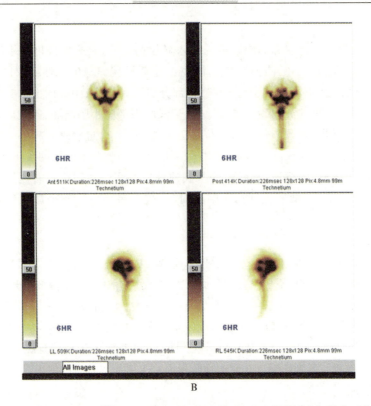

图 7-11B 鞘内注射^{99m}Tc-DTPA 后 6 小时前、后、左、右侧位头部静态采集，
显影基本同 3 小时

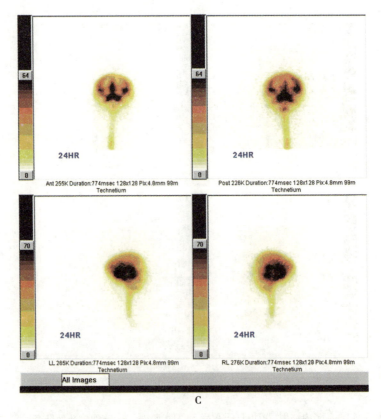

图 7-11C 鞘内注射^{99m}Tc-DTPA 后 24 小时前、后、左、右侧位头部静态采集，
显像示大脑凸面、上矢状窦显影，并可见脑室内放射性滞留

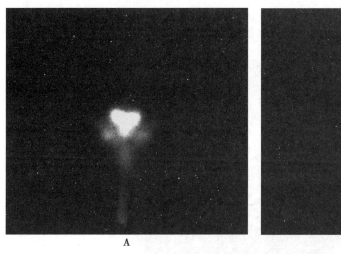
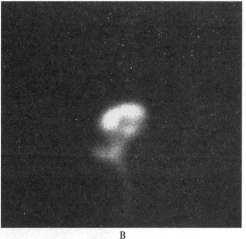
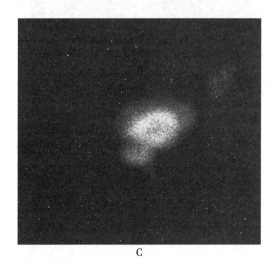

图 7-12 交通性脑积水,脑室反流^{99m}Tc-DTPA图像:A. 3小时前位图;
B. 3小时右侧位图;C. 24小时右侧位图

3. 脑萎缩的鉴别诊断 CSF系统显像亦可见一过性脑室显影,但12~48小时影像可见大脑凸面蛛网膜下腔和矢状窦内有放射性分布,特别是伴小脑萎缩的患者可见小脑天幕上下蛛网膜下腔明显增宽,这些表现是与脑积水相鉴别的主要特点。

4. 脑脊液漏的检测与定位 CSF系统显像是检测和定位脑脊液漏理想而有效的方法,尤其是间断性脑脊液漏。常可见眼眶上、鼻道、耳道或CSF系统影像外的异常放射性浓积,即为脑脊液漏。为了提高显像的阳性率,可每隔10分钟测定鼻栓或耳栓一次,当鼻栓或耳栓的放射性高于本底两倍时即可考虑有脑脊液漏,并注意观察计数率的变化,如进一步增高时,再行显像定位(图7-13)。

5. CSF系统术后短路通道功能的评价 交通性脑积水术后若通道通畅,脑室内的放射性引流快,头部的计数率减少速度和正常人相同;若不通畅侧脑室持续显影,脑室内放射性减少

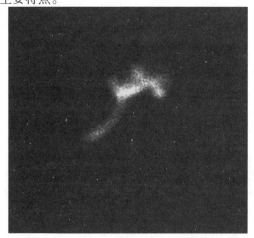

图 7-13 脑脊液鼻漏,漏口位于筛窦前组,
2小时右侧位

缓慢,贮水囊不显影。进行 CSF 分流手术后观察导管的通畅性,还可以观察胸、腹腔的导管内放射性分布及心、双肾、膀胱的放射性分布,以助评价(图7-14)。

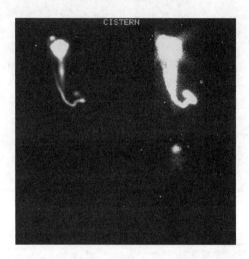

图7-14 脑室—腹腔引流,引流管通畅

6. 脑血管病 蛛网膜下腔出血和脑出血急性期时,可见放射性在蛛网膜下腔各部位通过缓慢,多见脑室显影,但随着病情的好转脑室影逐渐消失。脑出血脑内血肿较大时,可见放射性分布缺损,脑梗死急性期时放射性在脊髓蛛网膜区段上行缓慢,甚至几乎不移行,由此可判断脑水肿的程度。陈旧性脑梗死可见局限性放射性贮留现象,这是局部脑萎缩所致。

7. 脑外伤和术后 脑挫裂伤时可见损伤严重的部位有放射性异常浓集,而且分布紊乱。硬膜下血肿术前可见血肿局部放射性分布缺损,术后多见局部放射性异常浓集并膨出,这是外伤性脑脊液漏所致脑穿通性畸形;多数患者敷料上亦可见放射性浓集。当伤口愈合后这种异常所见即消失。

8. 脑肿瘤 CSF 系统显像可见蛛网膜下腔放射性分布缺损,如果颅内压较高,CSF 引流速度缓慢,显像结果多不理想。

【注意事项及失误防范】

1. 实施腰椎穿刺术和小脑延髓穿刺术时要严格遵守无菌操作规范。

2. 腰椎穿刺后要求患者全身放松,去枕平卧4~6小时。若患者出现穿刺后低压性头痛,平卧4~6小时改善不明显时,可嘱患者平卧多饮盐开水,必要时静脉滴注10%的葡萄糖盐水500~1000ml。对一些颅压较高的患者,预防由于 CSF 压力突变产生脑疝,穿刺术前做好抢救准备,穿刺成功后 CSF 流出量和显像剂注入量应等体积。

3. 小脑延髓穿刺术的穿刺部位险要,邻近生命中枢延髓,难度较大,技术要求高,应由神经科专科医师实施,并严格遵守指征,慎重行事,以保安全。小脑延髓穿刺术适于因局部软组织炎症粘连,腰椎板融合术后等不能施行腰穿者。

案例分析1

临床资料:患者,男,78;因"右下肢麻木半天。"入院。患者2007.6 及 2008.8 两次"急性脑梗死",遗留语言功能障碍及右侧肢体活动感觉障碍。患者今天下午起觉右下肢麻木加重,无明显肢体无力加重,无言语障碍及二便失禁,来我院急诊,头颅 CT 提示左侧大脑半球多发腔梗。PE:主要阳性症状为右侧肢体偏瘫。右上肢近端肌力 III +,远端 0 度,双下肢肌力 III +。双巴氏征(-)。

SPECT/CT 脑血流灌注显像如下(图7-15,图7-16):

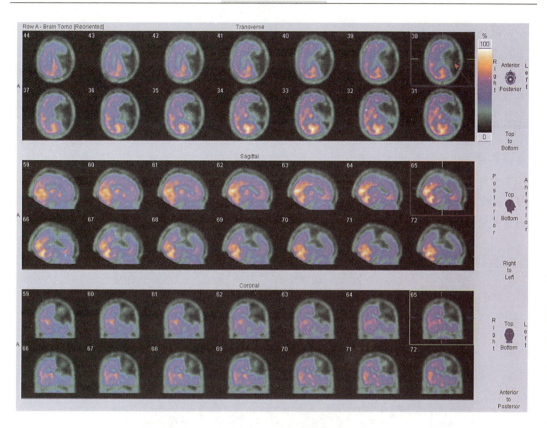

图 7-15　脑 SPECT 影像冠状面、矢状面、横断面示：左侧额、顶、枕、颞叶、
左侧基底节放射性缺损，左侧丘脑放射性分布减低

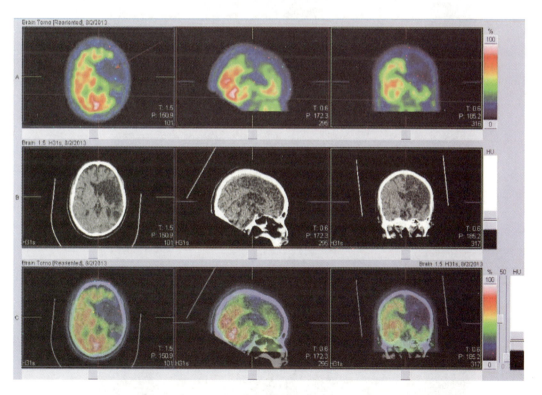

图 7-16　同机 CT 图像示：颅脑结构显示清晰，中线未见明显移位；左侧额、
顶、枕、颞叶、左侧基底节见大片低密度影，余脑实质未见明显异常

问题:

1. 当此类患者做脑血流灌注检查时,在操作上有哪些注意事项?

2. 如果该患者为急性脑梗患者,请问 SPECT 脑血流灌注显像所显示的病变范围和 CT 脑扫描图像所显示的病变部位相比,哪个所显示的病变范围更大? 请简述原因。

案例分析 2

滤波函数在 SPECT 重建中十分重要,不同的滤波函数或同一滤波函数不同参数之间对脑 SPECT 重建有很大的影响。我们以 Butterworth 滤波函数为例,对同一采集数据,用不同截止频率 (fc) 和陡度因子(n)组合处理图像,可以得到效果完全不同的图像。为说明问题我们将脑 SPECT 横断面图像的陡度因子固定为 10,截止频率分别选用 0.4、0.5 和 0.6(图 7-17,图 7-18,图 7-19)。

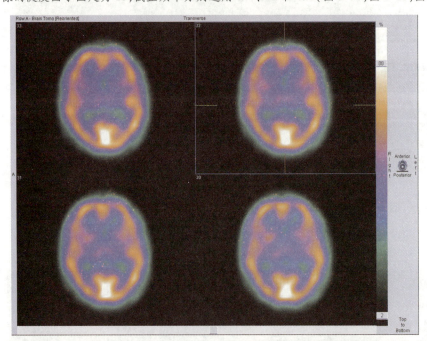

图 7-17　在截止频率为 0.4,陡度因子为 10 时图像显得过于平滑容易产生假阴性

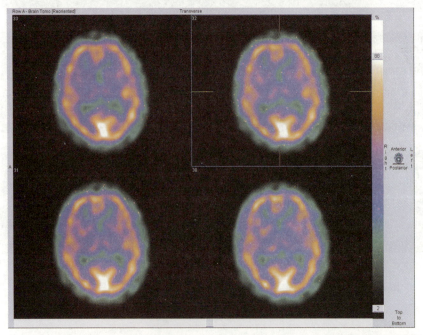

图 7-18　在截止频率为 0.6,陡度因子为 10 时图像显得过于毛糙容易产生假阳性

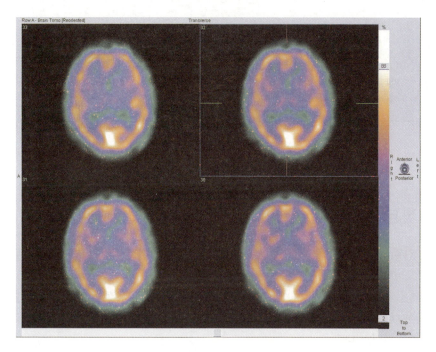

图 7-19　示相对而言截止频率为 0.5,陡度因子为 10 时图像质量较为满意

需要指出的是图像重建处理过程中,滤波函数的选用和其截止频率、陡度因子地选取并没有固定的值,要根据图像采集的具体情况、各类 SPECT 仪所配工作站的实际情况而"具体情况具体分析"。宗旨就是要尽最大可能的达到重建图像质量最好。

问题:请说出除了 Butterworth 滤波函数,在脑血流灌注显像图像重建中还有其他什么滤波函数?

 本章小结

本章主要介绍了核医学脑血流灌注显像、脑代谢显像、神经受体显像及脑脊液间隙显像的原理、检查方法及图像分析。脑血流灌注显像和脑代谢显像在临床实践中有着较为广泛的应用,同学们应该熟练掌握脑血流灌注显像、脑代谢显像的临床诊断要点和检查过程中的注意事项及失误防范。脑脊液间隙及神经受体显像临床使用范围虽不及前两种检查,但也是涉及脑功能的重要影像学检查,希望同学们能对此二类检查的特点有所了解,尤其神经受体显像是了解脑功能的一把重要的钥匙,是研究脑退行性疾病和药物成瘾性疾病的重要手段。

思考题

1. 脑血流灌注显像的原理及适应证是什么?
2. 简述脑血流灌注显像正常及常见异常影像表现。
3. 脑代谢显像的原理及适应证是什么?
4. 脑代谢显像前患者需要做哪些准备?
5. 脑代谢显像时需要注意哪些事项?如何防范失误?

（朱汇庆）

第八章 心血管系统

学习目标

1. 掌握：心肌灌注显像的概念、原理、常用显像剂、操作程序及注意事项；心肌负荷试验的种类、方法、适应证和注意事项。

2. 熟悉：葡萄糖代谢显像的方法学、显像剂和临床作用；放射性核素心血池显像和心功能测定的方法学、图像处理及常用生理指标；双下肢深静脉显像方法学。

3. 了解：其他内容。

心血管系统核素显像（radionuclide imaging of the cardiovascular system）被用于心脏和血管疾病的研究和临床检查。最常见疾病有冠心病（coronary artery disease，CAD）、心衰（heart failure）、心肌病（cardiomyopathy）、下肢深静脉栓塞（deep venous thrombosis）和血栓形成等。心血管系统为一闭合的中空循环结构，由心脏和血管组成，通过血液在其内循环流动而将营养物质和氧气带到全身，供养不同的组织器官，并将代谢废物运至排泄器官通过不同的途径排出体外。心脏是人体中最重要的功能器官之一，由左、右心房和左、右心室四个心腔组成，其中左、右心室为两个动力泵，通过其不断做功来维持全身血液的正常循环。左心室室壁较右心室室壁明显为厚，在发挥作用方面也更为重要。因此，核素显像主要用于评价左心室病变。心脏的供血依赖于冠状动脉，而冠状动脉可分为右冠状动脉（right coronary artery，RCA）、左冠状动脉前降支（left anterior descending artery，LAD）和回旋支（left circumflex artery，LCX）。右冠状动脉营养右心房、右心室和左心室的下壁、心尖及间壁的下部；左前降支供血于左心室的前壁、心尖和间壁的绝大部分；左回旋支供血于左心房、左心室的侧壁和后壁。全身血管是由动脉、静脉和毛细血管组成，动静脉伴随走行，血液从动脉经毛细血管进入静脉，回流入心。任何一个部位的动脉或静脉出现病变都将影响受支配组织器官的正常功能。本章节主要介绍常用心血管系统核素显像方法。

第一节 心肌血流灌注显像

【原理】

心肌血流灌注显像（myocardial perfusion imaging）是一种能够显示静息和负荷状态下左室心肌血流灌注和血流分布情况的核素显像方法。其显像药物为某种放射性核素或其标记化合物。可于体外应用γ照相机、SPECT 或 PET 进行显像。显像药物在经静脉注射入体后，可被左室心肌细胞迅速摄取，其摄取量与所支配部位的血管内血流量成正相关。因此，局部心肌细胞对显像药物的摄取量间接反映了其支配血管的供血状况。该法为诊断冠心病的无创性手段，可了解心肌血流灌注减低或缺失的异常部位、范围和程度，对冠心病的诊断、治疗决策的选择、疗效评价及判断预后均有重要价值。

在心肌血流灌注显像过程中,影响心肌细胞摄取显像剂的因素主要有两种,即局部心肌的血流灌注量和心肌细胞的活力。只有心肌的血流量正常以及心肌细胞存活时,心肌才可能摄取显像剂。

【适应证】

1. 诊断冠心病、检测冠状动脉病变范围和程度及预后评估。

2. 血运重建术(percutaneous transluminal coronary angioplasty,PTCA 或 coronary artery bypass grafting,CABG)前后的评价、疗效判断及术后再狭窄的监测等。

3. 存活心肌的检测。

4. 急性心肌梗死患者的疗效监测和评价。

5. 心肌病的辅助诊断。

6. 冠状动脉造影结果正常,疑有冠脉小血管异常所致心肌缺血的判定。

7. 病毒性心肌炎的辅助诊断。

【禁忌证】

只要患者能耐受检查,心肌血流灌注显像无绝对禁忌证(运动和药物负荷试验除外)。

【检查方法】

1. 患者准备

(1)检查前患者应停用一些内科药物:

1)β 受体阻滞剂停用 72 小时,如普萘洛尔,倍他乐克等;

2)长效硝酸酯类药物停用 12 小时,硝酸甘油至少停用 1 小时;

3)钙离子拮抗剂停用 48～72 小时;

4)给予负荷药物双嘧达莫(潘生丁)和腺苷前应停用氨茶碱类和咖啡因 24～36 小时。

(2)静息显像,尤其^{201}Tl 心肌显像时,患者应空腹;行运动介入试验时,为避免低血糖出现,试验前 1 小时患者应进食少量清淡饮食。

2. 显像剂　分为 γ 照相机和 PET 两大类心肌灌注显像剂。

(1)γ 照相机心肌灌注显像剂

1)^{201}Tl(thallium-201):由回旋加速器生产,物理半衰期为 73 小时,通过电子俘获方式进行衰变,衰变释放的射线分别为 69～83keV 的 X 射线(丰度为 95%)和 167keV(丰度为 10%)、135keV(丰度为 3%)的 γ 射线,具有在心肌细胞内进行初始分布和再分布的特性。^{201}Tl 在心肌细胞内的初始分布主要与局部的冠脉血流量和心肌细胞膜 Na^+-K^+-ATP 酶的活性有关。而再分布的特性与心肌细胞洗脱^{201}Tl 的速度有关。正常冠脉供血的心肌细胞洗脱^{201}Tl 的速度要快于缺血心肌细胞的洗脱速度,使初始分布表现出的二者间^{201}Tl 的浓度差缩小,形成缺血心肌的相对再填充现象。现国内应用相对较少。

2)^{99m}Tc 标记心肌灌注显像剂:^{99m}Tc-异腈类化合物和^{99m}Tc 标记的其他化合物。^{99m}Tc-异腈类化合物中以^{99m}Tc-MIBI(^{99m}Tc-甲氧基异丁基异腈)应用最广泛;而^{99m}Tc 标记的其他化合物中以^{99m}Tc 标记的 tetrofosmin(P53)临床应用较多。

(2)PET 心肌灌注显像剂:该类药物主要有^{13}N-氨水、^{15}O-水和^{82}Rb。^{13}N-氨水和^{15}O-水由回旋加速器生产,^{82}Rb 来自于 Sr-Rb 发生器。此类正电子心肌灌注显像剂的半衰期很短,可在短时间内重复注射检查,以及可计算心肌的血流储备。

3. 显像方法　主要分为同日法和分日法两种。依据所用显像剂的不同,显像程序有所差别。

(1)同日法

1)^{201}Tl 运动-再分布或静息显像(exercise redistribution or rest imaging):运动试验达高峰时静脉注射^{201}Tl 92.5～111MBq(2.5～3mCi),于 5 分钟后进行心肌显像,3～4 小时行再分布显像。

如需进行心肌细胞活力判断,可于再分布显像后静脉注射 37～50MBq^{201}Tl,5～10 分钟后行静息显像。

2)运动-静息显像:运动试验达高峰时静脉注射 296～333MBq(8～9mCi)^{99m}Tc-MIBI 或其他^{99m}Tc 标记显像剂,15～60 分钟进行显像。若为药物负荷试验,于注射药物后 60～90 分钟进行显像。显像结束后 1～4 小时,患者于静息状态下静脉注射 814～925MBq(22～25mCi)同种显像剂,60～90 分钟进行显像。

3)静息-运动显像:静息状态下静脉注射 296～333MBq(8～9mCi)^{99m}Tc-MIBI 或其他^{99m}Tc 标记显像剂,60～90 分钟后行静息显像。显像结束后 1～4 小时行运动试验,并于运动高峰注射 814～925MBq(22～25mCi)同种显像剂,15～60 分钟进行显像。若为药物负荷试验,于注射药物后 60～90 分钟进行显像。

4)双核素显像:静息状态下静脉注射^{201}Tl 74～111MBq(2～3mCi),10 分钟后显像。显像结束后即刻进行运动试验,并于运动高峰注射^{99m}Tc-MIBI 或其他^{99m}Tc 标记显像剂 925MBq(25mCi),15 分钟后显像。

(2)分日法

1)运动-静息显像:运动试验达高峰时静脉注射 740～925MBq(20～25mCi)^{99m}Tc-MIBI 或其他^{99m}Tc 标记显像剂,15～60 分钟进行显像。隔日注射同种显像剂 740～925MBq(20～25mCi),60～90 分钟行静息显像。

2)静息-运动显像:静息状态下静脉注射 740～925MBq(20～25mCi)^{99m}Tc-MIBI 或其他^{99m}Tc 标记显像剂,60～90 分钟进行显像。隔日行运动试验,运动高峰时静脉注射同种显像剂 740～925MBq(20～25mCi),15～60 分钟显像。

4. 图像采集

(1)显像仪器

1)γ照相机心肌灌注显像剂:平面显像采用γ照相机或 SPECT,断层显像应用单探头或多探头 SPECT。

2)PET 心肌灌注显像剂:PET 或 PET/CT。

(2)采集条件

1)平面显像:探头配置低能通用型或高分辨平行孔准直器。^{201}Tl 可采用单能峰、双能峰或三能峰进行采集,分别为单能峰 80keV,窗宽 20%～25%;双能峰:能峰 80keV,窗宽 20%～25%,能峰 167keV,窗宽 20%;三能峰:能峰 80keV,窗宽 20%～25%,能峰 167keV,窗宽 20%,能峰 135keV,窗宽 15%。^{99m}Tc 能峰为 140keV,窗宽 20%。矩阵 128×128 或 256×256。

患者取仰卧位,探头贴近左胸心脏部位,常规获取前位、左前斜 30°～45°和左前斜 70°三体位影像,必要时可加做左侧位和右前斜位 30°。每体位采集 7.5×10^5～10×10^5 计数。

2)断层显像:探头配低能通用型或高分辨平行孔准直器,^{201}Tl 和^{99m}Tc 能峰和能窗设置同平面显像,采集矩阵为 64×64。探头从右前斜位 45°(RAO45°)至左后斜位 45°(LPO 45°)旋转 180°采集,共采集 60 帧(每 3°一步,共 180°),采集时间为 25 秒/帧;或采集 30 帧(每 6°一步,共 180°),采集时间为 40 秒/帧。患者取仰卧位,双上臂抱头并用绷带固定,探头尽量贴近胸壁,视野包括全心脏。

3)门控心肌显像:平面和断层显像采集条件和方法同上,^{99m}Tc 标记心肌灌注显像剂的图像要优于^{201}Tl。用患者心电图(ECG)R 波作为门控触发信号,平面像每个心动周期采集 16 帧,R-R 窗宽为 15%～20%,矩阵 128×128;断层图像每个心动周期采集 8～12 帧,R-R 窗宽为 20%,矩阵为 64×64。

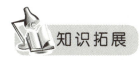

门控心肌血流灌注显像的图像信息

门控心肌血流灌注显像是利用患者自身心电触发信号来进行图像采集的一种常规方法,可为临床提供以下几方面信息:

1. 左室各壁心肌的血流灌注信息,如是否缺血和/或是否有心肌梗死后改变;

2. 左室各壁心肌的运动状况是否正常;

3. 左室的收缩和舒张功能,收缩末期容积和舒张末期容积,射血分数(EF值)等。

请思考:门控心肌血流灌注显像可为临床提供哪些信息?

5. 图像处理

(1)图像重建:处理心肌血流灌注显像的数据资料需要依赖于计算机内所用处理软件。不同仪器生产厂家的软件有所差别,但其软件程序大同小异。目前对左心室图像重建多采用滤波反投影或迭代重建技术。要根据采集图像的计数来选用滤波函数和截止频率,通常滤波函数选用 butterworth,截止频率为 0.6。图像重建后可获得左室短轴、水平长轴和垂直长轴等三个断面影像,每个断面的厚度一般为 6~9mm。

(2)圆周剖面定量分析法:该法在早期和延迟显像上进行。常规扣除本底后,对左室心肌影像进行多点加权平滑。以左室腔中心作为中点,生成 60 个扇形区(每区 6°),将扇形区最大计数值的最高值定为 100%,获得各扇形区最大计数值的相对百分比。绘制成以此百分比为纵坐标,左室 360°圆径为横坐标的圆周平面曲线,其表示左室心肌各扇形区的相对显像剂分布情况。将早期和延迟显像的周边平面曲线进行对比分析,计算延迟显像中心肌对^{201}Tl 的洗脱率。

(3)极坐标靶心图(Bull's eye):在心肌图像重建后,将各短轴心肌断面从心尖至基底部的周边剖面曲线按同心圆方式进行排列,形成以心尖为中心,基底为外周的靶心图(图8-1)。将原始

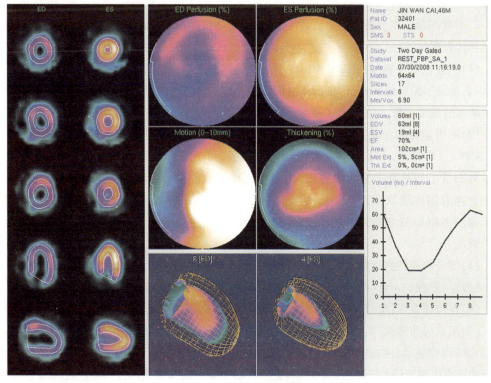

图8-1　正常成人靶心图

靶心图上各个扇形区计数的百分值与该区的正常百分值进行比较,凡低于正常均值 ±2.5 或 ±3.0 标准差的区域用黑色显示,称为变黑靶心图,提示该部位的心肌血流灌注减低、室壁运动减弱或室壁增厚率值下降。

(4)门控心肌断层显像(gated myocardial perfusion imaging):影像资料重建后,每一心动周期可获左室短轴、水平长轴和垂直长轴三个断面各 8 ~ 12 帧影像。三个断层影像均按心动周期进行排列,包括收缩期、舒张期或二者叠加影像。

(5)门控心肌影像的定量分析:影像资料重建后,可获得左室舒张末期容积(end diastolic volume,EDV),收缩末期容积(end systolic volume,ESV)和左室射血分数(left ventricular ejection fraction,LVEF)等定量指标。通过动态观察可了解左室整体收缩和舒张功能、各局部室壁运动情况和测定局部心肌增厚率值。

(6)图像选择和输出:显像数据处理后,应选择具有诊断代表性,并与结论直接相关的图像上传到诊断报告系统中。心肌显像上传图片包括按左室短轴、垂直长轴和水平长轴等顺序排列的心肌断层图像,若是门控采集,还要按舒张末期和收缩末期图像顺序排列。在选取运动 + 静息心肌显像的处理图像时,要按先运动图像、后静息图像的不同断面图像有序排列,各断面图像要对应一致。对门控采集图像还要上传左室靶心图图像。在细节方面,每张图像内应含有患者的姓名、年龄、性别、检查号、显像日期、采集时间、采集器官或脏器、单位名称、所用仪器等。若有可能,最好能将当日药物标记人员和/或图像采集人员的姓名缩写标出。

【图像分析】

1. 正常图像 心肌血流灌注断层图像应从左室短轴、水平长轴和垂直长轴三个断面进行分析,观察左室心肌影像质量、左室腔大小、形态和显像剂分布状况。正常心肌灌注断层图像显示左室心肌清晰,各室壁显像剂分布均匀,因室间隔膜部显像剂分布缺损,间壁明显短于侧壁,心尖部因壁薄而使显像剂分布稀疏(图 8-2)。而女性患者乳腺可致左室前壁显像剂分布稀疏以及横膈肌致下后壁显像剂分布稀疏,因此,在分析左室心肌图像时应排除这些伪影和假象。

2. 异常图像 在分析心肌血流灌注图像时,应将负荷图像和静息影像进行对比分析,可有下述异常表现。

(1)可逆性灌注缺损:负荷显像出现广泛或局部左室心肌显像剂分布稀疏或缺损,延迟(或静息)影像显示原显像剂分布稀疏或缺损区消失,出现显像剂填充(或再分布)(图 8-3)。此为心肌缺血的典型表现,也是诊断心肌缺血的主要依据。

(2)不可逆性灌注缺损:负荷显像出现广泛或局部左室心肌显像剂分布稀疏或缺损,延迟(或静息)影像显示无变化,被称为固定性缺损,可有多种因素导致这种情况的出现。急性或陈旧性心肌梗死是最常见原因,而心肌梗死部位可全部由纤维瘢痕组织替代或纤维瘢痕中夹杂着因突然缺血而处于低代谢状态的顿抑心肌细胞或因长期慢性缺血而处于低代谢状态的冬眠心肌细胞。另外,乳腺或横膈肌所致的左室前壁或下后壁衰减假象也会出现这种情况。

(3)部分可逆性灌注缺损:负荷显像出现广泛或局部左室心肌显像剂分布稀疏或缺损,而延迟(或静息)影像显示部分填充,表明该部位心肌中有梗死心肌和缺血存活心肌共存。

(4)花斑样改变:负荷显像和延迟(或静息)影像均显示左室心肌斑片样显像剂分布稀疏。

(5)反向分布图像:负荷显像正常或出现左室心肌显像剂分布稀疏或缺损不明显,而延迟(或静息)影像显示有明显的稀疏或缺损。该种分布模式并不多见,可见于原有缺血部位的心肌缺血加重或出现新的心肌缺血,也被认为是一种心肌缺血的预警作用或心肌梗死后血管再通时局部血流与心肌活力不匹配的表现。但其具体临床意义尚不明了。

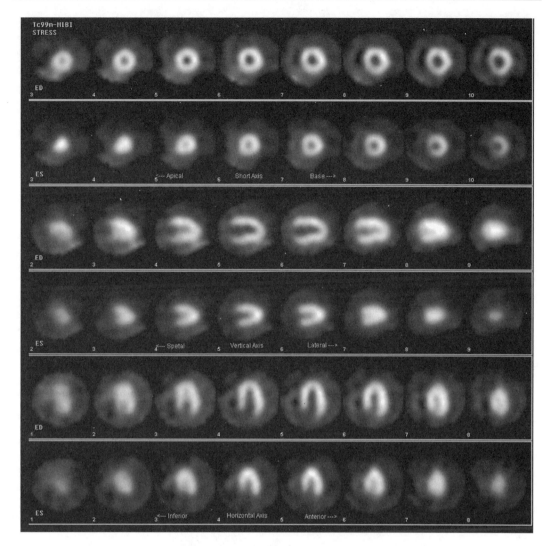

图 8-2　正常成人心肌血流灌注断层显像

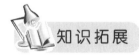 知识拓展

静息心肌血流灌注显像的诊断标准

　　静息心肌血流灌注显像主要用于冠心病的诊断,其图像能为临床提供左室各壁心肌的血流供应及相应心肌细胞的功能状态。目前临床常用心肌显像药物为^{99m}Tc-MIBI,并以此为例与同学们一起学习和分享心肌显像的异常诊断标准。

　　心肌血流灌注图像有短轴、水平长轴和垂直长轴三个断面影像,以至少2个断面连续2帧以上的图像出现显像剂分布稀疏或缺损为异常判断标准。依据显像剂分布减少的程度,又分为两种诊断:①显像剂分布减少被认为有心肌缺血可能;②显像剂分布缺损被认为该处心肌呈梗死后改变。

　　请思考:

　　1. 异常静息心肌血流灌注显像的诊断标准是什么?

　　2. 静息心肌血流灌注显像显示左室某处心肌出现显像剂分布缺损应作何诊断?

　　【诊断要点】

　　1. **冠心病的诊断**　心肌灌注显像反映了左室心肌局部血流灌注量和心肌细胞活力状况,负

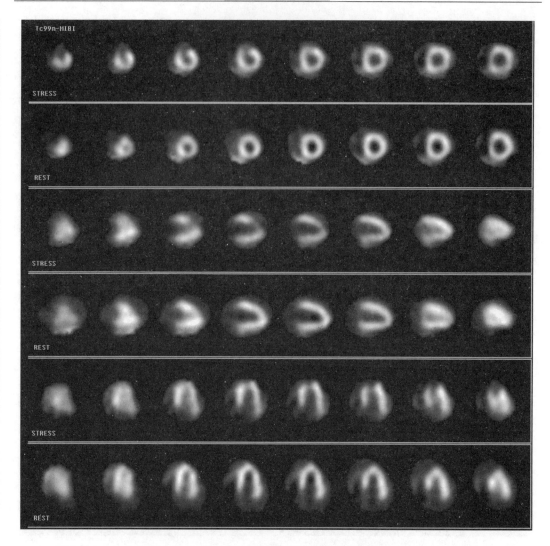

图 8-3　左室前壁和心尖心肌缺血：负荷显像左室前壁和心尖区放射性分布稀疏或缺损，
静息显像原稀疏或缺损区消失，出现放射性填充

荷试验和静息或延迟显像的对比分析是诊断冠心病的一种有效方法。当负荷显像显示局部左室心肌显像剂分布明显稀疏或缺损，静息或延迟显像在原稀疏或缺损区出现显像剂填充时，则可诊断为心肌缺血。

2. 急性心肌梗死的诊断　静息心肌灌注显像在急性心肌梗死中表现为心肌梗死部位无显像剂分布或其周边缺血或水肿部位显像剂分布减低或缺损（图8-4）。心肌血流灌注显像有助于心肌梗死部位的定位诊断、范围和程度的判断。但其缺陷在于无法正确识别急性还是陈旧性心肌梗死。另外，也很难鉴别严重心肌缺血与急性心肌梗死。此时，延迟显像对二者的鉴别诊断将会有所帮助，严重缺血心肌表现为早期影像的显像剂分布缺损在延迟显像中被填充。

3. 急性心肌梗死预后评价　急性心肌梗死的预后评价一直是临床所关注的重要问题之一。心肌灌注显像所提供的左室血流灌注、功能等信息，如心肌梗死的部位、范围、程度，以及左室功能受损程度，如射血分数降低、左室腔扩大、室壁活动减弱等，以及充血性心力衰竭、陈旧性心肌梗死的病史等因素均与心肌梗死患者的预后直接相关。

4. 心肌梗死后危险分层的评价　负荷心肌灌注显像与动态心电图已经成为评价心肌梗死后患者危险分层的重要方法。若负荷心肌灌注显像显示为无或有单一固定的显像剂分布减低区，伴有非缺血性运动心电图结果时，该心梗患者应接受保守治疗。若在梗死部位周围出现可逆性显像剂分布减低区或在远离梗死部位出现可逆或固定的显像剂分布减低区时，表明原梗死

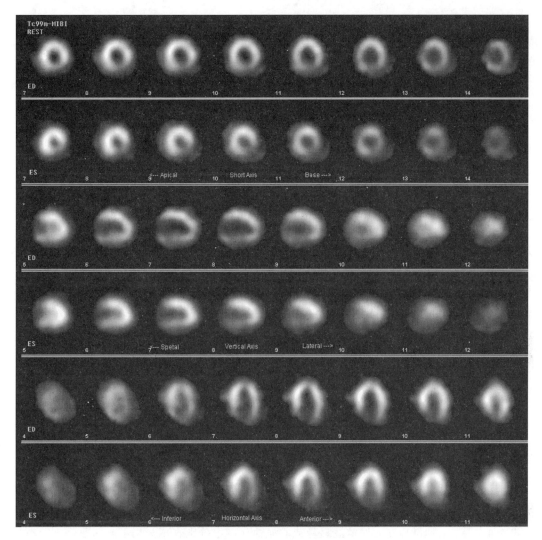

图 8-4　左室下后壁和下侧壁心肌梗死：负荷显像出现放射性分布稀疏或缺损，
静息显像无变化（未见放射性填充）

部位仍有心肌缺血或左室心肌具有多支缺血性血管病变，说明该患者属于高危人群，出现心脏
事件的几率大大增加。

5. 冠心病介入和外科手术治疗后的评价　经皮冠状动脉腔内成形术（PTCA）和冠状动脉搭
桥术（CABG）是两种治疗冠心病的有效方法，而负荷心肌灌注显像可以用来客观地评价 PTCA
和 CABG 的治疗效果。PTCA 和 CABG 可以有效地改善心梗患者的心肌血流灌注和心功能状
况，消除负荷诱导的心肌缺血，而对梗死后纤维瘢痕区域无治疗作用。

6. 对急性心肌梗死溶栓治疗后的评价　心肌灌注显像是评价急性心肌梗死静脉溶栓治疗
效果的一种有效方法。通常在溶栓前注射显像药物，等患者病情相对稳定后再进行静息显像。
急性心梗患者经溶栓治疗使受累血管再通后，可缩小梗死范围和改善预后。等患者病情恢复
后，可再行负荷试验来识别残存的缺血性病变。

【注意事项和失误防范】

1. 常规进行显像仪器的日、周、月质量控制测定，保证仪器的正常运行。

2. 在确保放射性药物的质量合格后，才可使用。

3. 静脉注射^{201}Tl 后尽量使者保持坐位或直立体位，可减少腹腔脏器和肺中的^{201}Tl 聚集浓
度，有助于避免或减轻散射对心肌影像的干扰。

4. ^{99m}Tc-MIBI 的标记率应大于 95%,静脉注射后 10~20 分钟进食脂肪餐,以减少肝脏和胆囊内放射性药物对左室下后壁心肌影像的干扰。若肝区内显像剂清除缓慢,可鼓励患者进行适当的运动。

5. 运动试验时,患者可行平板或踏车运动。在各种介入试验过程中,均应监测血压、心率和记录心电图改变。

6. 记录患者的身高、体重以及女性患者的乳房大小和状况,上述信息有助于识别心肌灌注显像中的衰减伪影。

7. 显像时,应将女性患者的乳房向上固定,使其偏离左室区域。

8. 嘱咐患者在心肌显像采集过程中要尽量保持原位和平稳呼吸,避免躯体的移动,以减少膈肌运动对心肌显像的影响。若患者的合作性差时,可用绷带进行适当固定。

9. 心律明显不齐或心率变化太大时不宜行门控心肌灌注显像。

10. 应行负荷(运动或药物)试验与静息心肌灌注显像对比分析来判断患者是否存在心肌缺血。

11. 两次显像时,应保持患者的体位、数据采集和处理条件一致,以利于图像的比较和定量分析。而图像的对位、轴向、色阶和配对也要尽量一致。

12. 技术人员在图像采集过程中,应密切观察患者和仪器运行情况,不可离开岗位,有情况变化要及时告知当班医师。

13. 详细了解患者病史、症状以及其他检查结果,有利于做出正确诊断。

第二节　心脏负荷试验

心脏负荷试验(stress test)是指应用生理如运动或药物等介入方式来增加心脏负荷,通过心肌灌注显像或心血池显像测定心功能来观察负荷前后心肌血流灌注和/或心功能参数的变化,以此判断冠状动脉和心脏的储备能力。心脏负荷试验分为生理负荷试验,如运动试验和药物负荷试验两大类。心肌缺血在心肌灌注显像或心血池显像中分别表现为局部心肌显像剂分布稀疏和/或缺损、相应室壁活动减弱和射血分数降低。

一、运动介入试验

【原理】

运动试验(exercise stress)是临床应用最多的一种心脏负荷试验,约占所有心脏介入试验的90%以上,分为平板运动试验和踏车运动试验两种。当人体剧烈运动时,心脏负荷增加,做功增多,心肌耗氧量增加,正常的冠状动脉扩张,使冠脉血流量增加 3~4 倍。而病变部位的冠状动脉却不能进行相应的有效扩张,使其支配区域的心肌血流量明显低于其他正常部位。

【适应证】

1. 高危冠心病患者的筛查。

2. 对冠心病部位、范围及疗效的评价。

3. 左室功能及储备功能的评价。

【禁忌证】

1. 急性心肌梗死。

2. 不稳定性心绞痛。

3. 严重主动脉狭窄和心律失常。

4. 心脏的急性炎性疾病,如心肌炎、瓣膜炎、心包炎等。

5. 肺水肿或右心衰、肺栓塞。

6. 不配合和不在知情同意书上签字的患者。

【运动试验操作过程】

1. 检查前患者需停服的药物和时间见第一节患者准备部分。

2. 运动试验前,患者建立静脉通路。

3. 分别于运动前、中和运动后对患者的血压、心率、心电图进行监测和记录。

4. 运动开始后,逐渐进行负荷增量,每3分钟增加25W。当运动达到次极量[心率 =(220 - 年龄)×85％或(190 - 年龄)]或出现心绞痛症状、心电图 ST 段水平或斜型下移≥2mm、血压明显升高或下降、较频发心律失常等情况时即达到了运动介入的要求。

5. 行心肌灌注显像的患者,若运动达到次极量时,应保证全程运动时间在12分钟以上,静脉注射显像剂,并于注射后继续运动1分钟,15～30分钟时开始显像。行心血池显像测定心功能的患者,每增加一级运动负荷进行一次图像采集,直至运动达次极量,运动后3～5分钟最后一次采集,分别计算每一次的心功能参数。

6. 在运动试验过程中,要请心脏科医生在场共同协作进行血压、心电监护,密切观察和注意患者的反应,掌握运动终止的指征和时间。试验前,检查现场应备有氧气、急救药物、除颤器等急救设施。

【运动试验中止指标】

1. 收缩压下降10mmHg(运动负荷增加情况下),同时伴有心肌缺血的其他证据。

2. 中至重度心绞痛。

3. 神经系统症状(共济失调、眩晕或接近晕厥)。

4. 口唇发绀或面色苍白。

5. 监测仪器出现故障。

6. 患者要求停止运动。

7. 持续性室速(VT)。

8. ST 段抬高1mm 以上(无 Q 波导联上)。

9. 收缩压大于220mmHg 或舒张压大于120mmHg。

10. ST 或 QRS 变化,如 ST 段压低(水平或下斜)2mm 以上。

11. 心律失常(不包括持续性室速):包括多源室早,三联律,室上性心动过速,传导阻滞,心动过缓。

12. 疲劳、气短、气喘、跛行等。

13. 束支传导阻滞或室内传导阻滞。

14. 胸痛加重。

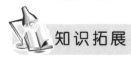 知识拓展

运动负荷试验的安全性

运动负荷试验是一种相对安全的介入试验方法,但剧烈的运动又有诱发劳累型冠心病急性发作的可能,如何能够保证运动状态下患者的人身安全是试验过程中的首要问题。因此,应该从试验前患者病情的预估判断、试验中患者病情变化的密切观察以及试验后患者病情状态的转归等三个阶段来具体实施。试验前要结合患者的临床症状、体征及各种相关检查结果来判断患者进行试验的安全程度,并备好各种急救设施和药品,以防突发事件;试验过程中要密切观察患者的意识、心前区不适症状和心电图变化,一旦达到试验要求,要立即终止试验;试验后还应持续观察患者的心率、血压、症状转换,在心率、血压逐渐恢复到试验前状态时才能结束整个试验。

【临床应用】

运动试验能反映生理条件下冠状动脉的储备功能,较解剖学上的血管狭窄程度更能准确地显示有意义的冠状动脉病变。目前,已成为心肌灌注显像的常规手段,被广泛用于冠心病的诊断、判断心肌梗死后是否伴有心肌缺血、评估冠状动脉的储备功能、评价冠心病治疗效果等。

二、药物负荷试验

因各种原因无法进行运动试验的患者,根据患者的具体情况选用不同的药物负荷试验(pharmacological stress),目前,用于心脏负荷试验的药物有双嘧达莫(dipyridamole)、腺苷(adenosine)和多巴酚丁胺(dobutamine)三种。

(一)双嘧达莫和腺苷试验

【原理】

双嘧达莫和腺苷均可增加血管外的腺苷浓度。双嘧达莫通过抑制腺苷进入细胞,间接地提高了组织间隙和血液中的腺苷水平。而外源性腺苷被直接引入血液,提高其浓度。无论间接还是直接作用,血液和组织间隙中的腺苷,均可与冠状动脉壁平滑肌细胞膜上的腺苷 A_2 受体结合,激活腺苷酸环化酶,减少 Ca^{2+} 内流,导致血管平滑肌松弛和血管扩张,使正常冠状动脉的血流量增加 3~5 倍。而病变冠状动脉却不能有效扩张,使局部心肌的血流灌注较正常部位相对减少。

【适应证】

不能进行运动试验的患者,可行腺苷或双嘧达莫药物负荷试验。

【禁忌证】

1. 严重的哮喘和支气管痉挛。

2. 严重的慢性阻塞性肺病。

3. 不稳定性心绞痛。

4. 近期急性心梗,时间不足 48 小时。

5. 病窦综合征,患者有Ⅱ或Ⅲ度房室传导阻滞,若带有心脏起搏器的患者可除外。

6. 低血压,如静息时收缩压 <80mmHg。

【双嘧达莫和腺苷试验操作过程】

1. 由具有处理心脏紧急事件经验丰富的心血管专业医师进行监护,对于介入中出现的各种并发症可立即进行适当的处理。

2. 患者停用氨茶碱类和咖啡因 24~36 小时。

3. 患者检查前应禁食 4~6 小时(双嘧达莫和腺苷都会引起患者恶心和呕吐)。

4. 给药前,应监测患者血压和心电图 15 分钟,并记录血压、心率和症状。

5. 给药方式

(1)双嘧达莫:缓慢匀速地静脉推注 0.14mg/(kg·min),总共 4 分钟(因双嘧达莫的 pH 呈酸性,故最好使用较大静脉)。静脉推注双嘧达莫分钟后,注射心肌灌注显像剂,45 分钟时显像。

(2)腺苷:缓慢匀速地静脉滴注 0.14mg/(kg·min),总共 6 分钟。静脉推注腺苷 3 分钟后,注射心肌灌注显像剂,45 分钟时显像。

【双嘧达莫和腺苷试验的副作用和处理方法】

1. 双嘧达莫　可诱发心绞痛、支气管痉挛或食管痉挛,此外还出现心率加快、心搏出量增加、收缩压和舒张压轻度下降等症状和体征,而心肌耗氧量却无明显改变。若心绞痛、支气管痉挛或食管痉挛等持续存在,需给予氨茶碱 250mg 加入 25% 葡萄糖或生理盐水 10ml 内,缓慢静脉注射。

2. 腺苷　诱发的副作用与双嘧达莫相似,但发生率略高,其中以胸痛最为常见。其在血浆中的半衰期很短（双嘧达莫和腺苷分别为 10～30 分钟和不足 10 秒），因此，处理时，需立即终止推注腺苷，症状可在 1～2 分钟内消失，同时给予氨茶碱治疗。

【临床应用】

运动试验的适应证均适用于双嘧达莫和腺苷试验，而不能运动或无法获得足量运动的患者，如年老体弱、下肢血管或骨关节疾患等，双嘧达莫和腺苷试验更为适用。主要包括冠心病的诊断，冠心病治疗效果和储备功能的评价，以及判断心梗后仍有心绞痛者是否伴有心肌缺血等。

（二）多巴酚丁胺试验

【原理】

多巴酚丁胺是一种增强心肌细胞收缩力的药物，通过直接激活心脏内 β_1 受体而使心肌收缩增强，正常冠状动脉扩张，血流量增加。而病变冠状动脉却无法扩张，血流灌注不能相应增加，表现为局部出现缺血和供氧量不足。临床出现心率加快、收缩压升高、心肌耗氧量增加等症状。

【适应证】

因哮喘，不能进行运动和双嘧达莫或腺苷药物负荷试验的患者，可行多巴酚丁胺负荷试验。

【禁忌证】

1. 严重的主动脉狭窄。

2. 严重的哮喘和支气管痉挛。

3. 不稳定性心绞痛。

4. 近期急性心梗，时间不足 48 小时。

5. 有心动过速性心律失常病史。

6. 高血压，如安静状态下收缩压≥200mmHg。

7. 左室功能受损。

【多巴酚丁胺试验操作过程】

1. 停用 β-受体阻滞剂 24～48 小时。

2. 检查前患者禁食 4～6 小时。

3. 患者取仰卧位，建立静脉液路。

4. 给药过程中及给药后的前 6 分钟内，需每分钟监测一次血压和心电图。

5. 静脉滴注多巴酚丁胺：从 $5\mu g/(kg \cdot min)$ 剂量开始，每 3 分钟增加一级，依次为 10、20、30 和 $40\mu g/(kg \cdot min)$。在注射多巴酚丁胺达最大浓度后 1 分钟，静脉注射心肌灌注显像剂，即开始推注多巴酚丁胺后的第 13 至第 14 分钟之间。在注射显像剂后，继续推注多巴酚丁胺 2 分钟，并于 45 分钟时进行图像采集。

【多巴酚丁胺试验终止指标】

1. 心率达到患者最大心率的 85% 或其基础心率的 1.8 倍。

2. 出现明显的心绞痛症状或严重心律不齐。

3. 试验期间心电图 ST 段压低≥2mV。

4. 收缩压较基础血压下降超过 23mmHg（3kPa）。

【多巴酚丁胺试验副作用和处理】

副作用与运动试验相同。处理时需静脉给予 β 受体阻滞剂。

【临床作用】

多巴酚丁胺试验与双嘧达莫和腺苷试验的临床应用相似，用于冠心病的诊断，冠心病治疗效果和储备功能的评价，以及判断心梗后仍有心绞痛者是否伴有心肌缺血等。多巴酚丁胺试验适用于有支气管哮喘和（或）心功能不全的心肌缺血患者。

第三节　心肌细胞活性检测

　　心肌梗死患者是否存在残留存活心肌及其数量的多少对选择治疗方案、评价疗效和预后判断均有极重要的意义。心肌细胞活性(myocardial viability)检测的核素显像方法有^{201}T1再注射显像、硝酸酯介入试验心肌灌注显像和^{18}F-FDG心肌葡萄糖代谢显像。在早年，^{201}T1再注射显像最为常用。目前，因PET和符合线路SPECT的增多和普及，^{18}F-FDG心肌葡萄糖代谢显像已成为评价心肌细胞活性的最主要方法。本节重点介绍^{201}T1再注射显像和硝酸酯介入试验心肌灌注显像，心肌代谢显像见第四节。

一、^{201}T1再注射显像

【原理】

　　^{201}T1在心肌细胞中有再分布特性，常表现于注射药物后的3~4小时。但也有部分患者在注射药物后的24小时才出现进一步的再分布，因此，常规3~4小时的延迟显像会使大约15%~35%的存活心肌被低估。为了尽量减少这种误差，提出了^{201}T1再注射显像方法。^{201}T1再注射显像即为^{201}T1运动试验后5分钟行心肌显像及3~4小时再注射37~50MBq(1~1.5mCi)^{201}Tl后显像。通常，在进行^{201}T1延迟"再分布"显像时，因放射性计数明显减低，难以获得高质量的心肌灌注图像。因此，在运动试验后的3~4小时或静息心肌显像后再静脉注射37~50MBq(1~1.5mCi)^{201}Tl复行心肌显像，可提高放射性计数，获得较高质量的心肌图像。

【检查方法】

　　运动试验或药物负荷试验后5分钟行心肌显像，3~4小时再行延迟显像，或静息心肌显像后再静脉注射^{201}Tl 37~50MBq(1~1.5mCi)，10分钟后行再注射显像。两次的心肌血流灌注显像条件、方法等相同。比较再注射前后心肌显像结果。

【诊断要点】

　　用于评估和判断心肌缺血或梗死部位是否有残留存活心肌及其数量。若有存活心肌存在，该患者就可接受冠状动脉再通术或冠状动脉搭桥手术的治疗。

二、心肌灌注显像硝酸酯介入试验

【原理】

　　^{201}Tl和^{99m}Tc-MIBI静息心肌灌注显像在一定程度上均低估了具有存活心肌的患者数量，而硝酸酯介入试验(nitrates test)心肌灌注显像可适当提高存活心肌的检出率。硝酸酯类药物是一类血管扩张剂，可促进心肌血流再分配，通过增加心内膜供血和扩张部分狭窄冠状动脉而改善缺血区心肌血流量。同时，硝酸酯类可降低心脏的前、后负荷和心肌耗氧量，减轻对心内膜压力，改善心功能和缺血区血流量，增加存活心肌的诊断灵敏度。

【检查方法】

　　硝酸酯介入试验心肌灌注显像可分为舌下含化法和静脉滴注法。介入试验后行心肌显像，并比较介入前后两次心肌显像的图像结果。

　　1. 舌下含化法　舌下含服硝酸甘油0.6mg，5分钟时静脉注射心肌灌注显像剂，1.5~2小时行心肌灌注显像。并与静息心肌显像结果进行比较分析。在含服硝酸甘油前后，应监测和记录患者的血压、心率和心电图变化，血压不应<90/60mmHg。

　　2. 静脉滴注法　静脉泵入或滴注硝酸异山梨酯，从30μg/min开始，每3分钟增加5μg，直至达到标准时静脉注射心肌显像剂，同时监测及记录血压和心电图。而硝酸异山梨酯的总剂量一般为10~38mg。注射显像剂后1.5~2小时行心肌灌注显像，其结果与静息心肌显像影像进

行对照分析。

注射显像剂标准为①平均血压下降 1.33kpa(10mmHg)；②输入的硝酸异山梨酯最高剂量不超过 560μg/min；③血压不低于 12.0/8.0kpa(90/60mmHg)；④心率不低于 60 次/分，或不高于 100 次/分。

【诊断要点】

与^{201}T1 再注射显像一样，硝酸酯介入试验心肌灌注显像被用于评估和判断心肌缺血或梗死部位是否有残留存活心肌及其数量。单纯^{201}Tl 及^{99m}Tc-MIBI 静息心肌显像约低估了 15% ~ 35% 的存活心肌，而硝酸酯介入试验心肌显像能提高检测存活心肌的灵敏度和特异性，为患者接受冠状动脉再通术或冠状动脉搭桥手术的治疗提供临床依据。

【注意事项】

1. 应用硝酸甘油前应监测和记录患者血压，为避免低血压，低于 90/60mmHg 者不用。
2. 静脉泵入硝酸异山梨酯时，必须监测血压和心电图。
3. 长期口服硝酸甘油类药物的患者，因敏感性降低，最好改用其他方法评价心肌活性。

第四节　心肌代谢显像

心脏是人体高能量需求脏器之一，其能量底物来自于脂肪酸和葡萄糖。禁食状态下，正常人的心脏能量主要来源于脂肪酸代谢。而进食后，血内葡萄糖和胰岛素水平升高，脂肪酸水平降低，心肌主要依靠葡萄糖代谢提供能量。将放射性核素标记葡萄糖等代谢产物或直接使用参与体内代谢过程的放射性核素注射入体，通过 PET、符合线路或 SPECT 可以进行体外显像，来观察和了解该类物质在体内的代谢过程和情况。目前，进行临床应用和研究的心肌代谢显像有^{18}F-FDG 心肌代谢显像、心肌脂肪酸代谢显像、有氧代谢显像和氨基酸代谢显像等。而临床使用最多且技术最为成熟的心肌代谢显像是^{18}F-FDG 心肌代谢显像。因此，本节内容仅着重阐述^{18}F-FDG 心肌代谢显像部分。

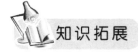 **知识拓展**

PET 在缺血性心脏病中的应用

PET 或 PET/CT 主要用于各种恶性肿瘤的检测，也可用于左室心肌缺血和心肌细胞存活的检测和评价，尤其左室心肌缺血和心肌存活图像的对比研究更有助于临床的判断。

正常心肌细胞依赖于脂肪酸的有氧代谢所提供的能量，当某些心肌细胞由于长期慢性缺血或急性心肌梗死后，为了自保其暂时处于一种低代谢状态，分别被称为休眠细胞和顿抑细胞。这些细胞在心肌血流灌注图像中，显示摄取心肌显像剂很少，而在葡萄糖类似物^{18}F-FDG 的显像中，可以看到却有很明显的显像剂摄取，证实这些心肌细胞还有活性，是以低氧耗的糖酵解提供能量。

^{18}F-FDG 心肌葡萄糖代谢显像

【原理】

^{18}F-FDG 是一种超短半衰期、高能放射性核素^{18}F 标记的葡萄糖类似物 2-氟-2-脱氧-D-葡萄糖(^{18}F-deoxyglucose，^{18}F-FDG)。^{18}F 发射正电子，由加速器生产，其半衰期为 109.8 分钟。目前，^{18}F-FDG 是最常用和最重要的葡萄糖代谢显像药物。FDG 结构类似于葡萄糖，可参与葡萄糖的前期代谢过程。在细胞膜转运蛋白作用下，FDG 进入细胞内，并经己糖激酶作用被磷酸化。

磷酸化后的 FDG 不再进一步参与代谢过程,而是滞留在心肌细胞内进行显像。在心肌缺血时,因心肌局部的氧含量减少,脂肪酸氧化代谢受到明显抑制,心肌细胞主要利用无氧糖酵解产生能量,来维持心肌细胞的正常生理代谢和功能活动。因此,心肌葡萄糖代谢可准确地识别正常、缺血和坏死心肌细胞。

【适应证】

1. 心肌梗死部位存活心肌的判断和缺血范围与程度的评价。

2. 冠状动脉血管重建术前适应证选择。

【检查方法】

1. 患者准备　受检者禁食 12h 小时以上,测定空腹血葡萄糖水平。显像前 1 小时,正常血糖患者口服葡萄糖 50 ~ 75g;如血糖增高,可皮下注射胰岛素将血糖调控在 120 ~ 160mg 之间。

2. 显像药物　显像剂^{18}F-FDG,经静脉注射入体。成人剂量为 260 ~ 370MBq(7 ~ 10mCi);SPECT 符合线路显像需 111 ~ 185MBq(3 ~ 5mCi);配超高能准直器的 SPECT 用量为 260 ~ 296(7 ~ 8mCi)。

3. 图像采集

(1)透射显像采集:患者取仰卧位,固定躯体后定位显像视野(心脏在视野内)并行^{68}Ga 或^{137}Cs或 X 线等局部透射断层显像。具体条件参照设备厂家的推荐方法。

(2)发射显像采集:受检者的体位、采集视野与透射显像完全相同。

1)动态采集:静脉"弹丸"式注射^{18}F-FDG 后,即刻行动态采集,采集条件为 10 秒/帧 ×12,30 秒/帧 ×4,5 分/帧 ×2,10 分/帧 ×3;并定时抽取对侧静脉血,用于定量计算心肌^{18}F-FDG 摄取率。

2)静态采集:静脉注射^{18}F-FDG 后 45 ~ 50 分钟进行心脏断层显像。

3)超高能准直器 SPECT 显像:一般同时进行^{99m}Tc-MIBI 与^{18}F-FDG 双核素心肌显像,可同时获得心肌血流灌注和代谢图像。

4. 图像处理　对采集所获数据进行时间和组织衰减校正;根据所用仪器和图像条件选择合适的滤波函数进行图像重建,并获得横断面、冠状面及矢状面图像进行定性分析。定量计算心肌^{18}F-FDG 摄取率时,要选用合适的生理和数学模型。

【图像分析】

^{18}F-FDG 心肌代谢显像一般与静息或负荷心肌灌注显像结合分析。空腹情况下和葡萄糖负荷后,坏死的心肌细胞不摄取 FDG。而缺血部位存活的心肌细胞和正常心肌细胞在葡萄糖负荷后均可摄取 FDG。因此,在心肌血流灌注减低节段部位,葡萄糖负荷后的 FDG PET 显像可显示FDG 摄取正常或相对增加,呈灌注-代谢不匹配表现,说明该部位心肌缺血但仍有存活心肌。反之,相应部位 FDG 摄取减低或无摄取,与血流灌注呈匹配性缺损(灌注-代谢匹配),表明该部位心肌缺血且无活性(图 8-5)。

【诊断要点】

心肌梗死部位有存活心肌是选择血管再通术治疗的重要依据。而心肌代谢活性的存在是心肌细胞存活的最可靠指标。在实施血管再通术后,梗死部位局部心肌代谢的改善表明心肌功能有所恢复,预后较好。

【注意事项及失误防范】

1. 血糖会严重影响心肌对 FDG 的摄取和分布,因此,要严格控制血糖水平。

2. 注射显像剂前 10 分钟和采集图像前,患者应处于放松休息状态。

3. 图像采集过程中,要保证心脏始终位于视野内。

4. 透射和发射显像期间,患者的体位应尽量保持一致。

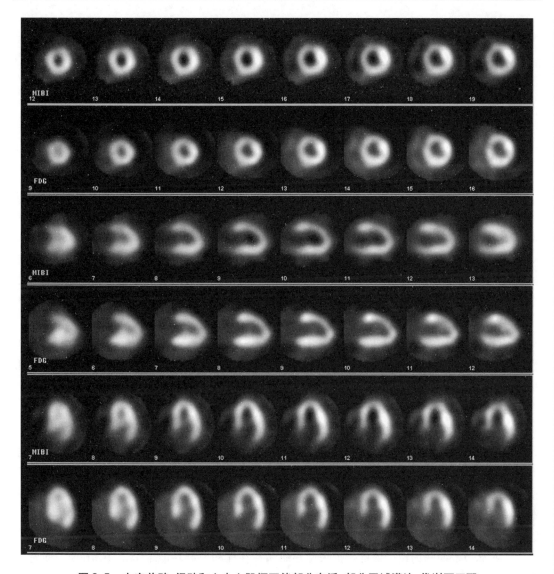

图 8-5 左室前壁、间壁和心尖心肌梗死伴部分存活：部分区域灌注-代谢不匹配

第五节 心肌神经受体显像

心脏受交感神经和副交感神经支配,通过神经末梢释放神经递质而作用于心肌细胞膜的相应受体来调节心脏功能。交感神经末梢释放去甲肾上腺素,与心肌细胞膜上的 β_1-肾上腺素能受体相作用;副交感神经末梢释放乙酰胆碱,作用于心肌细胞膜上的毒蕈碱受体(M 受体)。将放射性核素标记某种配体,与心肌细胞膜上的相应受体作用而使受体显像。目前,临床最常进行的是心肌肾上腺素能受体显像,其常用显像剂为 [123]I-间碘苄胍([123]I- MIBG)。其他心肌受体显像药物还处于临床研究阶段。

^{123}I-MIBG 心肌肾上腺素能受体显像

(一) 原理

MIBG(metaiodobenzylguanidine)是去甲肾上腺素类似物,与去甲肾上腺素一样可被交感神经末梢通过第一摄取途径(uptake 1)摄取并储存于突触前囊泡中,但不能被儿茶酚胺-O-甲基转移酶或单胺氧化酶代谢分解,因而滞留于神经末梢,可显示心肌内交感神经受体的分布情况。

（二）适应证

1. 心脏移植后,评价其交感神经的神经支配状况。

2. 扩张性心肌病的预后评价。

3. 心肌梗死后,梗死部位心肌交感神经的去神经区范围的预测。

4. 糖尿病患者心脏交感神经损害程度的评价。

（三）检查方法

1. 患者准备　口服 300mg 高氯酸钾封闭甲状腺,30 分钟后注射显像剂。

2. 显像药物　静脉注射[123]I-间碘苄胍(^{123}I-MIBG)148~370MBq(4~10mCi)。

3. 图像采集　静脉注射[123]I-MIBG 后 10~20 分钟和 4 小时,使用配低能准直器的 SPECT 分别行早期和延迟平面和断层心肌显像,两次的采集条件要保持一致。采集能峰为 159keV,窗宽 20%,采集视野含有心脏。胸部前位和左前斜 45°平面图像采集矩阵为 128×128。

4. 图像处理　按照心肌断层图像进行图像重建和处理,分别获得短轴、水平长轴和垂直长轴图像。定量心脏和纵隔的平均计数,计算心脏与纵隔比值(H/M)。并通过计算早期和延迟图像的不同放射性计数来计算洗脱率(washout rate)。

（四）图像分析

正常的[123]I-MIBG 影像与[201]Tl 和[99m]Tc-MIBI 影像相似,显示左室心肌的显像剂分布均匀。心脏与纵隔比值反映早期摄取能力,代表了心脏肾上腺素能神经突触前膜功能。洗脱率反映心肌肾上腺素能神经突触滞留[123]I-MIBG 的功能,显示心脏肾上腺素能神经张力,即紧张度。

在一些心脏疾病中,心肌的交感神经功能出现障碍,摄取[123]I-MIBG 减少或缺损。

（五）诊断要点

1. 心脏移植术后,评价其交感神经的神经支配状况　心脏移植术后,在保证其存活的情况下,需密切观察心脏的功能状态。而支配和调节心脏功能的两个重要神经系统交感神经和副交感神经的功能状况,将直接影响着移植心脏的存活。[123]I-MIBG 心肌肾上腺素能受体显像可直观地了解和判断移植心脏内的肾上腺素能受体的分布和功能状态,为评价移植心脏提供可靠的信息。

2. 扩张性心肌病的预后评价　扩张性心肌病往往伴随着心功能不全,[123]I-MIBG 心肌肾上腺素能受体显像显示心肌内显像剂的分布明显降低,是评价心功能和扩张性心肌病分期的较好指标。

3. 心肌交感神经的去神经区范围的预测　心肌梗死后,[123]I-MIBG 心肌肾上腺素能受体显像显示的梗死部位范围较血流灌注缺损范围更为广泛,表明其去神经区域要大于梗死和缺血范围。而经治疗有效的患者,血流灌注的恢复要快于去神经区域,又说明心肌去神经后再神经支配的恢复要明显慢于血流灌注的恢复。

4. 糖尿病患者心脏交感神经损害程度的评价　糖尿病患者的[123]I-MIBG 心肌肾上腺素能受体显像显示心肌内显像剂分布明显减少,其降低程度与糖尿病病程相关。当糖尿病病程侵犯到心脏的自主神经时,心肌摄取的[123]I-MIBG 就会较无自主神经损害的患者少。

（六）注意事项及失误防范

1. 注射显像剂前 30 分钟,患者应口服 300mg 高氯酸钾以封闭甲状腺。

2. 在评价心肌肾上腺素能神经功能时,建议使用心脏与纵隔比值和洗脱率等半定量指标。

第六节　急性心肌梗死显像

【原理】

急性心肌梗死显像(acute infarct imaging)也称为亲心肌梗死显像、心肌阳性显像或心肌热区显像,是指急性心肌梗死后,静脉注射某种可与梗死心肌选择性结合、聚集的显像剂,经体外 γ 照相机或 SPECT 进行心脏显像,显示梗死心肌浓聚灶,而正常心肌不显影。目前常用的两类显像剂为 ^{99m}Tc-PYP(焦磷酸盐)和抗肌凝蛋白单克隆抗体(^{111}In-AM 和 ^{99m}Tc-DTPA-AM)。

急性心肌梗死后,梗死区心肌细胞坏死,心肌细胞膜完整性遭到破坏,更多的细胞外钙盐进入细胞内,形成磷酸钙盐而沉积在坏死细胞内。若此时静脉注射 ^{99m}Tc-PYP, ^{99m}Tc-PYP 将与磷酸钙盐结合,使梗死区域的显像剂分布明显增高。心肌坏死区浓集 ^{99m}Tc-PYP 的量与其周围的血流量多少有关,血流量越少,浓集的 ^{99m}Tc-PYP 也越少。因心肌坏死中心无血流,而周边血流相对丰富,故坏死心肌区域呈现中心放射性低,周边放射性高的"炸面圈"形。一般心肌梗死后 12 小时即可显影,48~72 小时最为明显,阳性显像可持续 8~10 天。

而在急性心梗后,抗肌凝蛋白抗体也可穿过破损的心肌细胞膜进入细胞与其特异性抗原心肌结构蛋白之一的心肌肌凝蛋白相结合,形成特异性的抗原抗体复合物。

（一）适应证

1. 心电图难以明确的急性心肌梗死,包括疑有心肌梗死并伴有完全性左束支传导阻滞、陈旧性梗死基础上出现新的梗死、冠状动脉搭桥术后怀疑出现新的心肌梗死。

2. 血清酶学测定难以明确及无痛性心肌梗死。

3. 疑有右心室心肌梗死。

4. 心内膜下心肌梗死(非 Q 波型)。

（二）检查方法

1. 患者准备　患者无特殊准备。

2. 显像药物

(1) ^{99m}Tc-PYP 静脉注射 370MBq(20mCi),90~120 分钟后显像;

(2) ^{111}In-AM 静脉注射 74~92.5MBq(2.0~2.5mCi),24 小时和 48 小时显像。

(3) ^{99m}Tc-DTPA-AM 静脉注射 740~925MBq(20~25mCi),12 小时和 24 小时显像。

3. 图像采集

(1) ^{99m}Tc-PYP:采用低能高分辨或通用型平行孔准直器,能峰 140keV,窗宽 20%。患者取仰卧位,分别行前位、左前斜 30°~45°和左前斜 70°或左侧位心肌平面显像,矩阵 128×128,每个体位计数 800k~1000k。断层显像条件同 ^{99m}Tc-MIBI 心肌灌注显像。

(2) ^{111}In-AM:采用中能准直器,双能峰 173keV 和 247keV,窗宽 20%。采集体位与 ^{99m}Tc-PYP 相同,每体位采集 10 分钟。

(3) ^{99m}Tc-DTPA-AM:采集条件同 ^{99m}Tc-PYP。

4. 图像处理

(1)平面采集图像进行九点加权平滑处理。

(2)断层图像依照 ^{99m}Tc-MIBI 条件进行图像重建并获得短轴、水平长轴和垂直长轴图像。

（三）图像分析

1. 正常图像　　^{99m}Tc-PYP 是一种骨显像剂,因此,视野内的骨骼均可显影。可见胸骨、肋骨和胸椎影,心脏部位无明显放射性聚集,可隐约见心血池影,尤其早期显像(1h)。

^{111}In-AM 和 ^{99m}Tc-DTPA-AM 正常影像:骨骼不显影,心脏部位同 ^{99m}Tc-PYP 影像,可见肝、脾显影。

2. 异常图像　　根据心肌浓集 ^{99m}Tc-PYP 的情况不同,可分为弥漫性浓集和局灶性浓集。 ^{111}In-AM 和 ^{99m}Tc-DTPA-AM 图像与 ^{99m}Tc-PYP 影像基本相同,只是肝、脾显影。

(1)弥漫性浓集:多见于广泛性前壁心肌梗死,有时可呈周围放射性增高、中心放射性减低的"炸面圈"样改变,常提示预后较差。根据梗死部位心肌组织浓集 ^{99m}Tc-PYP 的情况,可将其分为 5 级：①0 级：正常，心肌未显影，为 0 分；②Ⅰ级：心肌隐约显影，为 1＋（多数为心血池影）；③Ⅱ级：心肌显影，但浓度低于胸骨，为 2＋；④Ⅲ级：心肌显影，摄取 PYP 的程度与胸骨相同，为 3＋；⑤Ⅳ级：心肌显影，但浓度高于胸骨，为 4＋。Ⅱ级以上考虑为阳性。

（2）局灶性浓集：依据心肌梗死的室壁不同，^{99m}Tc-PYP 的浓集程度也有所差别，呈局灶性显像剂分布增高。而不同体位对不同室壁的梗死病灶也有不同的显示程度。前壁梗死见于前位和左前斜 70°，间壁梗死多见于左前斜 30°～45°，侧壁梗死常见于左侧位和左前斜 70°。

（四）诊断要点

急性心肌梗死常依据临床病史、心电图动态变化和血清心肌酶测定等便可明确诊断。只有在临床诊断出现困难但又无法完全排除急性心肌梗死时才会选择急性心肌梗死显像，该方法为一非常规检查方法。

（五）注意事项及失误防范

1. 要求 ^{99m}Tc-PYP 为新鲜配制和高标记率，放射化学纯度 95%，还原水解 ^{99m}Tc < 5%，^{99m}TcO$_4^-$ < 1%。

2. 平面显像应行多体位显像，对各室壁的观察有较大帮助。

3. 患者体位固定后，心脏必须在显像视野内，胸骨和膈肌可作为定位标志。

4. ^{99m}Tc-PYP 在急性心肌梗死后 12 小时才能显像，48～72 小时最为明显，阳性显像可持续 8～10 天。因此，最好在心肌梗死后的 1～10 天内显像。

5. 应注意排除假阳性病变，如心肌炎、外科手术后变化、乳腺疾病、骨骼和骨骼肌损伤等。

6. SPECT/CT 的 CT 定位作用有助于心肌梗死部位的确定。

第七节　放射性核素心血池显像

放射性核素心血池显像（radionuclide ventriculography）是一种无创性的心血管显影方法，包括首次通过法（first-pass studies）和平衡法（equilibrium gated blood pool studies）两种。主要用于评价左、右心室的整体和局部功能。

一、平衡法核素心室显像

【原理】

平衡法核素心室显像也称为平衡法门控心血池显像，是利用放射性核素标记人红细胞或血清白蛋白作为示踪剂，在与血液循环中的血液充分混匀并达平衡后，来显示心室腔的动、静态影像。该方法是以受检者的心电图 R 波作为门控装置的触发信号，启动 γ 照相机或 SPECT 进行采集，在一个心动周期内的等时间间隔得到多帧图像（如 16～32 帧/每个心动周期），并通过多个心动周期的影像叠加，获得 R-R 间期内的一系列动、静态图像。在圈定左、右心室的感兴趣区后，便可由计算机生成左、右心室的时间－容积曲线，获得左、右心室的收缩、舒张功能，以及室壁局部功能的各项参数。

【适应证】

1. 观察心脏与大血管的形态、大小和功能状态。

2. 观察左、右心室在负荷情况下的功能变化（包括运动和药物试验）。

3. 冠心病的诊断和心室室壁瘤的诊断和鉴别诊断。

4. 评价心室局部室壁运动。

5. 监测某些化学药物对心脏的毒性作用。

6. 各种心肌病的诊断与鉴别诊断。

7. 心律失常的病因寻找。

【检查方法】

1. 患者准备　给患者安置 3～4 个心电图电极,连接心电导联,要显示心电信号良好。为确保电路连接质量,可用甲醇或砂纸备皮。

2. 显像药物

(1) ^{99m}Tc 标记红细胞(^{99m}Tc-RBC)

1) ^{99m}Tc-RBC 体内标记法:静脉注射亚锡焦磷酸盐(15μg/kg 体重)15～30 分钟后,再经静脉注入 740～925MBq(20～25mCi) ^{99m}TcO$_4$ 洗脱液,15～30 分钟后即可开始检查。

2) ^{99m}Tc-RBC 体内体外改良法:静脉注射亚锡焦磷酸盐 15～30 分钟后,用装有抗凝剂的注射器抽取 5ml 静脉血,然后加入 740～925MBq(20～25mCi) 的 ^{99m}TcO$_4$ 洗脱液,在室温无菌条件下放置 10 分钟,然后重新注射回患者体内。

3) ^{99m}Tc-RBC 体外法:用含有抗凝剂的注射器抽取 5～10ml 静脉血,加入亚锡焦磷酸盐瓶中,混匀静置 30 分钟后,加入 ^{99m}TcO$_4$ 洗脱液并混合,静置 15 分钟,用无菌无热源的生理盐水洗涤并剔除掉 ^{99m}Tc,将获得的 ^{99m}Tc-RBC 经静脉注射回受检者体内。

(2) ^{99m}Tc 标记人血清白蛋白(^{99m}Tc-HSA):静脉注射 740～925MBq(20～25mCi),15～30 分钟后开始检查。

3. 图像采集

(1) 静息显像:患者取仰卧位,体位固定后,常规采用前后位、左前斜位 30°～45°(以分清左、右心室为准)和左前斜位 70°,必要时加做其他体位。连接心电图 R 波门控启动装置采集程序,矩阵 64×64,Zoom 1.5 或 2.0,窗宽 15%～20%,能峰 140keV,探头视野包括心脏和大血管。每个心动周期采集 16～32 帧图像,每帧 250k 计数,可预置 5000k～8000k 总计数。采用缓冲心跳采集程序有助于剔除异常心跳或伪信号影响,一般设置的心动周期可接受范围为平均心动周期值的 ±10%。

心室断层显像需要 SPECT 与 EKG 同步采集心脏断层图像,每个心动周期(R-R)采集 8～12 帧,探头自右前斜 45°向左后斜 45°旋转 180°采集,每 5.6°或 6°采集一个投影,每个投影采集 48～60 秒。

(2) 运动显像:采用踏车功量计运动试验。试验的禁忌证、运动方案和终止标准与心肌灌注显像中的运动试验相同。常规取左前斜 45°体位采集,可最大限度地分开左、右心室。先行标准的静息门控心肌显像,然后按运动量分级方案逐级增加运动量,每级运动 3 分钟,每级最后 2 分钟采集一次图像,直至运动结束。并于运动终止后 3 分钟再采集图像一次。

4. 图像处理　使用计算机软件进行图像处理。勾画左、右心室的感兴趣区,生成心室容积曲线,显示心室电影,观察心室收缩末期和舒张末期的室壁运动变化,并计算收缩和舒张功能的相关参数,同时进行相位分析等(图 8-6)。

门控心血池断层数据采用滤波反投影法进行重建。在左心室短轴图像上勾画各层面的 ROI,并按公式 1 计算出左心室容积,包括左心室收缩末期容积和舒张末期容积,并依此获得左心室射血分数。

$$V = \sum_{i=1}^{m} TNiX^3 \qquad (公式 1)$$

公式中,T 为断层层厚;Ni 为第 i 帧图像 ROI 像素值;X 为单个像素的边长;m 为断层层数。

【图像分析】

1. 定性分析　电影或按序排列显示各体位心动周期内的系列影像,观察和判断各室腔大小、形态及整体、局部室壁活动情况。

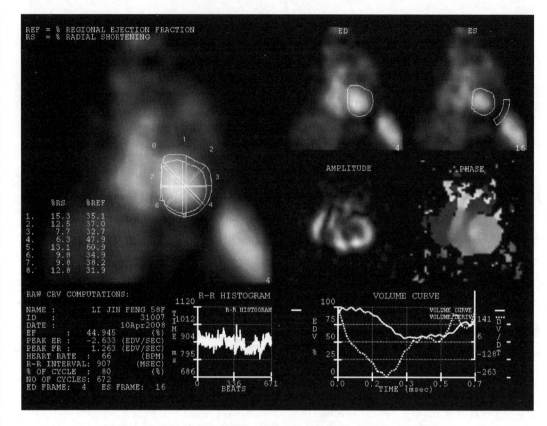

图8-6　平衡法核素心室显像:包括左室局部功能、室壁活动、振幅图、
时相图、直方图和左室容积曲线

2. 定量分析

(1)心室功能参数:在左前斜位45°图像上分别勾画左、右心室感兴趣区,获得心室内放射性计数随时间变化的曲线,即时间—放射性曲线,又称为心室容积曲线,便可得到左、右心室的各项收缩和舒张功能指标。

1)反映心室收缩功能指标:射血分数、高峰射血率(peak ejection rate,PER)和前1/3射血期的射血分数(1/3EF)等。

EF值的计算公式为:

$$EF\% = \frac{心室舒张末期计数 - 收缩末期计数}{心室舒张末期计数 - 本底} \times 100\%$$ （公式2）

正常情况下,左室射血分数(LVEF)≥50%,均数为65%,多数在55%～75%范围内;右室射血分数(RVEF)≥40%,负荷试验后应较静息时的EF值增加5%以上。

2)反映心室舒张功能指标:高峰充盈率(peak filling rate,PFR),高峰充盈时间(time of peak filling rate,TPFR)。1/3充盈率(1/3FR)和1/3充盈分数(first- third filling fraction,1/3EF)等。

3)反映心室容积指标:收缩末期容积和舒张末期容积。

(2)局部室壁活动定量分析:应用计算机软件将左前斜位45°的左心室影像分为若干扇形区域,分别计算各节段的轴缩短率(radius shortening,RS)和局部射血分数。

(3)傅里叶时相分析(Fourier phase analysis):心室的时间—放射性曲线经傅里叶转换后,可获得心室各像素的开始收缩时间(时相,phase)和收缩幅度(振幅,amplitude)两个参数。两参数经计算机图像重建后,形成心室时相图(phase image)、振幅图(amplitude image)、时相电影(phase cine)和时相直方图(phase histogram)等功能影像。时相分析用于分析和评价左、右心室局部室壁收缩的起始时间、强度和激动传导顺序等。

90

3. 正常影像

(1)心室形态:在最佳分隔左、右心室的左前斜位图像中,可见两心室中间有一条状垂直走向的淡影,为室间隔,其左侧椭圆形浓聚影为左心室,右侧椎形浓聚影为右心室,而右心室向上延伸处为右室流出道,其外上方可见右心房影。

(2)室壁运动

1)正常室壁运动:心室各壁同步、协调且均匀地进行向心收缩和向外舒张,左室收缩末期影像明显小于舒张末期影像。其各游离壁的正常轴缩短率应 >20%,局部 EF 值 >50%,而间壁的上述指标值可略低。前位有利于观察前壁和心尖运动;左前斜45°便于观察间壁与侧壁活动;左前斜70°或左侧位利于观察前壁、心尖、下壁和后壁的活动。

2)室壁运动异常:室壁运动异常分为运动低下(hypokinesis)、无运动(akinesis)和反向运动(dyskinesis)三类。运动低下分为轻度运动低下和重度运动低下,根据异常室壁运动的范围又可分为节段性室壁运动低下和弥漫性室壁运动低下,分别常见于冠心病心肌缺血和心力衰竭或扩张性心肌病。反向运动是心肌梗死后室壁瘤形成的特征,表现为收缩期的局部病变室壁未能向心性活动,而是向外扩张。

(3)时相分析

1)时相图:以不同颜色或灰阶表示每一像素开始收缩的时间,即为时相图。正常情况下,心房和心室开始收缩的时间间隔较远,表现为不同的颜色或灰阶;而左、右心室几乎同步收缩,故有相同的颜色或灰阶,反映了良好的心肌收缩协调性。

2)时相直方图:一个心动周期的时相为360°,以时相度数为横坐标,相同时相的像素频数为纵坐标,就可构成一个时相直方图,也就是心室各像素时相度数的频数分布图。正常心室与心房的时相直方图呈正态分布,心室为高而窄的单峰,其峰底宽度称为相角程(phase shift),表示心室起始收缩的像素时相值与收缩结束时最后一个像素时相值间的差值,反映了心室收缩的协调性,正常值 <65°。若相角程增大,说明心室收缩时间延长或不同步性增加。心房峰低而宽,与心室峰时相相差180°。心室峰与心房峰间出现异常小峰,提示有室壁瘤形成。

3)振幅图:心脏各局部的收缩幅度以不同的灰阶或颜色来表示,灰度越高表示振幅越大。正常时左心室收缩幅度明显高于右心室,游离壁和心尖的振幅较大。若灰度降低,说明局部室壁运动减低。

4)时相电影:在心动周期系列心血池影像基础上,以色彩标示依次收缩和传导的顺序,以电影显示方式模拟心室肌的激动和传导过程。正常时心室兴奋始于室间隔,下行后迅速传向左、右心室。传导异常时,可见激动顺序的相应改变。

【诊断要点】

1. 心功能测定 心血池显像是一种测定心功能的较好方法,其结果相对可靠,同时还可进行符合试验,了解和观察心功能的储备功能。目前临床常用的心功能指标有 EF 值、心室收缩末期容积和舒张末期容积等。

2. 心肌梗死和冠心病的诊断 心肌梗死后,梗死部位心肌坏死或严重缺血,导致心室的整体和局部功能受损,EF 值和局部心肌运动降低。在冠心病中,缺血部位心肌由于长时间的慢性缺血而表现为局部活动减低,或静息状态下运动正常,负荷介入后局部室壁的活动降低。

3. 室壁瘤的诊断 心肌梗死后,梗死部位心肌坏死,由纤维组织替代而形成室壁瘤。心血池影像中出现的局部室壁反向运动是室壁瘤的典型征象。同时还可见到室壁瘤的其他特征,如左心室局部囊袋样膨出,时相直方图上左、右室峰间出现异常小峰和相角程明显增宽等。

4. 心肌病的辅助诊断 扩张性心肌病表现为左、右心室室腔的明显扩大,收缩和舒张功能降低,室壁活动呈弥漫性减弱。但应注意与其他因素引起的充血性心力衰竭相鉴别。

肥厚型心肌病的突出特征是非对称性的室间隔增厚。心血池影像表现为左室腔明显缩小,室间隔的暗带增宽,LVEF 增高。因肥厚心肌的顺应性降低,其舒张功能受损,PFR 降低。

5. 传导异常　时相分析可显示心肌激动的起点和心肌收缩的传导途径,对判断心脏的传导异常有一定的帮助。对临床传导异常疾病能显示出其传导阻滞的部位和程度。

【注意事项及失误防范】

1. 检查过程中要密切观察患者情况,注意是否有异常不良反应的出现。

2. 应保证心电图各导联接触良好,使心电监视器上的 R 波显示清楚且见正常触发信号。

3. 装有起搏器的患者,为避免起搏信号与 R 波信号被计算机同时接受,检查前应重新调整起搏器振幅,便于计算机准确识别 R 波。

4. 采集过程中,应固定患者,以避免其体位移动。

5. 在采集左前斜位 30°~45°时,应调整探头使左、右心室达到最佳分隔角度。

二、首次通过法心血池显像

【原理】

首次通过法心血池显像是指经静脉"弹丸"(bolus)式注射显像剂后,即刻启动 γ 照相机行连续、快速心前区动态采集,依次显示显像剂通过右心房、右心室、肺动脉、肺毛细血管、肺静脉、左心房、左心室流入主动脉的全过程。可获得显像剂首次通过左、右心房和心室的系列影像及血液流向、循环时间和充盈顺序等资料,以及心功能参数,如左、右心室 EF 值、收缩末期和舒张末期容积。该方法主要用于评价右心室的功能。

【适应证】

1. 了解和观察心脏各房室的形态、大小和位置,以及心、肺和大血管的显影时间和顺序。

2. 心功能的测定。

3. 先天性心内分流疾病的辅助诊断。

4. 观察和评价冠心病患者的心室室壁活动、心功能状况、治疗效果及预后。

【检查方法】

1. 患者准备　用 $^{99m}TcO_4^-$ 作为显像剂时,受检者于检查前 1h 口服高氯酸钾 400mg,用以封闭甲状腺。

2. 显像药物

(1) $^{99m}TcO_4^-$ 和 ^{99m}Tc 标记物:除 ^{99m}Tc-MAA 慎用外,临床常用的 ^{99m}Tc 标记显像药物均可使用,如 ^{99m}Tc-DTPA、^{99m}Tc-MIBI 等,静脉"弹丸"式注射 555~740MBq(15~25mCi)。药物容积要小于 1ml。

(2)放射性惰性气体

放射性惰性气体,如 ^{81m}Kr、^{85}Kr、^{127}Xe、^{133}Xe 等均可用于首次通过法,因其具有较好的扩散性,故适合右心功能测定。但由于其价格昂贵、能量低,难以保证图像质量,现已很少使用。

3. 图像采集　患者取仰卧位,γ 相机探头置于胸前部,视野包括心脏、肺和大血管等。采用前后位、左前斜位 30°~45°(以分清左、右心室为准)或右前斜位 20°~30°(以分清右心房和右心室为准)。探头配置低能通用型或高分辨平行孔准直器,矩阵 64×64,窗宽 20%,20~50 帧/s,采集 30~60s。在"弹丸"式注射显像剂前,先行开启 γ 相机系统进行采集。

4. 图像处理　应用计算机软件处理图像,勾画心室 ROI,获得时间-放射性曲线及多项心功能参数。

【图像分析】

见平衡法核素心室显像部分。

【诊断要点】

1. 评价右心室功能　通过勾画右心室的 ROI,产生时间—放射性曲线并计算右心室功能,如 EF 值、心搏出量等。对慢性阻塞性肺部疾病、严重右心室功能损伤、室间隔缺损伴左向右分流及先天性心脏病患者的右心功能估测有帮助。

2. 先天性心内分流疾病　首次通过法可见到心内血液的异常分流和分流程度,有助于对先天性心内分流疾病进行定性和相对定量测定。

3. 观察和了解心脏各房室的功能状况　应用首次通过法可以见到血液在心脏、肺和整个中央血管内的流动情况,能获悉心脏各房室的位置、形态、大小,以及心脏各房室、大血管和肺的显影顺序和时间等信息。

4. 冠心病的诊断、疗效评价和预后。

【注意事项及失误防范】

1. 要保证"弹丸"注射质量。

2. 要根据观察的心腔不同而选择不同的显像位置,如左前斜 45°可将左、右心室很好区分,右前斜 20°～30°可分开右心房和右心室。

3. 计算机的内存容量要足够大。

4. 要保证注射后的显像药物到达上腔静脉的时间少于 2.5 秒,若时间过长,所计算的 LVEF 值将出现较大误差。

第八节　大血管显像与深静脉血栓显像

一、放射性核素大动脉显像

（一）原理

放射性核素大动脉显像(radionuclide main artery imaging)是一种检测全身各主要大动脉及其分支血流灌注情况的核素显像方法。通过静脉"弹丸"式注射显像剂后,即刻启动 γ 照相机行连续、快速的动态采集,可显示显像剂首次通过感兴趣区部位大动脉及其分支的过程影像。因该方法图像分辨率低,临床应用相对较少。

（二）适应证

1. 动脉畸形、狭窄和阻塞的诊断。

2. 肢体小动脉供血情况的了解。

（三）检查方法

1. 患者准备　患者无特殊准备。

2. 显像药物　$^{99m}TcO_4^-$ 和 ^{99m}Tc 标记物,如 ^{99m}Tc-DTPA、^{99m}Tc-MIBI 等,静脉"弹丸"式注射显像剂 740～925MBq(20～30mCi)。注射体积 <1.0ml。

3. 图像采集

（1）体位:患者一般取仰卧位,依不同情况也可取坐位或立位等。根据病变部位不同使用不同的采集方式。采集图像时,探头应尽量贴近采集部位,避免有其他组织器官的遮蔽,应获得双侧肢体同部位血管的信息。

1）胸部前位:观察肺动脉、肺血管床、升及降主动脉、头臂血管及锁骨下动脉。

2）胸部左前斜 70°:观察升主动脉、主动脉弓和降主动脉。

3）其他部位:其他大动脉及分支。

（2）显像条件

探头配置低能通用型或高分辨准直器,能峰 140keV,窗宽 20%,矩阵 128×128 或 64×64,Zoom 1～1.5。应用帧式动态采集方式,不同部位大动脉的条件设置略有差别,如肺动脉和胸主动脉,0.5～1.0 秒/帧;腹主动脉及肢体近端动脉,1～2 秒/帧;肢体远端动脉分支或相应组织动脉,3~5秒/帧等。采集总时间为20~30秒。

4. 图像处理

应用电影方式显示连续的动态图像。

（四）图像分析

1. 正常图像

（1）肺动脉:肘静脉"弹丸"注射显像剂后3~4秒,右心室和肺动脉显影,影像中可大致分辨出肺动脉主干及左、右肺动脉,随后双肺显影,持续约3~4秒后影像逐渐消退。

（2）主动脉:弹丸"注射显像剂后6~8秒,左心室、升主动脉、主动脉弓及降主动脉相继显影。前位见升主动脉从左室出口斜向右上方,随后向左后弯曲,再向下折返成降主动脉,呈倒"8"字形。因心、肝和纵隔的屏蔽作用,使胸段降主动脉影像欠清晰。于注射药物后8~12秒腹主动脉显影。显像剂在正常主动脉内的充盈和消退均很迅速,主动脉的形态规则,边缘整齐,无限局性的扩张或狭窄。

（3）其他大动脉及分支:较大动脉,如头颈动脉、肱动脉、尺动脉、桡动脉、髂动脉、股动脉和腘动脉等均可在主动脉显影后相继显影,影像普遍清晰。其分支血管逐渐变细,远端模糊。正常的外周动脉及分支表现为形态规则,边缘整齐,显像剂的充盈、消退以及血管走行和形态大多呈对称性表现。

2. 异常影像　当大动脉出现狭窄时,其形态不规则,狭窄处变细,远端血流量减少;在肢体动脉表现为较对侧血管变细,血流明显减少,远端分支动脉影像短而少。大动脉阻塞时可见血流的突然中断和消失影像。大动脉扩张处显示有局限性的血管膨出。

（五）诊断要点

1. 先天性和(或)后天性主动脉、肺动脉狭窄或扩张的诊断　放射性核素动脉显像对了解先天性心脏病患者的肺动脉发育情况和后天性血管病变情况有所帮助。

2. 大动脉及分支畸形、狭窄和阻塞的诊断和筛查　常见有头颈部血管瘤和肾动脉狭窄等。血管瘤表现为局部血流增多,管腔变粗,其两端血管走行自然、形态规则等。肾动脉狭窄表现为肾动脉局部血管变细,血流减少。

3. 获得性肺动脉疾病诊断　此类疾病有肺动脉血栓栓塞、大动脉炎累及肺动脉等。目前,放射性核素肺灌注显像和通气显像是诊断肺栓塞和评价治疗效果的很好方法。

4. 肢体小动脉的供血情况　临床高度怀疑肢体末端血流供应差的患者可选用该种方法进行肢体末端小动脉供血情况的评价。

（六）注意事项及失误防范

1. 要保证"弹丸"的注射质量。最好选用贵要静脉,该静脉分支少,回心路径短。

2. 避免金属、石器等异物或起搏器对图像造成的伪影。

二、放射性核素静脉显像

【原理】

放射性核素静脉显像(radionuclide venography)是指自静脉远端注入显像剂后,显像剂随血液按向心端方向回流,依次流经小、中、大静脉血管,最后注入右心房。同时应用γ照相机从体外对血液向心流动过程进行采集,使静脉从远端向近端逐渐显影,获得静脉形态学和走行等影像学信息。下肢静脉系统由深、浅静脉组成,二者间有丰富的交通支相连。若用止血带适度结扎注射部位的近心端,将阻断浅静脉,显像剂只能通过深静脉回流而使其显影。目前,该方法已被常规用于双下肢深静脉血栓的检测,同时与肺灌注显像一起用于肺栓塞的诊断和疗效评价。但X线静脉造影仍是诊断静脉血栓和阻塞性病变的经典和标准方法。

【适应证】

1. 肺栓塞,寻找血栓来源。

2. 肢体水肿的病因诊断和鉴别诊断。

3. 大静脉闭塞症,如上腔静脉阻塞综合征。

4. 先天性静脉发育异常。

【检查方法】

1. 患者准备　患者无特殊准备。若注射部位血管不清楚时,可将肢体下垂或在热水中浸泡数分钟;若肢体水肿较重,可指压注射部位数分钟,便于寻找注射静脉。

2. 显像药物　$^{99m}TcO_4^-$ 和 ^{99m}Tc 标记物,如 ^{99m}Tc-DTPA、^{99m}Tc-MAA 等,上腔静脉显像不宜用 ^{99m}Tc-MAA,以免肺影干扰上腔静脉影像。下肢静脉显像,尤其临床怀疑下肢深静脉血栓形成和肺栓塞时,应使用 ^{99m}Tc-MAA,便于同一时间进行下肢静脉显像和肺灌注显像。

(1)上腔静脉显像时,在双侧上肢贵要静脉同时"弹丸"式注射显像剂 370MBq(10mCi),注射体积<1.0ml。

(2)上肢、锁骨下及上腔静脉显像时,在双手背静脉同时、同速推注显像剂,注射体积<1.0ml。

(3)下腔静脉显像时,股静脉注射显像剂 370MBq(10mCi),注射体积<1.0ml。

(4)下肢静脉显像时,若观察深静脉影像,应在踝关节上方 3cm 处适度结扎止血带,然后自双侧足背静脉缓慢(3~4分钟)推注显像剂 74~185MBq(2~5mCi),每侧注射体积 4.0ml。去除止血带时,重新扫描,可见浅静脉影像。

3. 图像采集　患者取仰卧位,采用前位采集。探头配置低能通用型或高分辨准直器,能峰 140keV,窗宽 20%,矩阵为 64×64 或 128×128,Zoom 1~1.5。

(1)上腔静脉显像:视野上缘至胸骨切迹上方 3cm 处,左右两侧包含两上臂。"弹丸"注射药物后,立即启动 γ 照相机行动态采集,采集条件为 0.5~1.0 秒/帧,共采集 20~30 秒。

(2)上肢、锁骨下及上腔静脉显像:视野下缘包含腕关节,左右两侧包括双上肢。按全身显像方式设置,扫描速度为 10~30cm/min,全程 60cm。推注显像剂后,探头从手向头部方向移动。

(3)下腔静脉显像:视野上缘至乳头水平(包括部分左室),于剑突左侧和脐旁做体表标志。注射药物后,立即启动 γ 照相机行动态帧式采集,采集条件为 0.5~1.0 秒/帧,共采集 16 或 32 帧。

(4)下肢静脉显像:视野下缘定在踝关节水平,左右包括双腿,扫描上界至颈部。设置全身扫描程序,扫描速度为 10~30cm/min,推注显像剂时,探头自双踝部向头部方向移动。

4. 图像处理　对下腔静脉动态影像进行半定量分析,获得以下指标:

(1)显像剂到达剑突水平的时间,正常值约 1~4s(2.56s±0.71s)。

(2)下腔静脉显像剂半通过时间:在下腔静脉上勾画直径 0.5cm 的 ROI,生成 ROI 曲线,计算显像剂从起点到高峰下降到一半的时间,正常值约 1~6s(3.22s±1.24s)。

【图像分析】

1. 正常影像

(1)上腔和上肢静脉:肘静脉"弹丸"注射显像剂后,双侧肱静脉、腋静脉、锁骨下静脉及上腔静脉相继显影,显像剂于 2 秒内注入右心房。各静脉的管壁光滑、走行自然、回流通畅,两侧对称。

(2)下腔静脉:股静脉注射显像剂后,经髂静脉进入下腔静脉,并流经下腔静脉的肝膈段注入右心房。由于右心室和右心房的遮蔽,下腔静脉上端无法准确辨别。肝膈段以下的下腔静脉较为粗大,内径相同,管壁光滑。而肝膈段因受左肺和膈肌的限制,其内径略窄于远段。为鉴别下腔静脉肝膈段狭窄是否为器质性狭窄,建立了定量分析指标,如显像剂到达剑突水平的时间和下腔静脉显像剂半通过时间等。

（3）下肢静脉：下肢静脉系统包括浅静脉和深静脉。

1）浅静脉显像：踝上方不结扎止血带，自双侧足背静脉注射显像剂后，可见浅、深静脉同时显影，其间有交通支相连。大隐静脉位于下肢内侧，向内凸出，呈弓形，两侧对称，于腹股沟部位汇入股静脉，进入盆腔而移行为髂静脉，两侧髂静脉继续上行汇合为下腔静脉。因左侧髂静脉与下腔静脉连接几乎成直角，而右髂总动脉也与其交叉跨越，使该处的显像剂分布较淡。

2）深静脉显像：下肢深静脉走行于大隐静脉的外侧，略有弯曲，两侧位置和形态基本对称。膝关节下方常见小隐静脉显影，也可有多条深静脉影像，如胫前、胫后和腓静脉等（图8-7）。上述静脉上行至腘窝，入腘静脉，并移行为股静脉，在腹股沟部位与大隐静脉汇合成股总静脉。

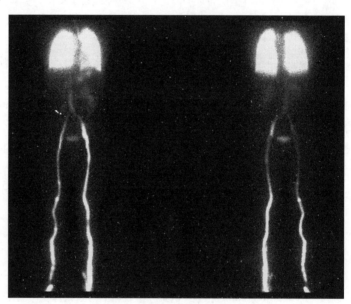

图 8-7　正常双下肢深静脉显像

【诊断要点】

1. 下肢深静脉血栓形成的诊断　下肢深静脉血栓形成患者中，约有10%患有肺栓塞，而肺栓塞患者中，近80%伴有下肢深静脉血栓的形成。因此，对肺栓塞患者筛查和寻找血栓来源就显的非常重要。放射性核素静脉显像可以显示下肢静脉的走行和形态，是一种诊断血管阻塞性疾病的较好方法。

2. 下肢水肿的鉴别诊断　下肢水肿是一种较常见疾病，许多因素可以导致该病症的出现。放射性核素静脉显像可识别静脉病变所引起的水肿，有利于病因诊断。

3. 其他　如上肢静脉水肿的鉴别诊断、上腔静脉阻塞综合征和下腔静脉阻塞综合征等病的诊断。

【注意事项及失误防范】

1. 短时间内须重复检查的患者，不宜选用 $^{99m}TcO_4^-$，可选被某种脏器迅速摄取的显像剂，如 ^{99m}Tc-DTPA 等。

2. 上腔静脉显像时，不宜用 ^{99m}Tc-MAA，以免肺影干扰上腔静脉影像。

3. 有严重过敏史的患者，不宜使用 ^{99m}Tc-MAA 作为显像剂。

4. 行双下肢深静脉显像时，结扎止血带要适度，紧张度刚好阻断浅静脉为宜。

三、血栓显像

（一）原理

血栓性疾病是一种较常见的心血管病变,以血栓形成(thrombus formation)、脱落引起组织器官死亡和(或)功能障碍为特征。放射性核素血栓显像是指静脉注射某种可与新鲜血栓结合的放射性药物后,通过体外 γ 照相机显像使血栓显影的一种核素方法。根据血栓性疾病的病理生理学特点,可以制备参与血小板、凝血、纤溶等过程的特异性显像剂,从而使血栓显像。目前主要有以下几种血栓显像方式:^{125}I 纤维蛋白原显像、抗纤维蛋白抗体显像剂显像、抗纤溶酶原激活剂抗体显像、抗血小板抗体显像剂显像和肽类显像剂显像等。这几种显像方式的显像机制略有不同,如^{125}I 纤维蛋白原(Fbg)直接参与血栓的形成;抗纤维蛋白抗体与其各种抗原,如纤维蛋白原、纤维蛋白单体、纤维蛋白等发生特异性结合;抗纤溶酶原激活剂抗体与其抗原 t-PA(一种内皮细胞分泌的丝氨酸蛋白酶)特异性结合;抗血小板抗体,如抗(GPⅡb/Ⅲa)受体抗体(7E3、P256)和抗 GMP-140 抗体(SZ-51)能与血栓局部的血小板特异性结合;肽类显像剂,如人工合成的 P280(26 个氨基酸组成的二聚体)和 P357(13 个氨基酸组成的活性肽)均可与血小板(GPⅡb/Ⅲa)受体特异性结合。使用放射性核^{99m}Tc 标记这些抗体和肽类,进行血栓显像,可被用于判断是否存在血管阻塞,以及血栓形成的急慢性鉴别诊断等。

（二）适应证

1. 肺栓塞血栓的检测和寻找血栓来源。

2. 双下肢血栓性水肿的鉴别诊断。

（三）检查方法

1. 患者准备　使用^{125}I 纤维蛋白原作为显像剂时,患者应于显像前 24 小时口服碘化钠 100～150mg,以阻断甲状腺摄取碘。其他显像方式无特殊准备。

2. 显像药物

(1)^{125}I 纤维蛋白原(^{125}I-Fbg):静脉注射 3.7×10^{6}Bq(100μCi)。

(2)抗纤维蛋白抗体显像剂:静脉注射^{111}In-DTPA-59D8-Fab 74MBq(2mCi)或^{99m}Tc-T$_2$G$_1$S-Fab 555～740MBq(15～20mCi)。

(3)抗纤溶酶原激活剂抗体:静脉注射^{111}In-t-PA 74MBq(2mCi)或^{99m}Tc-rt-PA 555～740MBq(15～20mCi)。

(4)抗血小板抗体:静脉注射^{99m}Tc-SZ-51 740～1110MBq(20～30mCi)或^{111}In-P256-F(ab)$_2$ 74MBq(2mCi)。

(5)肽类显像剂:静脉注射^{99m}Tc-P280 或^{99m}Tc-P357 555～740MBq(15～20mCi)。

3. 图像采集

(1)患者取仰卧位,因注射的显像剂不同而使采集时间有所变化。探头配置低能平行孔准直器,^{99m}Tc 或^{123}I 标记药物的采集能峰分别为 140keV 或 159keV;矩阵 256×256 或 512×512,^{99m}Tc 标记显像药物的首次采集计数为 5×10^{5}～1×10^{6},此后图像按首次采集时间进行定时采集,必要时加做断层显像。

(2)^{125}I 纤维蛋白原显像时,应于静脉注射药物 4 小时后将探头置于心前区,把测到的放射性计数定量为 100%,随后将探头置于下肢,从腹股沟韧带部位起始,逐渐向下移动,每 7～8cm 测一次。下肢各部位的采集时间应与心前区采集时间相同。

(3)^{99m}Tc 标记显像药物的采集时间

1)抗纤维蛋白抗体显像剂:分别于注射后 10min、1h、2h、4h、24h 时行静态显像,必要时加做 48h 和 96h 延迟显像和断层显像。

2)抗纤溶酶原激活剂抗体:分别于注射后即刻、30min、1h、2h、4h、24h 进行平面静态显像,必要时加做48h和96h延迟显像和断层显像。

3）抗血小板抗体：注射后2h、4h、6h、24h分别进行平面静态显像，必要时加断层显像。

4）肽类显像剂：分别于注射后10min、60min、120min进行静态显像，对可疑肺栓塞者，应行8体位平面静态显像，包括前后位、后前位、左右后斜位、左右前斜位。

4. 图像处理

用计算机勾画感兴趣区（ROI），计算同一时间血栓与对称部位的放射性比值，以及不同时间的血栓部位放射性比值。

（四）图像分析

1. ^{125}I纤维蛋白原显像的阳性诊断标准

（1）放射性计数增高20%以上，且持续24小时以上者。

（2）同一条腿的邻近数点或两条腿相对点之间计数相差15倍。

2. ^{99m}Tc标记显像剂显像的阳性诊断标准

（1）局部放射性聚集进行性增高；

（2）血栓与对称部位放射性比值大于1.3。

（五）诊断要点

用于各种病症引起的血管内血栓的检测，最多见于双下肢深静脉血栓、肺栓塞等。

（六）注意事项及失误防范

1. 在分析图像时，应充分考虑血栓形成的时间、部位和抗凝治疗情况。

2. 要除外其他病症引起的假阳性结果，如肢体炎症、骨折等。

案例分析1

临床资料：患者女，62岁，间断胸痛1月余，发作时伴左肩放射性疼痛，最长持续5分钟。心电图示V3-V6导联ST段水平下移>0.5mm；心脏彩超示左心室略增大，前壁运动幅度轻度减低，左心室顺应性减低，EF：55.4%。

该患者行分日法门控运动+静息心肌血流灌注显像（见图8-3），运动心肌显像示左室前壁和心尖区放射性分布明显稀疏和缺损，相应室壁运动减弱，EF：50%；静息心肌显像示运动图像原稀疏和缺损区消失，出现放射性填充，EF：52%。诊断：左室前壁和心尖区心肌缺血性改变，左室储备功能减低。

问题：

1. 核素显像筛查冠心病时，为什么要进行运动+静息心肌血流灌注显像？

2. 门控心肌显像能为临床提供哪些信息？

案例分析2

临床资料：患者男，58岁，发作性胸痛3天，以"急性心肌梗死"急诊入院。心电图示Ⅰ、Ⅱ、Ⅲ、avF导联呈QRS波改变，V5-V6导联ST段水平下移>0.5mm；心脏彩超示左心室增大，下后壁变薄，运动减弱，左心室收缩功能减低，顺应性降低。入院当日行急诊溶栓治疗，2周后行门控静息心肌血流灌注显像。

静息心肌显像示左室下后壁和下侧壁放射性分布明显稀疏和缺损，相应室壁运动减弱。诊断：左室下后壁和下侧壁心肌梗死后改变（见图8-4）。

问题：

1. 急性心肌梗死时，应选用静息还是运动心肌血流灌注显像？为什么？

2. 急性心肌梗死时，门控较非门控心肌血流灌注显像有哪些优势？

案例分析3

　　临床资料：患者男,68 岁,心前区间断憋闷 20 余天。心电图正常;心脏彩超正常,EF:58%;冠状动脉造影结果未见异常。该患者行门控静息心肌显像,结果显示左室心肌影像欠清晰,尤其舒张期心肌影像模糊,呈花斑样改变,左室各壁运动正常。该图像说明左室各壁心肌的放射性信息量不足,出现这种情况可能有以下几种情形:①显像剂的放射化学纯度低或注射剂量不足;②每帧图像的采集设置时间较短;③注射显像剂后,图像开始采集的时间过于延后,如 3 小时以上;④γ 照相机性能老化,有效计数率降低;⑤患者本身的左室心肌细胞摄取不足等。

　　问题:正常心功能的患者进行门控静息心肌显像时,应从哪几方面尽量避免出现图像信息量不足的问题?

 本章小结

　　心肌血流灌注显像仪器为 SPECT,常用显像药物^{99m}Tc-MIBI。门控心肌显像除左室各壁心肌血流灌注图像外,还可获得左室各室壁活动及左室功能情况,如 EF 值。处理图像以短轴、水平长轴和垂直长轴三个断面影像按序排列,门控处理图像还包括左室靶心图。心脏负荷试验分运动试验和药物负荷试验两大类,药物试验包括双嘧达莫、腺苷和多巴酚丁胺三种。两类试验均可使正常冠状动脉扩张,血流量增加 3～5 倍,而病变部位冠状动脉却不能进行有效扩张,使其支配区域的心肌血流量明显低于其他正常部位。临床首选运动试验,不宜运动患者可行腺苷或双嘧达莫试验,而哮喘患者可行多巴酚丁胺负荷试验。心脏负荷试验可诱发心肌缺血,有利于冠心病和心肌梗死后伴有心肌缺血的诊断。

　　¹⁸F-FDG 心肌葡萄糖代谢显像是检测心肌细胞活性的主要方法,其显像药物为¹⁸F-FDG。用于识别正常、缺血和坏死心肌细胞。

　　放射性核素心血池显像分首次通过法和平衡法两种。首次通过法获取左、右心室功能及相关参数;平衡法门控心血池显像经左、右心室 ROI 处理,生成左、右心室的时间-容积曲线,获得左、右心室的收缩、舒张功能,以及室壁局部功能的各项参数。

　　大动脉、静脉显像是利用血液的向心回流原理来探测动脉的血液供应和静脉回流通畅程度。本章内容还包括心肌肾上腺素能受体显像、急性心肌梗死显像和深静脉血栓显像等。

思考题

　　1. 什么是心肌血流灌注显像? 其常用显像方法有哪几种?

　　2. 心肌负荷显像有哪几种?

　　3. 运动心肌显像的主要适应证有哪些?

　　4. 运动试验的操作步骤有哪些?

　　5. 检测心肌细胞活性的方法有几种?

(赵德善)

第九章　内分泌系统

　　甲状腺是人体内最大的内分泌腺,分左右两侧叶,中间以峡部相连,平均重量约为 20~25g。甲状腺具有聚碘功能,进入甲状腺的碘离子通过甲状腺过氧化物酶(TPO)的作用形成甲状腺激素,即四碘甲状腺原氨酸(T_4)、三碘甲状腺原氨酸(T_3)、少量的反 T_3(rT_3)。形成的甲状腺激素在腺泡腔内以胶质的形式储存。当甲状腺受到 TSH 刺激后,甲状腺激素迅速进入血液,以结合态和游离态两种形式存在。

　　下丘脑、垂体和甲状腺组成下丘脑-垂体-甲状腺轴。下丘脑分泌的促甲状腺激素释放激素(TRH)具有兴奋腺垂体(垂体前叶)合成、分泌 TSH 的作用。腺垂体分泌的促甲状腺激素(TSH)是调节甲状腺功能的主要激素,可以同甲状腺腺泡上皮细胞膜的 TSH 受体结合,增强甲状腺对碘的摄取,刺激过氧化物酶活性,促进甲状腺激素的合成与释放。血中游离的 T_4 和 T_3 浓度的升降,对腺垂体 TSH 的分泌起着经常性反馈调节作用,当 T_4 和 T_3 浓度增高时,抑制 TSH 的分泌。

　　甲状旁腺是两对扁椭圆形小体,通常有上下两对,均贴在甲状腺侧叶的后面。上一对多在甲状腺侧叶后面的上、中 1/3 交界处;下一对多位于甲状腺下动脉附近。甲状旁腺分泌的甲状旁腺激素(PTH)是调节血钙与血磷水平最重要的激素,它有升高血钙和降低血磷浓度的作用。其分泌主要受血浆钙浓度变化的调节。血钙降低直接刺激甲状旁腺细胞释放 PTH,促使骨钙释放及肾小管重吸收,血钙升高,反之亦然。长时间的高钙血症,可使甲状旁腺发生萎缩,而长时间的低钙血症,可使甲状旁腺增生。

　　肾上腺位于腹膜后,肾的上内方,与肾共同包在肾筋膜内。左右各一,左侧近似半月形,右侧者呈三角形。左肾上腺长 3.8cm ± 0.58cm,宽 2.8cm ± 0.52cm;右侧肾上腺长 3.8cm ± 0.54cm,宽 3.2cm ± 0.47cm。其实质可分为皮质和髓质两部分,皮质在外,由中胚层演化而成。髓质在内,由外胚层演化而来。肾上腺皮质可分泌三类激素,即盐皮质激素,主要为醛固酮;糖皮质激素,主要是皮质醇;性激素,主要为脱氢表雄酮和雌二醇。肾上腺髓质分泌的激素称肾上腺素和去甲肾上腺素,能使心跳加速,心脏收缩力加强,小动脉收缩,维持血压和调节内脏平滑肌活动,对机体代谢也起一定调节作用。

　　核医学检查在内分泌系统疾病诊断中具有十分重要的作用,特别是甲状腺、甲状旁腺、肾上腺的功能测定已成为诊断与研究内分泌疾病的主要手段;放射性核素显像不仅可以显示内分泌器官的形态学变化,而且可以提供有关功能变化的信息。

第一节　甲状腺功能测定

甲状腺功能测定分体内法和体外法。本节仅介绍体内法,包括甲状腺摄^{131}I功能试验、甲状腺激素抑制试验、促甲状腺激素(TSH)兴奋试验和过氯酸盐释放试验等。

一、甲状腺摄^{131}I功能试验

【原理】

甲状腺摄^{131}I功能试验是了解甲状腺碘代谢的常用方法。甲状腺具有摄取和浓聚碘的能力,在空腹条件下,口服放射性^{131}I后,经胃肠吸收并随血流进入甲状腺,并迅速被甲状腺腺泡上皮细胞摄取,其摄取的量及速度与甲状腺的功能密切相关,被摄入甲状腺内的^{131}I可以发射出γ射线,在体外利用特定的γ射线探测仪即可测得甲状腺对^{131}I的吸收情况,并获得不同时间的甲状腺摄碘率,以此来评价甲状腺的功能状态。

【适应证】

1. 亚急性甲状腺炎的辅助诊断。
2. 慢性淋巴细胞性甲状腺炎的辅助诊断。
3. 甲状腺功能亢进症的辅助诊断。
4. 甲状腺功能减低的辅助诊断。
5. 甲状腺肿的辅助诊断。

【禁忌证】

妊娠及哺乳期妇女。

【操作方法】

1. 患者准备

(1)很多含碘的药物、食物以及影响甲状腺功能的药物均能改变甲状腺摄^{131}I功能,如果患者服用或食用了下述药物或食物,在接受本检查前应停服一段时间,以免对测量结果产生影响:①含碘丰富的食物,如海带、紫菜、海蜇、海鱼虾等,根据食用量的多少,需停食2~4周;②含碘药物,如碘化物、复方碘溶液、含碘片等,根据服用量的多少和时间的长短,需停服2~8周;③影响甲状腺功能药物,如甲状腺片、抗甲状腺药,需停服2~4周;④某些中草药,如海藻、昆布、贝母、牛蒡、木通等,根据服用量的多少和时间的长短,需停服2~6周。

(2)检查当日患者应空腹。

2. 检查方法

(1)空腹口服^{131}I溶液或胶囊74~370kBq(2~10μCi),服药后继续禁食1小时。

(2)开机预热,使甲状腺功能仪处于正常测量状态。

(3)测量本底计数。

(4)测量标准源计数。将与患者服用的等量^{131}I溶液或胶囊加入试管中,然后插入专用颈部模型内,测量标准源计数。标准源模型与患者甲状腺的几何位置应一致。

(5)患者于口服^{131}I溶液或胶囊后2小时、4小时、24小时(或3小时、6小时、24小时)分别测量甲状腺部位放射性计数,用以下方法计算出甲状腺摄^{131}I率。

$$甲状腺摄^{131}I率 = \frac{甲状腺部位计数 - 本底}{标准源计数 - 本底} \times 100\%$$

(6)绘制摄^{131}I率曲线(图9-1)。

【正常值】

在正常情况下,口服^{131}I后,甲状腺摄^{131}I率随时间的延长而逐渐升高,24小时达高峰。

一般 2 ~ 3 小时的摄^{131}I 率为 15% ~ 25%，4 ~ 6 小时的摄^{131}I 率为 20% ~ 30%，24 小时摄^{131}I 率为 30% ~ 60%。2 ~ 6 小时摄^{131}I 率为 24 小时的 50% 左右，两者比值在 0.37 ~ 0.6 之间。儿童及青少年甲状腺摄^{131}I 率高于成年人，年龄越小增高越明显。

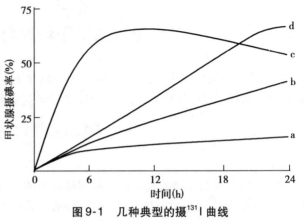

图 9-1 几种典型的摄^{131}I 曲线

a. 甲低；b. 正常人；c. 甲亢；d. 地方性甲肿或甲亢

【诊断要点】

甲状腺摄^{131}I 的测定目前主要用于甲亢准备^{131}I 治疗的患者，计算^{131}I 剂量（见核素治疗部分）。此外还可用于以下疾病的辅助诊断。

1. 亚急性甲状腺炎 急性期内甲状腺摄^{131}I 率可呈不同程度降低；疾病的恢复期，甲状腺摄^{131}I 率可以偏高。

2. 慢性淋巴细胞性甲状腺炎 在疾病的早期，摄^{131}I 率可以正常或增高，而后期的摄^{131}I 率则多减低。

3. 甲状腺功能亢进 本法对甲亢诊断的准确性为 90% 左右。对未经治疗的甲亢患者，其判断标准为：①最高摄^{131}I 率高于当地正常值上限；②摄^{131}I 率高峰提前出现（高峰提前于 24 小时以前出现，24 小时时反而下降）；③2 小时或 3 小时与 24 小时的摄^{131}I 率之比值大于 0.8。凡符合上述①及②或①及③者，均提示甲亢。

4. 甲状腺功能减低 甲状腺功能减低的患者摄^{131}I 率一般减低，评价甲状腺摄^{131}I 率低下时，因受影响因素较多，应谨慎地分析。本法对甲减的诊断率不高。

5. 甲状腺肿 地方性甲状腺肿的摄^{131}I 率增高，但无高峰提前，可与甲亢鉴别。结节性甲状腺肿的摄^{131}I 率可正常或增高。单纯性甲状腺肿的摄^{131}I 率多高于正常。

【注意事项】

1. 严格控制含碘的药物、食物以及影响甲状腺功能的药物的影响是本项检查质控的关键。

2. 各单位应根据各自所用的设备条件和检测技术，建立各自的正常人参考值。

3. 摄^{131}I 率测定也可采用两个时间点，但应包括 24 小时摄^{131}I 率。

4. 受检者服用量必须与标准源放射性活度相同。

5. 若短期内同一患者重复测量摄^{131}I 率，宜在口服^{131}I 率前先测定甲状腺部位^{131}I 本底残留，计算时予以扣除。

二、甲状腺激素抑制试验

【原理】

甲状腺激素抑制试验是判断甲状腺轴反馈调节是否正常的方法。正常情况下甲状腺摄取无机碘和合成、分泌甲状腺激素的功能受腺垂体分泌的 TSH 调节。当给予外源性甲状腺激素时（如 T_3、T_4），血中甲状腺激素浓度升高，通过负反馈作用抑制腺垂体分泌 TSH，使甲状腺摄^{131}I 功能暂时受到抑制或降低。甲亢患者，由于体内存在某些非垂体的病理性甲状腺刺激物质（如甲状腺刺激性抗体）的影响或甲状腺腺泡上皮功能为自主性，使垂体-甲状腺轴的关系遭到完全或部分破坏，甲状腺的摄^{131}I 功能不再受垂体 TSH 的控制，因此，口服甲状腺激素后，甲状腺摄^{131}I 率无明显下降或抑制，以帮助鉴别甲亢与其他原因所致的甲状腺摄^{131}I 率增高。

【适应证】

1. 甲状腺功能亢进症的辅助诊断。

2. 甲亢与缺碘性甲状腺肿的鉴别诊断。

【禁忌证】

1. 妊娠及哺乳期妇女。

2. 合并有心脏病患者,特别是心绞痛、心房纤颤及心力衰竭者。

【操作方法】

1. 患者准备检查前必须停服能影响碘摄取的食物和药物,根据食物和药物种类不同,停服的时间长短不等,一般要求在 2 ~ 4 周。检查当天须空腹,服用^{131}I 后仍需禁食 1 小时。

2. 检查方法

(1)空腹口服^{131}I 222kBq(6μCi)。

(2)测量 24 小时的摄碘率。

(3)口服甲状腺素片(T4),每次 25 ~ 40μg,每日三次,连服 10 ~ 14 天;或口服三碘甲腺原氨酸(T3)片,每次 40μg,每 8 小时一次,连服 7 天。

(4)空腹口服^{131}I 222kBq(6μCi)。

(5)测量 24 小时的摄^{131}I 率。

(6)计算抑制率。

$$抑制率 = \frac{第一次 24h 摄^{131}I 率 - 第二次 24h 摄^{131}I 率}{第一次 24h 摄^{131}I 率} \times 100\%$$

【正常值】

抑制率 >50% 为甲状腺功能正常。

【诊断要点】

1. 甲亢

(1)抑制率 <25% 或不受抑制者提示甲状腺功能亢进。

(2)抑制率在 25% ~ 50% 者为轻度或部分抑制,提示甲亢可疑,需结合临床或相关检查进行分析。

2. 缺碘性甲状腺肿抑制率 >50% 。

【注意事项】

1. 严格控制含碘的药物、食物以及影响甲状腺功能的药物的影响是本项检查质控的关键。

2. 受检者服用量必须与标准源放射性活度相同。

3. 第二次摄^{131}I 率测定,口服^{131}I 前宜先测甲状腺残留本底,计算时扣除。

三、促甲状腺激素兴奋试验

【原理】

促甲状腺激素兴奋试验是评价甲状腺轴功能的检查方法。促甲状腺激素(TSH)是腺垂体分泌的内分泌激素。在正常情况下,TSH 作用于甲状腺细胞膜上的 TSH 受体,对甲状腺具有兴奋效应,促使甲状腺摄取无机碘和合成甲状腺激素。给予外源性的 TSH 后,甲状腺摄^{131}I 率会明显增高,如果甲状腺本身功能受到了破坏,即患有原发性甲减时,则甲状腺不能被 TSH 所兴奋,摄^{131}I 率无明显增高,有助于同继发性甲减相鉴别。

【适应证】

1. 原发性甲状腺功能减退症的辅助诊断。

2. 继发性甲状腺功能减退症的辅助诊断。

【禁忌证】

1. 妊娠及哺乳期妇女。

2. 有过敏性疾病病史者。

【操作方法】

1. 患者准备检查前必须停服能影响碘摄取的食物和药物,根据食物和药物种类不同,停服的时间长短不等,一般要求在2~4周。检查当天需空腹,服用^{131}I后仍需禁食1小时。

2. 检查方法

(1)空腹口服^{131}I 222kBq(6μCi)。

(2)测量24小时的摄^{131}I率。

(3)肌注促甲状腺激素(TSH)10IU;如为重症患者,可改为每天5IU,连续三天。

(4)24小时(次日)后空腹口服^{131}I 222kBq(6μCi)。

(5)测量24小时的摄^{131}I率。

(6)计算兴奋值:兴奋值 = 第2次24小时甲状腺摄^{131}I率(%)—第1次24小时摄^{131}I率(%)。

【参考值】

各实验室的正常值亦有差异,一般兴奋值大于10%为明显兴奋(正常反应),5%~10%者为兴奋,小于5%者为未见兴奋。

【诊断要点】

1. 原发性甲减病变在甲状腺本身,因此给予TSH后甲状腺亦不能被兴奋,即兴奋值小于5%。

2. 继发性甲减病变多在垂体或下丘脑,给予TSH后甲状腺明显兴奋,即一般兴奋值大于10%。

【注意事项】

1. 患有心脏病的患者慎用。

2. 第二次摄^{131}I率测定时,在口服^{131}I前宜先测定甲状腺残留本底计数。

3. 肌肉注射TSH后患者宜在科室观察2小时。

第二节　甲状腺显像

甲状腺显像包括甲状腺静态显像和甲状腺动态显像,分别加以介绍。

一、甲状腺静态显像

【原理】

静脉注射或口服能被甲状腺组织摄取和浓聚的放射性药物,利用放射性药物发出的γ射线,通过γ照相机或SPECT在体外对甲状腺内放射性药物的分布进行显示,以观察甲状腺的位置、形态、大小以及功能状况,用于诊断和鉴别诊断某些甲状腺疾病。

【适应证】

1. 弥漫性甲状腺肿大的辅助诊断。

2. 甲亢的辅助诊断及行^{131}I治疗前重量估算。

3. 甲状腺结节的诊断与鉴别诊断。

4. 异位甲状腺的诊断。

5. 判断颈部肿块与甲状腺的关系。

6. 慢性淋巴细胞性甲状腺炎的辅助诊断。

7. 亚急性甲状腺炎的辅助诊断。

8. 甲状腺术后残余组织及其功能的估计。

【禁忌证】

妊娠、哺乳期妇女禁用^{131}I行甲状腺显像。

【检查方法】

1. 患者准备 用^{99m}TcO$_4^-$甲状腺显像剂时，患者无需特殊准备;用^{131}I作为显像剂时，根据情况停用含碘食物及影响甲状腺功能的药物一周以上，检查当日空腹。

2. 放射性药物

(1)^{99m}TcO$_4^-$:常规静脉注射剂量74~185MBq(2~5mCi)。^{99m}TcO$_4^-$的半衰期为6.02小时，发射单一的γ射线，能量140keV。

(2)^{131}I-碘化钠溶液:常规甲状腺显像口服剂量为1.85~3.7MBq(50~100μCi)。^{131}I半衰期为8.04天，主要发射β$^-$射线，γ射线只占约10%，主要γ射线能量为364keV，甲状腺显像时在体外探测的是γ射线。

^{99m}Tc的物理特性优于^{131}I，其图像质量比^{131}I好，是目前最常用的甲状腺显像剂。但寻找异位甲状腺和甲状腺癌转移灶时，仍宜用^{131}I为佳。

3. 图像采集

(1)甲状腺^{99m}TcO$_4^-$显像:仪器为γ照相机或SPECT，配低能通用型准直器或针孔准直器，能峰140keV，窗宽20%，矩阵128×128或256×256，放大2~4倍。患者取仰卧位，肩下垫一枕头，颈部伸展，充分暴露甲状腺部位。静脉注射^{99m}TcO$_4^-$后20~30分钟进行甲状腺显像。采用定时或定计数采集图像，根据计数率大小确定采集时间，通常预置计数200k~500k或采集150~200秒。常规采集前位像，必要时采集斜位或侧位图像。

(2)异位甲状腺显像:仪器为γ照相机或SPECT，应用高能平行孔准直器，能峰364keV，窗宽20%。患者一般取仰卧位。空腹口服^{131}I 1.85~3.7MBq(50~100μCi)后24小时分别在拟检查的部位和正常甲状腺部位显像，其余条件同^{99m}TcO$_4^-$甲状腺静态显像。

(3)甲状腺断层显像:静脉注射^{99m}TcO$_4^-$ 296~370MBq(8~10mCi)后20分钟应用SPECT行断层显像，采用低能高分辨型平行孔准直器，采集矩阵64×64或128×128，探头旋转360°共采集64帧;对于摄锝功能良好者，每帧采集15~20秒，或采用定数采集，每帧采集80k~120k计数。此外，也可采用高分辨型针孔准直器行甲状腺断层显像，患者取仰卧位，肩部垫高，患者颈部尽量伸展，探头自甲状腺右侧到左侧旋转180°，采集30帧(每6°1帧)，每帧20~30秒，矩阵128×128，应用针孔准直器采集时，不宜用轮廓跟踪系统采集，以尽量保持准直器与甲状腺距离相等，否则将影响检查结果，其断层重建方法与平行孔相同，但影像分辨率高于平行孔准直器，该法适合于结节性甲状腺疾病，尤其是探测较小结节。

4. 图像处理 前台完成图像采集后，把数据传至后台计算机处理系统，利用厂家提供的核医学数据处理软件进行图像的大小、灰度、本底及图像的拼接等方面的处理。

对断层采集数据可利用相应软件进行重建，获得横断面、矢状面和冠状面影像。

甲状腺重量测定是甲亢患者采用^{131}I治疗确定给药剂量的重要指标之一，因此显像条件必须标准化，各单位可根据不同仪器和显像条件，通过模型试验，获得影像面积、大小与实际物体大小之间的校正系数。根据在前位甲状腺影像获得甲状腺面积和左右两侧甲状腺的平均高度，代入下式计算甲状腺重量。

$$甲状腺重量(g)=正面投影面积(cm^2)×左右叶平均高度(cm)×k$$

k为常数，介于0.23~0.32，随显像条件不同而有差异，各单位可建立特定仪器条件的k值。

【图像分析】

1. 正常图像 正常甲状腺形态呈蝴蝶形，分左右两叶，位于气管两侧，两叶的下1/3处由峡部相连(图9-2A)，有时峡部缺如。两叶甲状腺放射性分布均匀，边缘基本整齐光滑。正常甲状腺两叶发育可不一致，可形成多种形态变异，17%的正常人峡部或某一叶的上方可见锥体叶(图9-2B)。

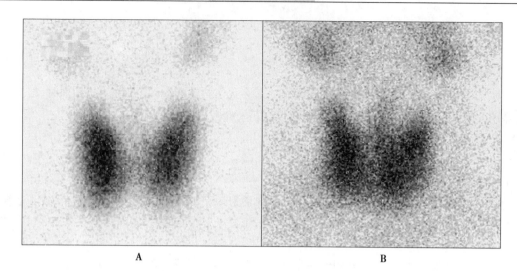

图9-2　正常甲状腺图像

A. 无锥体叶；B. 峡部上方锥体叶

2. 异常图像　主要有甲状腺肿大、位置异常、甲状腺放射性分布不均匀,形态失常或甲状腺不显影等。

【诊断要点】

1. 甲状腺弥漫性肿大　典型表现为甲状腺位置正常,形态规整,双叶腺体弥漫性增大,甲状腺内放射性分布均匀(图9-3)。

2. 甲亢　典型表现为甲状腺位置正常,双叶弥漫性增大,摄取核素速度增快增强,显影清晰,血本底水平低,腺体内放射性分布均匀(图9-4)。

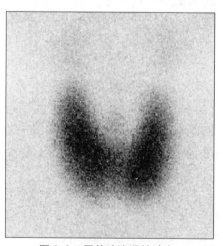

图9-3　甲状腺弥漫性肿大,
腺内放射性分布均匀

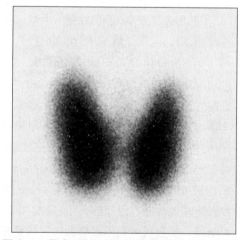

图9-4　甲亢:甲状腺弥漫性肿大,腺体内放射性
分布均匀,摄取核素功能增强

3. 甲状腺结节功能的诊断与鉴别诊断　根据甲状腺结节部位放射性分布的高低分为4类结节(图9-5):

(1)热结节:即结节部位放射性高于周围正常甲状腺组织,表明此结节的摄^{131}I 或^{99m}TcO$_4^-$的能力高于正常甲状腺组织。热结节的恶性病变几率很小,平均为1%左右。主要见于功能自主性甲状腺腺瘤,但也有极少数分化好的滤泡型甲状腺癌表现为热结节。

(2)温结节:即结节部位放射性分布与周围正常甲状腺组织相同,表明此结节有正常甲状腺组织的功能。恶性病变几率平均为5.3%。主要见于功能正常的甲状腺腺瘤,结节性甲状腺肿和慢性淋巴细胞性甲状腺炎等。

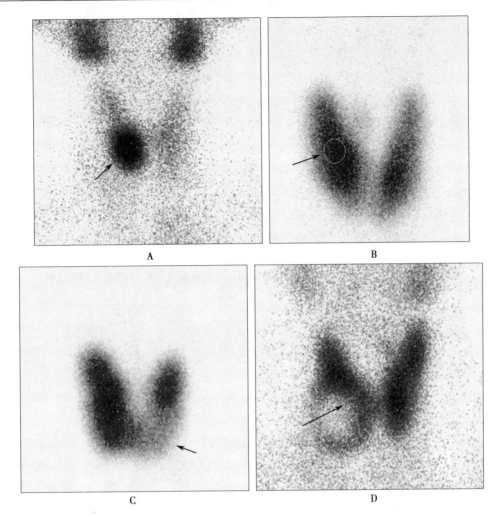

图 9-5

A. 右叶下极热结节:结节部位放射性分布高于正常甲状腺组织;B. 甲状腺右叶温结节:结
节部位放射性分布与周围甲状腺组织相当;C. 甲状腺左叶下极凉结节:结节部位放射性分
布低于周围甲状腺组织;D. 甲状腺右叶下极冷结节:结节部位放射性分布缺损

（3）凉结节:即结节部位放射性分布低于正常甲状腺组织,表明此结节功能低于正常甲状腺
组织。恶性病变几率平均为 9.8%。主要见于甲状腺囊肿、甲状腺瘤囊性变、甲状腺癌、慢性淋
巴细胞性甲状腺炎、甲状腺结节内出血及钙化等。

（4）冷结节:即结节部位不摄取放射性核素,表现为放射性缺损区,表明此结节无甲状腺组
织功能。恶变率平均 20.3%。主要见于甲状腺囊肿、甲状腺瘤囊性变、甲状腺癌、慢性淋巴细胞
性甲状腺炎、甲状腺结节内出血及钙化等。

4. 异位甲状腺　胚胎发育异常时,可导致甲状腺异位。一般在舌根部、舌骨下或胸骨后多
见,给予 ^{131}I 或 $^{99m}TcO_4^-$ 后,显像表现为正常甲状腺部位无甲状腺显影,而在其他部位出现异常团
块状影(图 9-6)。

5. 颈部肿块与甲状腺的关系判断　当肿块位于甲状腺轮廓外、不摄取 ^{131}I 或 $^{99m}TcO_4^-$,
甲状腺形态完整时,则为甲状腺外肿块(图 9-7A)。当甲状腺形态轮廓不完整,肿块在
甲状腺轮廓以内,肿块与甲状腺的放射性浓聚(或稀疏)部位重叠,则为甲状腺内肿块
(图 9-7B)。需要注意鉴别的是甲状腺外肿块压迫甲状腺、少数甲状腺内肿块向外生长
等情况。

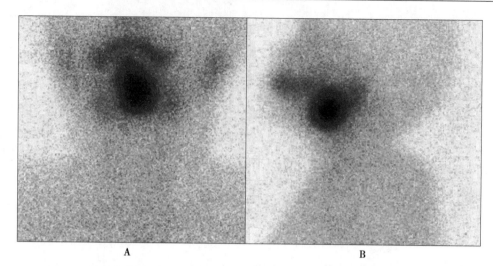

图9-6　舌根部异位甲状腺:正常甲状腺床部位未见放射性分布,舌根部见团块状影

A. 前位;B. 左侧位

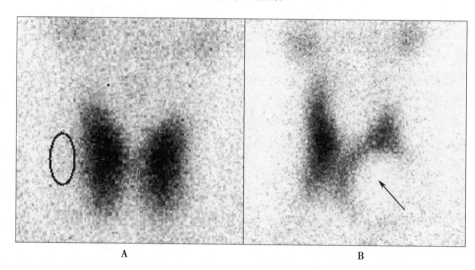

图9-7　颈部肿块与甲状腺的关系

A. 甲状腺形态完整,颈部肿块无放射性摄取,位于甲状腺轮廓外;

B. 颈部肿块位置与左叶下极放射性缺损区重叠,为甲状腺内包块

6. 慢性淋巴细胞性甲状腺炎　该病后期当甲状腺组织发生纤维变性、其质地变硬和呈结节性改变时,甲状腺显像呈现不规则性疏密相间的显像剂分布,即"峰"、"谷"相间,或虫蚀样分布(图9-8)。而早期的患者,甲状腺显像多为正常。

7. 亚急性甲状腺炎显像　典型表现为甲状腺放射性摄取缓慢,形态模糊,放射性分布呈弥漫性或不均匀性稀疏,甚至不显影(图9-9)。有时甲状腺显像仅见一叶呈局限性冷结节,或多次显像时发现病灶从一叶开始发展到另一叶;恢复期甲状腺影像可逐渐恢复正常。

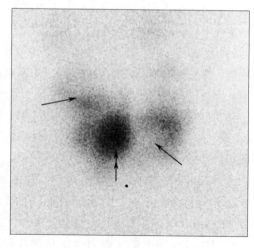

图9-8　慢性淋巴细胞性甲状腺炎(后期),可见冷结节、温结节、热结节并存

8. 甲状腺术后残余组织及其功能的估计　甲状腺术后如果存在残留甲状腺组织,显像时表现为在甲状腺床部位有局限性放射性浓聚灶存在(图9-10)。

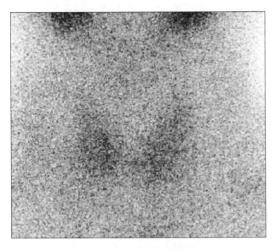

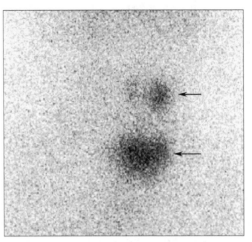

图9-9　亚急性甲状腺炎:甲状腺放射性分布弥漫性稀疏,形态模糊

图9-10　右叶甲状腺癌次全切术后,右叶部位呈本底放射性分布,左叶见两处残留甲状腺组织显影

【注意事项】

1. 长期服用甲状腺激素、碘制剂或用过含碘 X 线造影剂等可影响甲状腺对^{131}I 的摄取。

2. 单纯甲状腺静态显像不能判断甲状腺结节性质,因此,如果甲状腺显像发现有结节,一般应进一步作甲状腺亲肿瘤阳性显像(如^{99m}Tc-MIBI、^{201}Tl 显像等),以协助判断结节良、恶性。

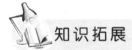知识拓展

甲状腺显像在甲亢^{131}I 治疗剂量估计中的应用

大家知道,^{131}I 治疗甲亢是一种简单方便,疗效很高的治疗方法。为达到有效的治疗效果,减低甲减的发病率,在治疗前准确估计患者甲状腺的质量非常关键。目前常用的估算重量的方法有触诊、甲状腺显像和甲状腺 B 超。其中甲状腺显像估测甲状腺重量的公式如下:

$$甲状腺重量(g) = 正面投影面积(cm^2) \times 左右叶平均高度(cm) \times k$$

k 为常数,介于 0.23 ~ 0.32,随显像条件不同而有差异,各单位应建立特定仪器条件的 k 值。

二、甲状腺动态显像

【原理】

将放射性药物经静脉"弹丸"式注射后,流经甲状腺时在体外通过 γ 照相机或 SPECT 进行动态观察,以反映甲状腺血流情况,作为甲状腺功能、甲状腺肿块辅助诊断的参考依据。通常与甲状腺静态显像或阳性显像一同进行。

【适应证】

1. 观察甲状腺功能亢进症和甲状腺功能减低时的甲状腺血流灌注。

2. 了解甲状腺结节血运情况,帮助判断甲状腺结节性质等。

【禁忌证】

无明确禁忌证。

【检查方法】

1. 患者准备一般无须特殊准备。

2. 放射性药物$^{99m}TcO_4^-$或^{99m}Tc-MIBI,体积为0.5~1.0ml为宜。一般静脉"弹丸"注射动态采集完成后,再进行甲状腺静态显像或甲状腺阳性显像。

3. 图像采集

(1)仪器:γ照相机或SPECT,配低能通用型或低能高灵敏型准直器,矩阵64×64,放大倍数1.5~2.0。

(2)体位:取仰卧位,患者肩部放置枕头或棉垫,使颈部充分伸展暴露甲状腺。使甲状腺位于探头视野范围内,探头尽可能贴近颈部皮肤。

(3)采集方法:自肘静脉"弹丸"注射$^{99m}TcO_4^-$或^{99m}Tc-MIBI 370~740MBq(10~20mCi),同时启动计算机进行动态采集,2秒/帧,连续采集16帧;或1秒/帧,连续采集32帧。如甲状腺有结节,则自对侧肘静脉注射放射性药物。动态采集结束后,根据显像目的和所用放射性药物不同,可进行常规甲状腺静态显像或亲肿瘤阳性显像。

4. 图像处理 采用ROI技术绘制出甲状腺血流和颈部血流的时间-放射性曲线,由曲线计算出甲状腺动脉和颈动脉血流的峰时和峰值,以及甲状腺结节部位与对侧相应部位的甲状腺血流比值。

【图像分析】

1. 正常图像 "弹丸"式静脉注射放射性药物后,锁骨下静脉先显影,8~12秒双侧颈动脉显影,两侧对称,甲状腺区无放射性浓聚;12~14秒时可见颈静脉显影;16秒左右甲状腺开始显影,其影像随时间延长而增强,至22秒左右甲状腺内放射性超过颈动脉、静脉,放射性分布也逐渐均匀一致。

2. 异常图像 两侧血流灌注不一致,局部出现异常灌注浓聚等均为异常。采用计算机定量分析,如甲状腺或甲状腺结节的放射性活度高于颈动、静脉束,则为血流灌注增加;如其活性较颈动、静脉束低、相同或不肯定时,即为血流灌注不增加。

【诊断要点】

1. 甲亢 甲状腺与颈动脉几乎同时显影,其放射性活性明显高于颈动脉或相近,并且颈动脉-甲状腺通过时间缩短,约为0~2.5秒。

2. 甲减甲状腺血供较差,摄$^{99m}TcO_4^-$的功能减慢,甲状腺显影时间延迟,颈动脉-甲状腺通过时间延长,大于7.5秒,甚至常在20秒内还测不出。

3. 甲状腺结节的血流情况判断

(1)甲状腺结节血流灌注增加:当甲状腺结节血流灌注增加,而静态显像时结节为冷(凉)结节,则甲状腺癌的可能性大,但应注意局限性炎性病灶有时也可出现血流增加;若静态显像时结节为热结节,则可能是Plummer病。

(2)甲状腺结节血流灌注减少:血流显像时结节处不见显像剂填充,呈放射性缺损区,且静态显像为冷结节者,应考虑为甲状腺囊肿、出血或其他良性结节;甲状腺癌较大、中心出现机化坏死时,也可见血流灌注减低。

【注意事项】

"弹丸"式注射时,宜选择较大的静脉血管,显像剂的体积应小于1ml,以保证"弹丸"注射的质量。

第三节 甲状旁腺显像

甲状旁腺显像分为减影法和双时相法,此节仅介绍双时相法。

【原理】

静脉注射^{99m}Tc-MIBI后,^{99m}Tc-MIBI能同时被正常甲状腺组织和甲状旁腺功能亢进的组织摄取,并且功能亢进的甲状旁腺组织在早期可摄取比正常甲状腺组织相对多的^{99m}Tc-MIBI;而甲状腺组织对^{99m}Tc-MIBI的清除较快,甲状旁腺功能亢进组织则清除较慢,因此,通过γ照相机或SPECT进行早期和延迟显像,并将两期影像进行比较可以诊断功能亢进的甲状旁腺病灶。

【适应证】

原发性甲状旁腺功能亢进的诊断。

【禁忌证】

无明确禁忌证。

【检查方法】

1. 患者准备一般无需特殊准备。

2. 放射性药物^{99m}Tc-MIBI,剂量185~370MBq(5~10mCi)。

3. 图像采集

(1)^{99m}Tc-MIBI双时相法:仪器为γ照相机或SPECT,配备低能高分辨型或低能通用型平行孔准直器,能峰140keV,窗宽20%,矩阵256×256或128×128,放大倍数2~3;患者取仰卧位,固定头部,视野包括颈部及上胸部。静脉注射^{99m}Tc-MIBI后,分别于15分钟和2~3小时进行前位早期相和延迟相采集,采集时间300秒。必要时进行颈部侧位采集或断层采集。

(2)断层采集:受检者体位、准直器、能峰及窗宽同平面显像矩阵128×128或64×64,放大1.5倍,每6°采集一帧,每帧采集40秒,旋转180°,共采集30帧。

4. 图像处理　前台完成图像采集后,把数据传至后台计算机处理系统,利用厂家提供的核医学数据处理软件进行图像的大小、灰度、本底及图像的拼接等方面的处理。

对断层数据进行图像重建,获得横断面、冠状面及矢状面图像。

【图像分析】

1. 正常图像　甲状旁腺功能正常时,由于甲状旁腺的体积较小,通过目前的显像方法一般不能被显示,因此表现为除甲状腺影像外,颈部及上胸部无局限性放射性浓聚灶存在。

2. 异常图像　甲状腺部位或甲状腺以外的部位有局限性异常放射性浓聚灶存在。

【诊断要点】

原发性甲状旁腺功能亢进可发生于正常位置甲状旁腺,也可发生于异位甲状旁腺。

1. 正常位置甲状旁腺功能亢进　早期相甲状腺部位见局限性放射性浓聚灶,延迟相局限性放射性浓聚灶消退较甲状腺组织明显延缓(图9-11)。

2. 异位甲状旁腺功能亢进　10%的甲状旁腺是异位的,位于颈部或纵隔。当其功能亢进时,早期相于扫描视野甲状腺以外的部位见局限性放射性浓聚灶,延迟相浓聚灶放射性消退较甲状腺影消退延缓(图9-12)。

【注意事项】

1. 约有10%的人群有甲状旁腺异位,大多位于纵隔,对疑有甲状旁腺异位的患者,应加做胸部前位和后位显像。

2. ^{99m}Tc-MIBI可以被多种恶性肿瘤组织选择性摄取,分析结果时,应注意排除胸部疾患,尤其是肺部恶性肿瘤及其转移病灶所引起的局部放射性聚集。

3. 甲状旁腺显像诊断的阳性率取决于瘤体大小,大于1.5g者阳性率较高,但对于较小的腺瘤容易漏诊。对于增生的阳性率也较低。

4. 显像结束后,应对甲状腺进行触诊,了解甲状腺有否结节及其与甲状旁腺腺瘤的关系。

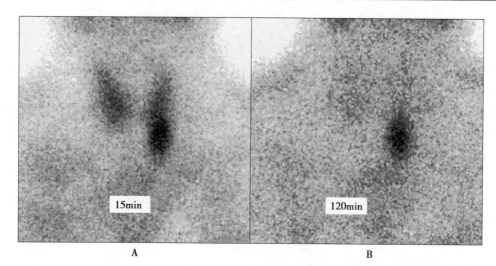

图9-11　正常位置甲状旁腺功能亢进（双时相法）

A. 注射药物后15分钟时,左叶下极见局限性放射性浓聚灶;

B. 120分钟时,甲状腺显影减淡,而原浓聚灶部位仍清晰显影

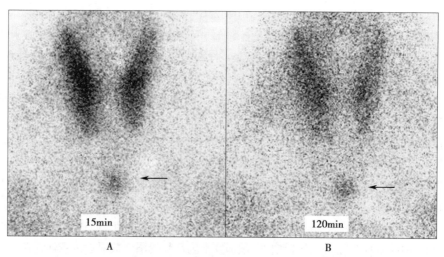

图9-12　异位甲状旁腺功能亢进（双时相法）

A. 注射药物后15分钟时,于胸骨后见局限性放射性浓聚灶;

B. 120分钟时,浓聚灶消退较甲状腺影消退延迟

第四节　肾上腺皮质显像

【原理】

　　静脉注射放射性核素标记的胆固醇类似物后,能被肾上腺皮质所摄取并参与激素的合成,而且其摄取量的多少与皮质的功能有关,利用放射性药物发出的射线,通过 γ 照相机或 SPECT 可以显示肾上腺的位置、形态、大小及其功能状态,有助于诊断某些肾上腺疾病。

【适应证】

1. 肾上腺皮质功能亢进性疾病(肾上腺皮质腺瘤和增生)的诊断和鉴别诊断。

2. 探寻皮质醇增多症术后复发灶。

3. 异位肾上腺的定位诊断。

4. 肾上腺皮质癌的辅助诊断。

【禁忌证】

妊娠及哺乳期妇女不宜做此检查。

【检查方法】

1. 患者准备

(1)封闭甲状腺:注射显像剂前 3 天开始服用复方碘溶液,每天 3 次,每次 5～10 滴,直至检查结束,以减少甲状腺摄取游离放射性碘。

(2)在检查前停用利尿剂、ACTH、地塞米松、降胆固醇药以及避孕药等影响放射性药物摄取的药物。

(3)在显像的前一天晚上,服用缓泻剂,以清洁肠道,减少肠道的放射性干扰。

2. 放射性药物临床常用 ^{131}I-6-碘代胆固醇(^{131}I-6-IC),剂量为 74～111MBq(2～3mCi)。

3. 图像采集

(1)仪器:仪器为 γ 照相机或 SPECT,配置高能平行孔准直器,矩阵 64×64 或 128×128,能峰 364keV,窗宽 20%,放大倍数 1.0。

(2)体位:仰卧位或俯卧位。

(3)采集方法:缓慢静脉注射 ^{131}I-6-IC 后第 3、5、7 及 9 天,分别进行后位和前位肾上腺及其邻近部位的显像,每帧采集计数 50k～100k 左右或采集 300 秒。

4. 图像处理　前台完成图像采集后,把数据传至后台计算机处理系统,利用厂家提供的核医学数据处理软件进行图像的大小、灰度、本底及图像的拼接等方面的处理。

【图像分析】

1. 正常图像　正常情况下,在注射显像剂后 5～9 天肾上腺显影清晰,由于右侧肾上腺靠近背部以及肝内放射性的影响,多数正常人的右侧肾上腺皮质影像浓于左侧,且位置也略高于左侧,但无左侧影像浓于右侧的现象。左侧肾上腺多呈卵圆形或半月形影像,而右侧多表现为圆形或锥形。

2. 异常图像

(1)两侧肾上腺影像增大,放射性增高或提前显影。

(2)单侧肾上腺显影。

(3)双侧均不显影或影像很淡。

(4)肾上腺位置异常。

(5)两侧肾上腺不对称,一侧显影很强,而另一侧则很淡。

【诊断要点】

1. 肾上腺皮质功能亢进性疾病　肾上腺皮质腺瘤和增生均可引起皮质功能亢进或增强,显像表现为肾上腺影增大,放射性浓聚增加或提前显影。应用地塞米松抑制试验可以鉴别肾上腺皮质腺瘤和增生。

2. 探寻皮质醇增多症术后复发灶　术后复发病灶表现为异常放射性浓聚。

3. 异位肾上腺　正常肾上腺部位不显影,而在其他部位出现放射性浓聚影像。

4. 肾上腺皮质癌　多数肾上腺皮质癌功能较低,因此,一般不显影。有肾上腺肿块的患者,如果肾上腺显像表现为患侧肾上腺皮质不显影,而健侧轻度显影或不显影,提示皮质癌的可能性较大。

【注意事项】

1. 患者显像前的准备要严格。

2. 注射 ^{131}I-6-IC 后,少数人可出现短暂的面部潮红、腰背酸胀、胸闷、心悸等反应,短期内可逐渐消失,一般无需特殊处理。

3. 分析图像时要注意排除肠道的放射性干扰。

4. 胆囊有时显影,在后位显像时易误认为右侧肾上腺,需注意区别。

第五节 肾上腺髓质显像

【原理】

静脉注射放射性标记的碘代苄胍类化合物后,可选择性作用于肾上腺髓质肾上腺素能受体,利用放射性药物发出的射线,通过 γ 照相机或 SPECT 可以显示肾上腺的位置、形态、大小及其功能状态,有助于诊断某些肾上腺疾病。

【适应证】

1. 肾上腺髓质增生的辅助诊断。

2. 嗜铬细胞瘤的定位诊断。

3. 确定恶性嗜铬细胞瘤转移灶的部位及范围。

4. 嗜铬细胞瘤术后残留病灶或复发病灶的探测。

【禁忌证】

妊娠及哺乳期妇女不宜做此检查。

【检查方法】

1. 患者准备

(1)封闭甲状腺:注射显像剂前 3 天开始服用复方碘溶液,每天 3 次,每次 5 ~ 10 滴,直至检查结束,以减少甲状腺摄取游离放射性碘。

(2)检查前 1 周停用酚苄明、利舍平、苯丙胺、可卡因、去甲伪麻黄碱、生物碱、6-羟基多巴胺、胰岛素及三环抗郁剂等药物。

(3)显像前 1 天晚上,服用缓泄剂清洁肠道。

2. 放射性药物

(1)^{131}I- MIBG:剂量 37 ~ 74MBq(1 ~ 2mCi)。

(2)^{123}I- MIBG:剂量 185 ~ 370MBq(5 ~ 10mCi)。^{123}I 由加速器生产,价格较贵,半衰期短(13 小时),不便贮存,限制了它的临床应用。

3. 图像采集

(1)^{131}I- MIBG 显像:仪器为 γ 照相机或 SPECT,配置高能平行孔准直器,能峰 364keV,窗宽 20% ,矩阵 64 ×64 或 128 ×128,放大倍数 1.0。患者取仰卧位。缓慢静脉注射(注射时间应大于 30 秒)^{131}I- MIBG 1 ~ 2mCi 后分别于 24、48、72 小时行后位和前位显像,显像前嘱患者排空膀胱,每帧图像采集 50k ~ 100k 计数或 300 秒,显像的范围应包括胸部、腹部和膀胱区。必要时加斜位、侧位、前后位全身显像。

(2)^{123}I- MIBG 显像:仪器为 γ 照相机或 SPECT,配置低能通用型平行孔准直器,能峰 159keV,窗宽 20% ,矩阵 64 ×64 或 128 ×128,放大倍数 1.0。患者取仰卧位。缓慢静脉注射 ^{123}I- MIBG 185 ~ 370MBq(5 ~ 10mCi)后分别于 24 小时和 48 小时行前位和后位肾上腺平面显像,每个投影采集时间 24 小时为 10 分钟,48 小时采集 15 分钟,显像前嘱患者排空膀胱,显像的范围应包括胸部、腹部和膀胱区。必要时加斜位、侧位、前后位全身显像。

4. 图像处理 前台完成图像采集后,把数据传至后台计算机处理系统,利用厂家提供的核医学数据处理软件进行图像的大小、灰度、本底及图像的拼接等方面的处理。

【图像分析】

1. 正常图像

(1)大多数正常人肾上腺髓质不显影,少数人可在注射 ^{131}I- MIBG 48 ~ 72 小时后双侧肾上腺髓质隐约显影,两侧大致对称。

(2)部分正常人腮腺、脾脏和心肌显影(这些部位也是肾上腺素能受体分布较丰富的组织)。

(3)肝脏及膀胱均可显影(131I-MIBG 主要经肾脏排泄,肝脏是131I-MIBG 代谢的主要场所)。

2. 异常图像

(1)双侧肾上腺清晰显影。

(2)单侧肾上腺清晰显影。

(3)肾上腺以外异常显影。

【诊断要点】

1. 肾上腺髓质增生　注射131I-MIBG 后双侧肾上腺提前(24 小时)清晰显影,或 48 ~ 72 小时显影明显增强,提示双侧肾上腺髓质增生。

2. 嗜铬细胞瘤　大约有80%的嗜铬细胞瘤位于肾上腺,20% 位于肾上腺以外,如腹主动脉旁、胸腔或膀胱内等处。注射131I-MIBG 后单侧肾上腺提前(24 小时)清晰显影,或 48 ~ 72 小时显影明显增强,提示为嗜铬细胞瘤,不显影则为正常肾上腺髓质;临床上有相应症状,在肾上腺以外的其他部位出现异常放射性浓聚影,排除其他干扰因素后,可诊断为异位嗜铬细胞瘤。

3. 恶性嗜铬细胞瘤转移灶　临床上有相应症状,在肾上腺以外的其他部位出现异常放射性浓聚影,若一侧肾上腺部位也可见有明显的浓聚影,则肾上腺以外的浓聚区应考虑为恶性嗜铬细胞瘤的转移灶,其转移灶多见于头、胸、腹及膀胱等处。

4. 嗜铬细胞瘤术后残留病灶或复发　在术后残留灶或复发灶处可见局限性异常放射性浓聚。

【注意事项】

1. 由于 MIBG 为去甲肾上腺素类似物,注入体内后有可能加速颗粒内贮存的去甲肾上腺素排出,从而引起血压升高,因此,在注射131I-MIBG 或123I-MIBG 时必须密切观察患者情况,其速度不能过快,如有不适反应,应暂缓或停止注射。

2. 少数嗜铬细胞瘤因摄取放射性药物较少,可以不显影,导致假阴性结果。

3. 患者服用某些影响肾上腺髓质摄取的药物或瘤体较小也影响显像的阳性率。

4. 肾上腺以外出现异常浓聚灶时,应注意排除心脏、肝、脾以及肠道放射性聚集导致的假阳性结果。

5. 显像前 1 天晚上应服用缓泄剂,显像前应排空膀胱。

案例分析1

临床资料:王XX,女,41 岁,右颈部发现肿块 2 周。无明显不适,无发热,肿块随吞咽上下活动。

问题:

1. 应该给该患者做哪项核医学检查?

2. 若图像显示为图 9-5 D,该如何描述该显像图?

3. 患者的可能诊断是什么?

4. 可进一步做哪些核医学检查?

案例分析2

临床资料:顾XX,女,56 岁,临床诊断为甲亢,因准备行131I 治疗而来我科做甲状腺摄131I 功能试验,检查结果 3 小时、6 小时及 24 小时摄131I 均明显低于正常,但其实验室检查结果及临床表现均为典型的甲亢。

经追问病史后了解到顾 XX 在服用摄131I 功能试验药物后不久即发生呕吐,但在做检测时未告知检查的技师,因此摄131I 功能试验结果与其临床不符。

经验与教训：核医学临床技师在给患者做核医学检查时要加强与患者的沟通,说明检查的注意事项,如有异常情况一定要让患者及时告知为其检查的技师,这样才能避免造成误诊。

 本章小结

　　内分泌系统检查是核医学检查的传统应用领域,但近年来随着医学的发展,在临床上核医学内分泌系统的检查已有了很大的变化。目前尚在临床上广泛应用的有以下这些:甲状腺摄^{131}I功能试验,主要用于^{131}I治疗甲亢的用药剂量估算;甲状腺静态显像,主要用于甲状腺结节功能状态判断,异位甲状腺诊断以及甲状腺大小判断等;甲状旁腺显像用于原发性甲状旁腺功能亢进症的诊断。至于肾上腺皮质和髓质显像,则由于显像药物供应的问题,目前在临床上已很少开展。

思考题

1. 甲状腺吸^{131}I功能试验原理、适应证及检查方法。
2. 甲状腺激素抑制试验原理及检查方法。
3. 甲状腺静态显像的适应证和禁忌证。
4. 甲状腺结节的类型及各自功能判断。
5. 甲状旁腺显像原理及双时相法检查方法。

（陈　刚）

第十章 消化系统

 学习目标

1. 掌握：肝胆动态显像、异位胃黏膜显像、唾液腺显像的原理、适应证、检查方法。
2. 熟悉：肝胶体显像、肝血流灌注与肝血池显像的原理及检查方法；肝胆动态显像、异位胃粘膜显像、唾液腺显像诊断要点。
3. 了解：消化道出血显像的原理、适应证、检查方法及诊断要点；肝胶体显像、肝血流灌注与肝血池显像适应证及诊断要点。

肝脏大部分位于右季肋区和腹上区，小部分位于左季肋区。肝脏的功能极为复杂、重要，它是机体新陈代谢最活跃的器官，肝细胞（多角细胞）是肝脏内唯一的实质细胞，是肝内数量最多、体积密度最大的细胞群，可生成胆汁，经肝内各级胆管收集，进入胆囊贮存；进食后，胆囊收缩，壶腹括约肌舒张，胆汁排入十二指肠。库普弗细胞是定居于肝窦的巨噬细胞，主要功能为消除分解异物及衰变细胞的各种成分。肝脏血液供应非常丰富，约 70% ~ 75% 来自门静脉，25% ~ 30% 来自肝动脉。

唾液腺主要包括成对的腮腺、下颌下腺和舌下腺，功能是分泌唾液。食管为肌性管道，上起咽下缘，终于胃贲门，其下端括约肌具有抗胃食管反流作用。胃是消化道最膨大的部分，上连食管，下续十二指肠，上口称贲门，下口称幽门。胃黏膜是一个复杂的分泌器官，具有分泌胃酸和胃蛋白酶的功能。小肠上起幽门，下接盲肠，分十二指肠、空肠与回肠三部。大肠是消化管的下段，分盲肠、阑尾、结肠、直肠和肛管。

目前，核医学在消化系统的应用主要包括：肝胆动态显像、肝胶体显像、肝血流灌注与肝血池显像、消化道出血显像、异位胃黏膜显像、唾液腺显像等。

第一节　肝胆动态显像

【原理】

静脉注射能够被肝细胞（多角细胞）选择性摄取的放射性药物后，肝细胞通过近似于处理胆红素的过程将放射性药物分泌入胆汁，继而经由胆道系统排泄至肠道，通过 γ 照相机或 SPECT 在体外观察药物被肝脏摄取、分泌、排出至胆道和肠道的过程，取得一系列肝、胆动态影像，了解肝胆系的形态结构，评价其功能。肝细胞功能正常是肝胆显影的前提，胆道通畅是放射性药物积聚于胆囊及出现在肠道内的条件。

【适应证】

1. 急性胆囊炎的诊断。
2. 慢性胆囊炎的诊断。
3. 先天性胆道闭锁和新生儿肝炎的鉴别诊断。

4. 先天性胆总管囊肿的辅助诊断。

5. 胆总管梗阻的辅助诊断。

6. 肝胆系术后的评价,如术后有无胆汁漏。

【禁忌证】

无明确禁忌证。

【检查方法】

1. 患者准备

(1)在进行肝胆显像前,应充分了解与肝胆显像有关的一些病史信息,如肝胆及胃肠道手术史、用药情况、胆红素及肝脏酶、腹部超声结果等。

(2)如果患者禁食超过 24 小时或者是完全静脉营养,应在检查前 30 ~ 60 分钟给予胆囊收缩素辛卡利特(Sincalide)预处理。

(3)检查前 6 至 12 小时应停用对奥迪括约肌有影响的麻醉药物。

(4)检查前至少禁食 4 小时,以保证胆囊处于充盈期,避免由于进食使胆囊处于分泌期而造成胆囊不显影的假阳性。

2. 放射性药物

(1)分类:①^{99m}Tc 标记的乙酰苯胺亚氨二醋酸(^{99m}Tc-iminodiacetic acid,^{99m}Tc-IDAs),以二乙基乙酰苯胺亚氨二醋酸(^{99m}Tc-EHIDA)、二异丙基乙酰苯胺亚氨二醋酸(^{99m}Tc-DISIDA)和三甲基溴乙酰苯胺亚氨二醋酸(^{99m}Tc-BRIDA)最为常用。②^{99m}Tc 标记的吡多氨基类化合物(^{99m}Tc-pyridoxylidene aminoacid,^{99m}Tc-PAA),以吡哆-5-甲基色氨酸(^{99m}Tc-PMT)最为常用。国内以 ^{99m}Tc-EHIDA 较为常用。

(2)剂量:成人为 185 ~ 555MBq(5 ~ 15mCi);儿童为 7.4MBq/kg(0.2mCi/kg),但不少于 37MBq(1mCi)。静脉注射给药。

3. 图像采集

(1)仪器:大视野 γ 照相机或 SPECT,配置低能通用型或高分辨型平行孔准直器,窗宽 15%,能峰 140keV,矩阵 256×256,放大倍数 1.0。对婴幼儿,放大倍数 1.5 ~ 2.5。

(2)体位:采用仰卧位,上腹部位于探头下,以剑突、脐连线中点作为显像中心。婴幼儿采集视野可将心脏及膀胱包括在内。

(3)采集方法:静脉"弹丸"注射放射性药物,同时开启 γ 照相机或 SPECT,每秒 1 帧,采集 60 秒,取得血流灌注像;然后每 5 分钟一帧采集 60 分钟或选择 5、10、20、30、45、60 分钟等时间点动态观察,采集计数每帧 500 ~ 1000k。

4. 介入试验 利用药物或生理、物理因素的介入手段改变胆流动力学,用于提高疾病诊断率及胆囊收缩功能测定。

(1)促胆囊收缩素(cholecystokinin,CCK):人工合成的 CCK 辛卡利特具有促胆囊收缩的活性,主要应用于禁食超过 24 小时或者是完全静脉营养者,因为此类患者可导致胆汁在胆囊中浓缩和淤滞,阻滞放射性药物进入胆囊。在肝胆显像前 30 ~ 60 分钟使用辛卡利特,可刺激胆囊收缩、松弛奥迪括约肌,使胆囊排空,以提高诊断率。用量 0.02μg/kg,静脉缓慢注射(4 ~ 5 分钟以上)。

(2)吗啡介入试验:主要用于降低诊断急性胆囊炎假阳性率,并缩短检查时间。高度怀疑为急性胆囊炎而胆囊在 45 ~ 60 分钟内不显影患者,可静脉注射吗啡 0.04mg/kg,最大用量 2 ~ 3mg(在 3 分钟以上注射完成),继续显像 30 分钟。吗啡可引起奥迪括约肌痉挛,使胆总管内压力增加 10 倍。如果胆囊管是通畅的,可以借助此压力将胆汁压入胆囊而使胆囊显影。反之则证明胆囊管受阻,从而确诊为急性胆囊炎。

注意事项:①注射吗啡时,应确定没有胆总管梗阻;②肝内剩余放射性不足时,应再次注射放射性药物(支持剂量为 37MBq);③吗啡的绝对禁忌证是呼吸抑制和吗啡过敏,相对禁忌证为急性胰腺炎。

（3）苯巴比妥钠（鲁米那）诱导试验：可提高肝胆动态显像对先天性胆道闭锁与新生儿肝炎的鉴别诊断效能。首次肝胆显像至少观察至24小时，肠道内无放射性分布的新生儿，口服苯巴比妥钠每日5mg/kg，分两次口服，连续7~10日，可以增加肝脏酶的分泌，加快胆红素及肝胆显像药物自肝脏分泌至微胆管。然后再次行肝胆显像，方法与第一次相同，如24小时后肠道内仍无放射性，则诊断为先天性胆道闭锁；一旦出现放射性则考虑为新生儿肝炎。

（4）辛卡利特或脂肪餐刺激试验：主要用于胆囊的收缩功能测定。方法是在胆囊显影并呈基本稳定状态后，静脉注射辛卡利特0.02μg/kg或给服脂肪餐，促使胆囊收缩，继续作肝胆显像至30分钟或胆囊收缩至稳定程度。婴幼儿脂肪餐试验可以通过哺乳或喂食奶制品完成。

5. 图像处理 图像采集完成后，将数据传至处理系统，利用厂家提供的软件进行图像大小、灰度、本底及图像的拼接等方面的处理，应做到图像清晰，排列有序，病灶易于分辨。

胆囊收缩功能的测定方法：将介入试验（4）采集数据传至处理系统，勾画胆囊感兴趣区（ROI），取得胆囊收缩前及30分钟时（或胆囊收缩至稳定程度时）的胆囊影像计数率，按下列公式计算胆囊排胆分数（GBEF）。

$$GBEF(\%) = \frac{胆囊收缩前计数率 - 30分钟（或胆囊收缩至稳定程度时）计数率}{胆囊收缩前计数率} \times 100\%$$

GBEF <35% 被认为胆囊收缩不正常，其数值不受年龄的影响。

【图像分析】

1. 正常图像 按其动态显像顺序，可分为血流灌注相、肝实质相、胆管排泄相和肠道排泄相四期（图10-1）。

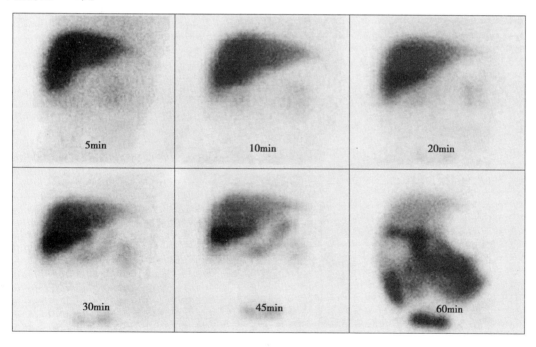

图 10-1 正常肝胆动态显像

（1）血流灌注相：自静脉注射放射性药物后即刻至30~45秒左右。心、肺、肾、大血管、肝脏依次显影。

（2）肝实质相：注射放射性药物后1~3分钟肝脏已清晰显影，并继续浓聚放射性，15~20分钟左右达高峰。肝脏位置、形态、大小正常，放射性分布均匀。

（3）胆管排泄相：随着肝细胞将放射性药物分泌入胆道，注射后5分钟胆管内即可出现放射性。逐次显现左、右肝管、总肝管和胆囊管、胆囊影像。胆囊一般在45分钟内显影。

（4）肠道排泄相：放射性药物被排至肠道，一般不迟于45~60分钟。

2. 异常图像

（1）血流灌注相：肝脏局部显影提前并呈灌注增加；肝脏局部灌注减低。

（2）肝实质相：肝脏形态异常；肝脏放射性摄取缓慢，肝内放射性浓聚欠佳，心肾的放射性增高。

（3）胆管排泄相：肝胆系时相延缓、显影不清晰或肝持续性显影；胆囊不显影或显影延迟等。

（4）肠道排泄相：肠道显影延迟、持续不显影等。

（5）肝脏、胆囊、胆管、肠道或泌尿道之外的位置，出现放射性浓聚影。

【诊断要点】

1. 急性胆囊炎 急性胆囊炎的病理生理表现为炎症、水肿或其他原因所造成的胆囊管梗阻。因此，急性胆囊炎患者肝脏摄取良好，胆-肠通过时间正常，肝胆管、总胆管均在1小时内显影，但胆囊持续不显影（图10-2）。文献报道其诊断灵敏度为97.6%。延迟至3~4小时显像、吗啡介入或辛卡利特预处理后显像可以避免假阳性结果。

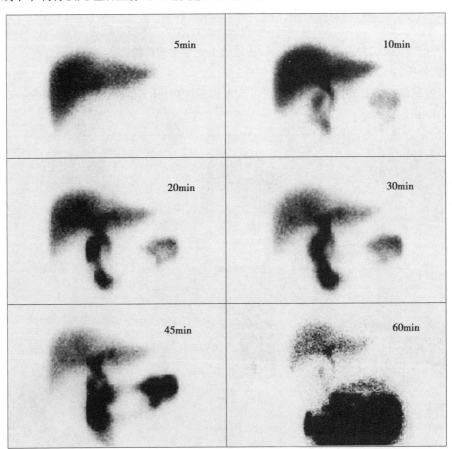

图10-2 急性胆囊炎
1小时未见胆囊显影

2. 慢性胆囊炎 胆囊延迟至1~4小时显影是大部分慢性胆囊炎的明显特征（图10-3）；胆囊显影越滞后，诊断慢性胆囊炎的符合率越高；肠道先于胆囊出现放射性是慢性胆囊炎患者的一个非敏感但却是非常特异性的征象；胆囊排胆分数（GBEF）低于35%可在术前预示慢性胆囊炎的病理诊断。

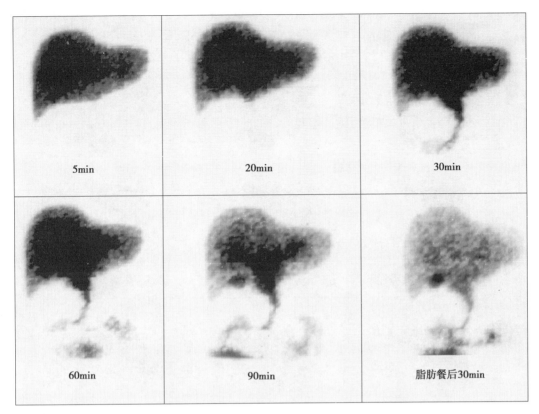

图 10-3　慢性胆囊炎
胆囊显影延迟且充盈不良,脂肪餐后胆囊未见明显改变

3. 先天性胆管闭锁　先天性胆管闭锁和新生儿肝炎都可引起黄疸,但治疗方案不同,故两者的早期鉴别诊断非常关键。肝胆显像至少观察至 24 小时,肠道内出现放射性,即诊断为新生儿肝炎(图10-4);肠道内无放射性分布的新生儿,应行苯巴比妥钠介入后再次行肝胆显像,方法与第一次相同,如 24 小时后肠道内仍无放射性,则诊断为先天性胆道闭锁(图 10-5),一旦出现放射性则考虑为新生儿肝炎。

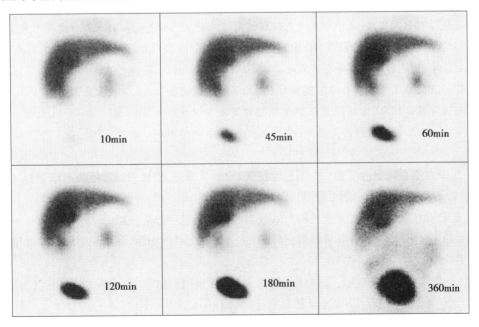

图 10-4　新生儿肝炎
观察至 6 小时,肠道内出现放射性

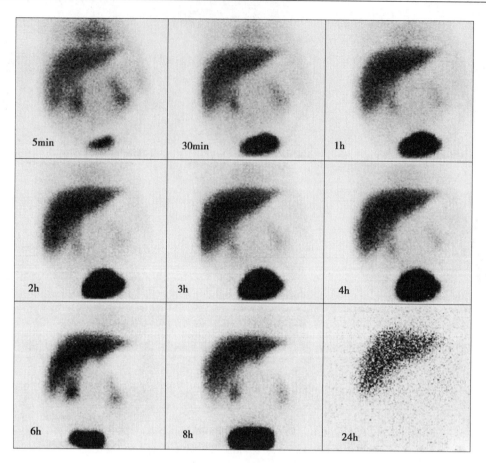

图 10-5 先天性胆道闭锁

苯巴比妥钠介入后,显像观察至 24 小时,肠道内未见放射性分布

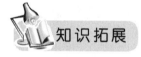

知识拓展

影像学检查方法

随着医学仪器的发展,影像学在先天性胆道闭锁与新生儿肝炎的鉴别诊断中发挥了重要作用,如超声(US)、磁共振胆胰管造影(MRCP)、内镜逆行胰胆管造影(ERCP)、腹腔镜下手术探查及胆管造影(LCC)等,但是各种方法均有其不足之处,每种检查方法无一是绝对可靠的。肝胆动态显像是目前公认的有效鉴别先天性胆道闭锁和新生儿肝炎的方法之一,以至少观察至 24 小时肠道内是否出现放射性为诊断标准,诊断先天性胆道闭锁的灵敏度为 100%,特异性为 64%,准确性为 85%。苯巴比妥钠介入后对其诊断的灵敏度、特异性、准确性分别为 100%、85%、91%。

4. **先天性胆总管囊肿** 表现为胆总管扩张、放射性滞留,构成椭圆形或梭形浓聚影,可在肝影、胆囊影消退甚至进餐后仍残存(图 10-6)。

5. **胆总管梗阻** 可分为完全性胆总管梗阻及不完全性胆总管梗阻。

(1)完全性胆总管梗阻:肝脏摄取良好,胆总管部位放射性中断,并见放射性持续增浓,但肠道内始终未见放射性出现(图 10-7)。

(2)不完全性胆总管梗阻:放射性自胆道至肠道的转移延迟(大于 60 分钟)是其特征性表现,据此可诊断或至少提示不完全性胆总管梗阻(图 10-8)。

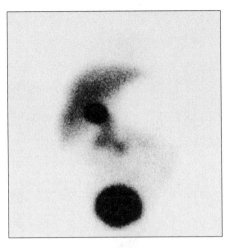

图 10-6 先天性胆总管囊肿

胆总管扩张,部分放射性滞留,构成椭圆形浓聚影

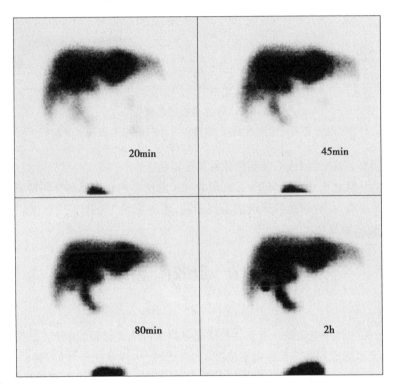

图 10-7 完全性胆总管梗阻

胆总管内放射性中断并持续增浓,观察至 2 小时,肠道内未见放射性出现

6. 肝胆系术后胆汁漏 肝脏、胆囊、胆管、肠道或泌尿道之外的位置出现放射性,位置相对固定且随时间延长放射性增多,可判断存在胆汁漏。

【注意事项】

1. 当患者被怀疑为急性胆囊炎,并且在 45 ~ 60 分钟内未见胆囊显影时,应进行 3 ~ 4 小时延迟显像,或使用吗啡介入以替代延迟显像。

2. 在一些患者,如严重的肝细胞功能障碍、可疑胆总管梗阻、胆道闭锁,有必要进行 24 小时延迟显像。

3. 如果观察患者是否存在胆汁漏,应进行 2 ~ 4 小时延迟显像及患者多体位显像。把患者引流袋置于观察范围之外。

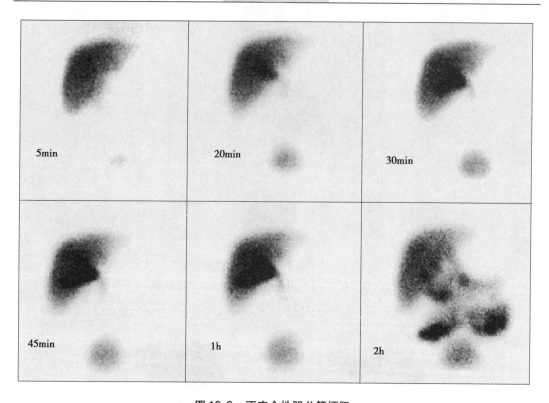

图 10-8 不完全性胆总管梗阻
1 小时内肠道未见放射性出现,观察至 2 小时肠道内出现大量放射性

4. 为观察胆囊,右侧位像或右前斜位像有助于诊断。
5. 婴儿黄疸怀疑先天性胆道闭锁时,必须通过苯巴比妥钠介入提高诊断特异性。
6. 在婴幼儿患者,一般通过静脉通道滴注给药,不能形成"弹丸",故血流灌注时相影像不佳,但不影响其他三相观察。

第二节 肝胶体显像

【原理】

肝胶体显像又称肝静态显像。放射性胶体通过静脉注入人体后,被肝脏库普弗细胞吞噬并固定,占位性病变可造成局部普弗细胞的缺失(如血管瘤、良性或恶性肿瘤、脓肿等)或增多(如肝局灶性结节增生等),利用 γ 照相机或 SPECT 显像时表现为局限性放射稀疏缺损或浓聚区;弥漫性疾病(如肝硬化等)可导致库普弗细胞总体吞噬能力下降,显像时表现为肝脏放射性分布弥漫性稀疏;据此可判断肝脏占位性病变的数量、大小、形态以及肝脏功能的受损程度。

【适应证】

1. 肝脏占位性病变的辅助诊断。
2. 肝脏位置、形态、大小的评估。
3. 肝脏功能的评价。

【禁忌证】

无明确禁忌证。

【检查方法】

1. 患者准备 无须特殊准备。
2. 放射性药物 ^{99m}Tc-硫胶体(SC)或 ^{99m}Tc-植酸钠,静脉注射给药。平面显像时,剂量为 74 ~ 185MBq(2 ~ 5mCi),断层显像时为 296 ~ 444MBq(8 ~ 12mCi)。

124

3. 图像采集

（1）平面显像：大视野γ照相机或SPECT,配置低能通用型或高分辨型平行孔准直器,能峰140keV,窗宽20%,矩阵128×128或256×256,放大倍数1～1.5。通常受检者取仰卧位,给药后15分钟显像。常规采集前后位、右侧位、后前位,每个体位采集500k～1000k,必要时加摄右前斜、左前斜、左侧位。

（2）断层显像：给药后15分钟显像,取仰卧位,SPECT准直器、能峰及窗宽同平面显像,矩阵64×64或128×128,放大倍数1.33,探头旋转360°,采集64帧,每帧采集时间10～20秒。

4. 图像处理 图像采集完成后,将数据传至处理系统,利用厂家提供的软件进行图像大小、灰度、本底及图像的拼接等方面的处理,应做到图像清晰,排列有序,不同体位加以注明,病灶易于分辨,最好于病灶处加以醒目标注。对断层采集数据通过计算机重建获得肝脏横断面、冠状面及矢状面图像。

【图像分析】

1. 正常图像

（1）前后位：多呈三角形,右叶顶部呈穹隆样突出,左叶上缘略显凹陷,为心脏压迹;形态变异以帽型、水平型、直立型常见;右叶放射性分布密度高于左叶,肝周边低于肝中心部位,大血管出入的肝门区和胆囊部位较稀疏。

（2）右侧位：常呈逗点状或圆形、椭圆形等,主要为右叶投影,上缘呈穹隆状,下缘放射性分布均匀,肝影后上方可见脾影。

（3）后前位：以显示右叶为主,左叶因脊柱及腰背肌肉覆盖显示不清楚。右叶下内侧因右肾压迹显影较稀疏,脾因位于体后壁故显影清楚。

（4）断层图像：三个断面的图像放射性分布均匀,由于肝内胆管、大血管以及胆囊、肝门、肾压迹、韧带等结构的影响,在不同剖面的相应部位均能见到放射性稀疏缺损区。

2. 异常图像

（1）位置异常：最常见的是肝下垂、肝上抬、左位肝等。

（2）大小异常：以肝大最常见,也可见肝缩小。

（3）形态异常：肝内病变或肝相邻器官肿大或肿块的挤压均可引起形态异常。

（4）放射性分布：肝内局限性稀疏;肝内放射性弥漫性稀疏;肝内局限性热区。

（5）断层显像：占位性病变部位呈局限性稀疏缺损,其检出率比平面显像高10%。

【诊断要点】

1. 肝内占位性病变 显像时可表现为：①局限性放射性稀疏缺损区,如肝血管瘤、原发性肝癌、肝转移瘤、脓肿、囊肿、肝硬化结节等;②局限性放射性浓聚区,如肝局灶性结节增生、Budd-Chiarich综合征等。

2. 肝脏位置、形态、大小诊断 目前临床应用较少,以B超、CT、MRI为主要诊断方法。

3. 肝脏功能评价 肝脏功能正常时图像的放射性分布正常;肝脏功能局部受损（如占位性病变）时图像表现为局部放射性分布异常;肝功能弥漫性受损时（如肝硬化、急或慢性肝炎、脂肪肝、肝血吸虫等弥漫性肝脏疾病）,随受损程度的不同,肝影呈现程度不同的模糊不清改变或放射性分布弥漫性稀疏。

【注意事项】

1. 显像前24小时内不宜进行钡餐检查。

2. 肝功能不良、门脉高压者显像开始时间适当延迟。

3. 肝胶体显像对肝内占位性病变的性质难以做出鉴别诊断。

4. 嘱受检者平静呼吸,以减少脏器位移的影响。

5. 受仪器分辨率的限制,肝静态显像对小于1.5cm的病变探测率较低,位于肝门部位的病变常难以发现。

第三节 肝血流灌注与肝血池显像

【原理】

肝脏接受肝动脉和门静脉双重供血,75%来自门静脉,约25%来自肝动脉。当"弹丸"式静脉注射限制在血液循环系统内的放射性药物后,正常情况下肝脏在动脉期不显影,到静脉期才显影;肝脏恶性肿瘤常由动脉直接供血,故在动脉期病灶区即可见放射性充填。肝脏含血量丰富,当放射性药物在血液循环系统达到平衡时,肝血池聚集量明显高于邻近组织而显影,可以根据病变区放射性浓聚程度高于、等于或低于周围正常肝组织来鉴别肝内占位性病变的性质。

【适应证】

1. 肝血管瘤的诊断。

2. 与肝胶体显像联合应用,对肝内其他占位性病变进行鉴别诊断,如原发性肝癌、肝囊肿等。

【禁忌证】

无明确禁忌证。

【检查方法】

1. 患者准备 无须特殊准备。

2. 放射性药物 常用^{99m}Tc标记的红细胞(^{99m}Tc-RBC),静脉注射给药,剂量740~1110MBq(20~30mCi)。

3. 图像采集

(1)仪器:大视野γ照相机或SPECT,配置低能通用型或高分辨型平行孔准直器,能峰140keV,窗宽15%~20%,矩阵64×64或128×128,放大倍数1~1.5。

(2)体位:受检者取仰卧位,置探头于前后位或后前位投影位置,或依据病灶在肝内的部位,置探头于最能清晰显示病灶的投影位置,视野包括部分心室、腹主动脉、肝脏、脾脏和肾脏。

(3)采集方法

1)肝血流灌注相:静脉"弹丸"式注射放射性药物的同时启动显像仪进行连续动态显像。每2秒一帧,共计30帧。

2)肝血池相:15~30分钟后,进行多体位静态显像,包括前位、后位、右侧位,每个体位采集750k~1000k。必要时进行1~5小时延迟显像和断层显像。

3)断层显像:受检者取仰卧位,SPECT准直器、能峰及窗宽同平面显像,矩阵64×64或128×128,放大倍数1~1.5。探头旋转360°,采集64帧,每帧采集时间20~30秒。

4. 图像处理 通过厂家提供的软件对采集数据进行处理,包括图像大小、灰度、本底及拼接等,应做到图像清晰,排列有序,对病灶部位加以标注,加做的不同体位图像应注明。断层显像采集数据经处理后可形成横断位、矢状位和冠状位图像,如有同机CT,可进行图像融合,利于小病灶的定位。

【图像分析】

1. 正常图像

(1)肝血流灌注相

1)动脉期:右心、双肺及左心相继显影,左心显影后2~4秒腹主动脉显影,继续2~4秒双肾及脾出现放射性,肝区不显影,呈现三角形分布稀疏区。

2)门静脉期:双肾显影后约12~18秒,肝脏开始出现显影,并见肝区放射性持续增加,逐步超过肾脏。

(2)肝血池相:静态显像可见心脏、大血管及肝脾等血池影像,肝区放射性分布均匀,其强度一般低于心血池和脾脏的放射性。

2. 异常图像

（1）肝血流灌注相:动脉期肝脏出现局限性浓聚。

（2）肝血池相:在肝胶体显像时表现为局限性放射性缺损部位,肝血池相可见:①不充填,即病灶区呈放射性分布稀疏缺损;②充填,即病灶区的放射性分布与周围正常肝组织相当;③过度充填,即病灶区的放射性分布高于周围正常肝组织。

【诊断要点】

1. 肝血管瘤　肝胶体显像时病变区表现为局限性放射性稀疏缺损;血流灌注相动脉期病变区不出现早期灌注,门静脉期病变区放射性分布低于周围正常肝组织;肝血池相一般表现为病灶区的过度充填(图10-9)。即"血流血池不匹配"现象是肝血管瘤的典型特征表现。

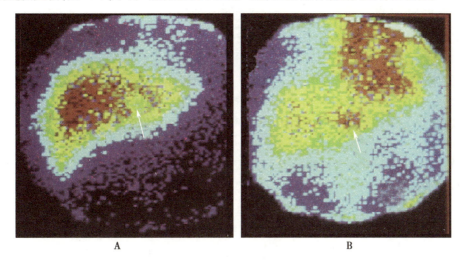

图 10-9　肝血管瘤

A. 肝胶体显像见左叶局限性放射性稀疏缺损区;

B. 肝血池显像见相应部位放射性过度充填

2. 原发性肝癌　肝胶体显像时病变区表现为局限性放射性稀疏缺损;血流灌注相动脉期可看到病变区提前灌注;肝血池相病变部位呈放射性充填。

3. 肝囊肿　肝胶体显像病变区表现为局限性放射性稀疏缺损;血流灌注相动脉期病变区不出现早期灌注,门静脉期病变区放射性分布低于周围正常肝组织;肝血池相病变区表现为不充填。

【注意事项】

1. 标记红细胞时,其标记率须达到质控要求。

2. 需进行肝胶体显像、肝血流灌注与血池显像时,检查时间间隔不宜少于 24 小时。

第四节　胃肠道出血显像

【原理】

正常情况下,由于胃肠道组织含血量较低,静脉注射放射性药物后不显影或呈本底放射性分布,如果胃肠道局部血管破裂引起出血,血液中的放射性药物会随血液渗出而在胃肠道内聚集,当出血量达到一定程度时,通过 γ 照相机或 SPECT 显像可以判断出血的部位和范围。

【适应证】

消化道(尤其是下消化道)出血的诊断与定位诊断。

【禁忌证】

无明确禁忌证。

【检查方法】

1. 患者准备 注射放射性药物前30分钟口服 $KClO_4$ 200mg 封闭胃黏膜。如果怀疑为小肠出血,可在显像前注射胰高血糖素,以减少肠蠕动,利于放射性药物在小肠出血部位聚集,提高诊断的阳性率。

2. 放射性药物

(1) ^{99m}Tc-RBC:静脉注射给药,常用剂量 555~740MBq(15~20mCi)。能在血循环系统内持续存留24小时以上,可进行多次显像,有利于探查消化道急性活动性和间歇性出血。

(2) ^{99m}Tc-硫胶体或 ^{99m}Tc-植酸钠:静脉注射给药,常用剂量 296~370MBq(8~10mCi)。由于肝脾单核吞噬细胞系统能不断清除放射性胶体,腹部的血本底明显降低,有利于出血部位放射性的清晰显示,仅适用于急性活动性出血。

3. 图像采集

(1)仪器:大视野 γ 照相机或 SPECT,配置低能通用型或高分辨型平行孔准直器,窗宽15%,能峰 140keV,矩阵 256×256 或 128×128,放大倍数 1.0;对婴幼儿,放大倍数1.5~2.0。

(2)体位:取仰卧位,探头自前位对准腹部(包括剑突至趾骨联合)。

(3)采集方法

1) ^{99m}Tc-RBC 显像:静脉"弹丸"注射放射性药物后立即开始动态采集,头30分钟每5分钟一帧连续采集,30分钟后每10~15分钟采集一帧,60分钟仍为阴性者,如怀疑慢性间歇性出血,可延长显像时间或用多次显像。

2) ^{99m}Tc-硫胶体或 ^{99m}Tc-植酸钠显像:静脉"弹丸"注射放射性药物后立即开始动态采集,每1~2分钟一帧连续采集30分钟。由于放射性药物可迅速自血液中被单核巨噬细胞系统清除,显像观察至60分钟即可,必要时可再次注射药物重新显像。

4. 图像处理 采集数据传至处理系统后,通过处理软件进行图像大小、灰度、本底及拼接等方面的处理,应做到图像清晰,排列有序,病灶易于分辨,病灶部位最好加以标注,不同体位采集所形成图像应注明。

【图像分析】

1. 正常图像

(1) ^{99m}Tc-RBC 显像:可见肝、脾、肾、膀胱及腹部大血管显像,腹部其他部位仅见少量放射性本底,胃、十二指肠、空肠、回肠和结肠等基本不显影。有时可见由于输尿管内放射性滞留造成腹部视野内异常浓聚灶,须注意鉴别。

(2) ^{99m}Tc-硫胶体或 ^{99m}Tc-植酸钠显像:仅肝、脾显影,早期动态影像尚可见腹部大血管影像,腹部本底低。

2. 异常图像 腹部胃肠道区域出现放射性浓聚灶即视为异常。依出血量不同可表现为点状、片状、条索状等形态各异的放射性浓聚影。

【诊断要点】

在动态观察影像中,于腹部胃肠道区域出现点、片状浓聚影,且随时间延长范围增大,沿肠形向远端伸长呈条索状(图10-10);小量出血或间隙性出血可仅见点、片状浓聚灶,随时间延长其位置随肠道走向发生变化,小量出血者浓聚影可能出现后再消失。

【注意事项】

1. 检查前患者停止用止血药,特别是少量出血的患者。

2. 怀疑出血点与大血管或脏器重叠时,为避免假阴性出现,可加做侧位显像。

3. 腹腔手术后、肝硬化腹水等患者可表现为腹部本底较高或不均匀的斑片状放射性增高表现,须结合临床和动态影像分析。

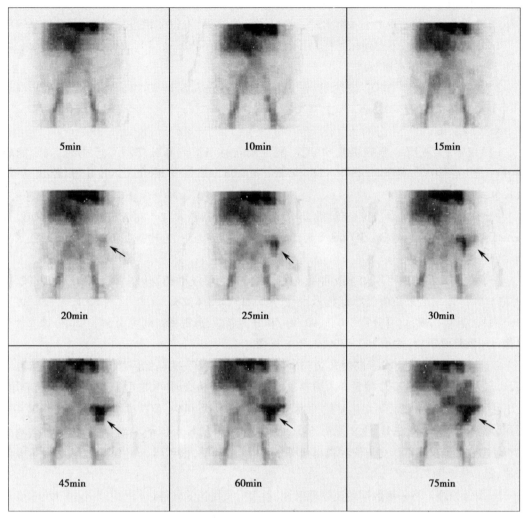

图 10-10　消化道出血
左下腹见局限性放射性浓聚灶,随时间延长,放射性密度增强且范围增大

第五节　异位胃黏膜显像

【原理】

正常人静脉注射$^{99m}TcO_4^-$后,胃黏膜很快聚集$^{99m}TcO_4^-$而呈现放射性浓聚影像,腹部胃以外其他部位则呈低放射性分布。而 Meckel 憩室、小肠重复畸形及 Barret 食管等患者,由于病变部位可存在异位胃黏膜,且异位胃黏膜同样具有摄取$^{99m}TcO_4^-$的功能;静脉注射$^{99m}TcO_4^-$后,通过 γ 照相机或 SPECT 可以观察到除胃正常显影外,病变部位亦呈放射性浓聚影像,据此可特异性地诊断异位胃黏膜存在。

【适应证】

1. 下消化道出血小儿慢性腹痛疑有 Meckel 憩室和小肠重复畸形。

2. 不明原因的腹部包块、肠梗阻或肠套叠疑与 Meckel 憩室或小肠重复畸形有关。

3. 成人食管疾患的鉴别诊断,如成人 Barret 食管。

【禁忌证】

无明确禁忌证。

【检查方法】

1. 患者准备　检查前禁食>4 小时。为保证显像效果,不得使用过氯酸钾、水合氯醛等阻滞$^{99m}TcO_4^-$ 吸收的药物;不得使用阿托品等有抑制作用的药物以及可刺激胃液分泌的药物。检查前 3 ~ 4 天内避免钡剂灌肠。

2. 放射性药物　$^{99m}TcO_4^-$ 洗脱液,静脉注射给药,成人剂量 370MBq(10mCi),小儿剂量 7.4 ~ 11.1MBq/kg(0.2 ~ 0.3mCi/kg)。

3. 图像采集

(1)仪器:大视野 γ 照相机或 SPECT,配置低能通用型或高分辨型平行孔准直器,能峰 140keV,窗宽 20%,矩阵 128 × 128 或 256 × 256,放大倍数 1.0,小儿患者放大倍数 1.5 ~ 2.0。

(2)体位:常规采集取前位,在病灶显示最佳时,可根据需要加作左或右侧位采集。如检查 Barrett 食管,宜取直立位以减少胃液反流,食管显像以剑突为中心;检查肠道病变时视野范围从剑突到耻骨联合。

(3)采集方法:一般可用动态或间隔显像方式检查。可注射药物后立即采集,1 分钟/帧,持续 30 分钟,1 小时后采集前位腹部延迟影像,矩阵 256 × 256,Zoom 1.0,计数 500k,必要时可于 120 分钟加采集一帧;也可分别于 0、5、10、30、60 分钟显像,总观察时间可为 60 ~ 120 分钟。食管显像可于病灶显示后,饮水 200 ~ 300ml,重复显像。

4. 药物介入　对于临床高度怀疑 Meckel 憩室者,如第一次显像阴性,可以应用五肽胃泌素、H_2 受体阻滞剂和胰高血糖素介入后重复显像。为缩短检查时间,也可于第一次检查前应用。皮下注射五肽胃泌素刺激壁细胞泌酸,加强胃粘膜对$^{99m}TcO_4^-$ 摄取,但这样会加重溃疡,临床基本不用,现多采用静脉滴注 H_2 受体阻滞剂如西米替丁或雷尼替丁(1mg/kg)抑制胃酸分泌,减少$^{99m}TcO_4^-$ 流出,延长停留,皮下注射胰高血糖素,减少肠蠕动,也可阻止$^{99m}TcO_4^-$ 自憩室向肠腔内排泄,提高诊断的阳性率。

5. 图像处理　将采集数据传至处理系统,利用厂家提供的软件进行图像大小、灰度、本底及图像的拼接等方面的处理,应做到图像清晰,排列有序,病灶易于分辨,必要时对病灶区用箭头加以标注,不同体位图像应注明,以利于临床参考。

【图像分析】

1. 正常图像　注射$^{99m}TcO_4^-$ 后胃影迅速显示,并逐渐增强,除胃影外胸部和腹部无局限性、位置相对固定的放射性浓聚灶出现;膀胱显影明显;有时肾及输尿管可显影,应加以鉴别。观察至后期,具有放射性的胃液如流入肠道可致十二指肠及小肠区域先后出现形态不固定的放射性浓聚影。

2. 异常图像　胃显影同时或稍后,在胸部或腹部放射性本底分布区出现局限性的放射性浓聚灶,其浓聚强度随胃影增加而增加,且其位置及形态在 1 小时内变化不明显(放射性强度可减淡)。

【诊断要点】

1. Meckel 憩室　在腹部出现与胃影同步或稍后显示的放射性浓聚灶,一般在注射$^{99m}TcO_4^-$ 后 2 ~ 10 分钟出现,常位于右下腹,也可在腹部的任何位置,多时相显像时位置相对固定,显影密度随时间延长而逐步增强(图 10-11)。

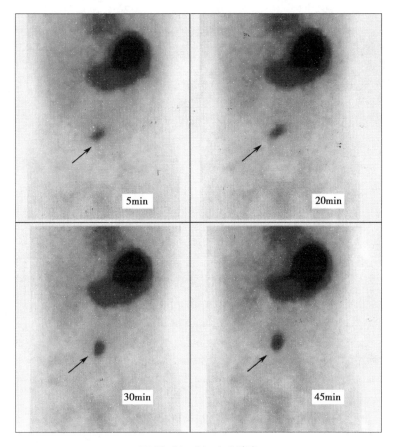

图 10-11 Meckel 憩室

5 分钟于脐旁出现类圆形浓聚灶,随胃影增浓而增浓,观察至 45 分钟位置固定

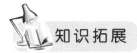 知识拓展

影像学检查方法

异位胃黏膜显像是诊断 Meckel 憩室最简便、最有效的方法,具有特异性强、准确率高、安全及无痛等优点,其总的灵敏度为 85%,特异性 95%,可以作为诊断 Meckel 憩室的首选排除方法;小肠梗阻、肠套叠、动静脉畸形、血管瘤、溃疡、阑尾炎、节段性回肠炎、小肠肿瘤及上尿路梗阻等可以造成显像时的假阳性结果,增加检查体位(如侧位等)、动态观察影像的演变等可以较好对上述原因引起的假阳性进行鉴别诊断。其他检查方法主要有钡剂造影、血管造影、内镜检查等,前两者准确率低,内镜检查在小儿中的使用明显受到限制。

2. 小肠重复畸形 病变较小者,图像表现与 Meckel 憩室相似;如异常浓聚灶范围较大,形态呈多片状、条索状或肠襻状则提示小肠重复畸形(图 10-12)。

3. Barrett 食管 在胃影显示同时,其上方的食管下段出现异常放射性浓聚影,并且随时间延长显影逐步增强,饮水后局部影像无明显变化。

【注意事项】

1. 严格禁食,停用干扰、阻断胃黏膜摄取及促蠕动、分泌药物。

2. 检查前 3 ~ 4 天内避免钡剂灌肠有利于避免假阴性。

3. 腹内病灶性质难定时,注意侧位显像。

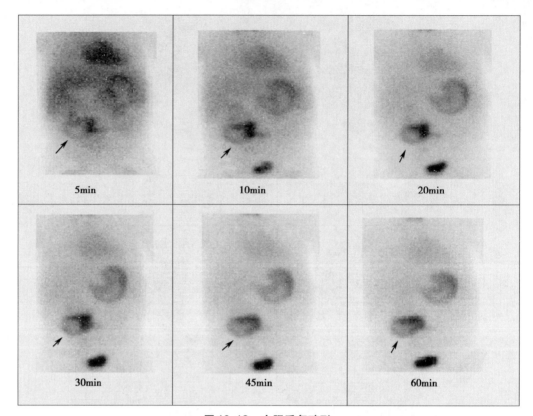

图 10-12　小肠重复畸形

5 分钟右下腹见片状局限性放射性浓聚区,随时间延长放射性有所增强

第六节　唾液腺显像

【原理】

唾液腺小叶内导管上皮细胞具有从血液中摄取和分泌$^{99m}TcO_4^-$的功能,静脉注射的$^{99m}TcO_4^-$随血流到达唾液腺,被小叶细胞从周围毛细血管中摄取并积聚于腺体内,并在一定的刺激下分泌出来,随后逐渐分泌到口腔。通过 γ 照相机或 SPECT 在体外进行观察,可了解唾液腺位置、大小、形态、放射性分布和功能情况,对引起相应改变的疾病进行辅助诊断或鉴别诊断。

【适应证】

1. 唾液腺占位性病变的鉴别诊断。

2. 唾液腺摄取功能的判断。

3. 唾液腺排泄功能受损或导管阻塞的判断。

【禁忌证】

无明确禁忌证。

【检查方法】

1. 患者准备　检查前患者无须特殊准备。

2. 放射性药物$^{99m}TcO_4^-$洗脱液,静脉注射给药,剂量 185 ~ 370MBq(5 ~ 10mCi)。

3. 图像采集

(1)仪器:大视野 γ 照相机或 SPECT,配置低能通用型或高分辨型准直器,窗宽 20% ,能峰140keV,静态显像时矩阵 256 × 256 或 128 × 128,动态显像矩阵 64 × 64 或 128 × 128,放大倍数 2 ~ 3。

(2)体位:通常采用仰卧位。视野中应包括整个唾液腺、部分或全部甲状腺。

(3)采集方法

132

1）静态显像：主要用于唾液腺占位性病变的诊断。静脉注射$^{99m}TcO_4^-$后 20～30 分钟显像，漱口后取前位和双侧位图像，每帧 500k。为有助于唾液腺形态和位置的观察，可在注射$^{99m}TcO_4^-$前 30 分钟皮下注射硫酸阿托品 0.5mg，以抑制唾液腺分泌，减少口腔内的放射性。

2）动态显像：主要用于唾液腺功能和导管通畅情况的判断。

方法一：静脉注射$^{99m}TcO_4^-$，同时开启 γ 照相机或 SPECT，1 分钟/帧或 2 分钟/帧，采集 40 分钟，采集过程中令患者保持体位不动，于 20 分钟时含服 300～500mg 维生素 C 促使唾液腺分泌，继续采集 20 分钟。

方法二：静脉注射$^{99m}TcO_4^-$后于 5、10、20、40 分钟分别行前位和左右侧位显像，计数 500k/帧。然后令受试者含化 300～500mg 维生素 C 以促使唾液腺分泌，并于清洗口腔前后分别显像。

4. 图像处理　图像采集完成后，将数据传至处理系统，利用厂家提供的软件进行图像大小、灰度、本底及拼接等方面的处理，应做到图像清晰，排列有序，病灶易于分辨，不同体位图像应注明；对于动态采集数据，作出时间-放射性活度曲线，以利对唾液腺摄取、分泌功能及导管通畅情况的判断。

【图像分析】

1. 正常图像　静脉注射$^{99m}TcO_4^-$后随时间延长，唾液腺显影逐渐清晰，约 20～30 分钟时，显影达到高峰，以腮腺影像最清晰，颌下腺和舌下腺的影像相对较淡，随后影像缓慢减淡。前后位像，腮腺影像呈卵圆形，上端稍宽，两侧对称，轮廓完整，放射性分布均匀（图 10-13A），腮腺导管常与口腔的放射性影像相连。维生素 C 刺激后引起唾液分泌量明显增加，导管通畅时，腺体分泌的唾液很快被引流出来，腮腺及颌下腺影明显减淡，口腔内的放射性分布明显增加。

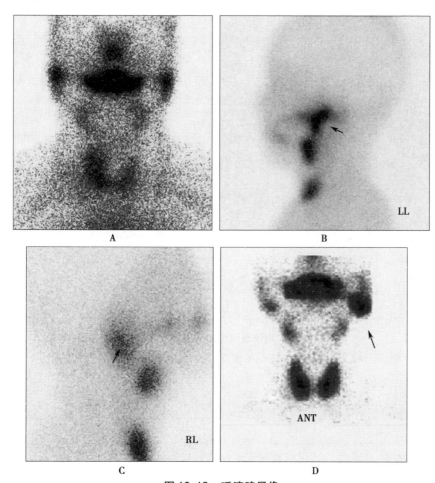

图 10-13　唾液腺显像

A. 正常唾液腺静态显像图；B. 左侧腮腺"冷结节"；C. 右侧腮腺"温结节"；D. 左侧腮腺"热结节"

2. 异常图像

（1）唾液腺放射性摄取迅速，放射性分布弥漫性浓聚。

（2）唾液腺摄取放射性缓慢，放射性分布稀疏，影像模糊不清。

（3）放射性分布不均匀，可见局限性放射性浓聚或稀疏缺损区。

（4）唾液腺内放射性排出缓慢或无排出，腺内放射性呈持续性弥漫性浓聚。

【诊断要点】

1. 唾液腺占位性病变　根据唾液腺肿块摄取$^{99m}TcO_4^-$的能力不同，可将肿块分为如下类型：

（1）冷结节：肿块部位的放射性分布低于周围正常唾液腺组织，表现为稀疏区或缺损区（图10-13B）。如稀疏或缺损区的边缘清晰且较光滑，多为良性混合瘤、唾液腺囊肿、脓肿。如缺损区的边缘不清晰、不光滑，多提示为恶性肿瘤。

（2）温结节：肿块部位的放射性分布与周围正常唾液腺组织一致或接近，多为腮腺混合瘤或单纯性腺瘤，恶性肿瘤可能性较小（图10-13C）。

（3）热结节：肿块部位的放射性分布高于周围正常唾液腺组织，常见于淋巴乳头状囊腺瘤（图10-13D）。

2. 唾液腺摄取功能判断　功能亢进表现为两侧或一侧唾液腺显影呈弥漫性浓聚；功能减退表现为两侧或一侧唾液腺显影呈弥漫性稀疏或不显影。

3. 唾液腺排泄功能受损或导管阻塞　典型表现为唾液腺放射性摄取良好，但腺内放射性排出缓慢或无排出，呈持续性弥漫性浓聚，维生素C刺激后，腺内放射性仍消退缓慢或无明显改变（图10-14）。

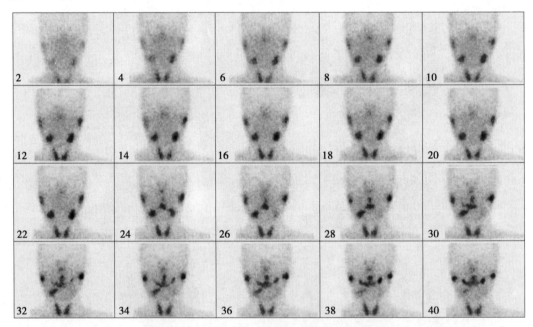

图10-14　唾液腺排泄功能受损动态显像图

2分钟/帧，后8帧为维生素C刺激后图像，双侧腮腺及右侧颌下腺放射性消退明显延缓

【注意事项】

1. 腮腺造影可影响唾液腺摄取高锝酸盐的能力，故应在造影之前或在造影后数日再行本项检查。

2. 患者检查前，不能应用过氯酸钾等影响唾液腺摄取的药物。

3. 了解唾液腺功能及导管排泄情况时，不能应用硫酸阿托品等对唾液腺分泌有影响的药物。

案例分析1

　　临床资料:患儿,男,40天,体重4.5kg,生后黄疸,持续不退,并逐渐加重,体重增加缓慢,大便灰白色。患儿母亲怀孕期间曾感染巨细胞病毒。查体:营养状况较差,皮肤黄染,肝脾肿大。血清总胆红素71.2μmol/L(正常参考值5.0~21.0)、直接胆红素31.6μmol/L(正常参考值0.0~6.0)、间接胆红素39.6μmol/L(2.0~15.0)。临床怀疑先天性胆道闭锁,为与新生儿肝炎鉴别行肝胆动态显像。结果显示:10分钟肝脏显影比较清晰,位置、形态正常,体积增大,放射性分布基本均匀,可见心脏、双肾及膀胱影像;1小时内连续动态观察胆囊未见显影,肠道内未见放射性出现,膀胱影像逐渐浓聚;随后于2小时、6小时、26小时行延迟显像,胆囊仍未显影,心脏及双肾影逐渐减淡,肝脏影消退相对延缓,肠道内仍未见放射性出现。

　　问题:

　　(1)肝胆动态显像的原理是什么?

　　(2)肝胆动态显像所选用的放射性药物是什么?对此患儿所用放射性药物剂量应为多少?

　　(3)仅从此次显像结果分析,支持先天性胆道闭锁还是新生儿肝炎?为提高对两种疾病的鉴别效能而明确诊断,下一步应采取怎样的措施?说明具体方法。

案例分析2

　　临床资料:患儿,男,2岁,体重14kg,间断大便带血2月余,无腹泻,不伴呕血、发热。查体:腹软,右下腹压痛,肝脾不大。化验室检查无明显异常发现。临床高度怀疑Meckel憩室。为明确诊断行异位胃黏膜显像:禁食6小时,仰卧位,静注$^{99m}TcO_4^-$ 148MBq(4mCi),启动SPECT(放大倍数1.5),分别于5、10、15、20、30、60分钟显像,每帧计数500k~1000k(图10-15)。

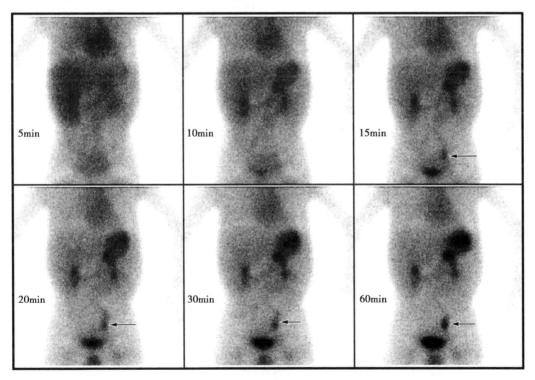

图10-15 异位胃黏膜显像

　　问题:

　　(1)从图像分析造成左下腹局限性浓聚灶(箭头所示)最可能的原因是什么?下一步应采

取何种措施加以验证？

（2）若证实左下腹浓聚灶为检查中形成的伪影，临床又高度怀疑 Meckel 憩室的存在，下一步应采取何种措施以提高诊断的阳性率？说明具体方法。

本章小结

肝胆动态显像是目前公认的有效鉴别先天性胆道闭锁与新生儿肝炎的方法之一，在临床得到广泛应用；是诊断急性胆囊炎的首选方法，具有高灵敏度（大于 95%）及高特异性（大于 98%）；是胆道手术后是否伴有胆汁漏的灵敏和非创伤性的检查。

肝胶体显像曾是活体显示肝脏的唯一方法；肝胶体与肝血池显像联合应用可以对肝内占位性病变进行鉴别诊断，其中肝血管瘤在胶体显像时呈局限性放射性稀疏缺损区而在肝血池显像时呈放射性过度充填是其诊断的强指征。

胃肠道出血显像对消化道急性或间歇性出血的定位诊断有着明显的优势，能探测出血率低达 0.1ml/min 的出血点，与内镜和选择性血管造影相比，本法有无创、简便、准确等优点。

Meckel 憩室、小肠重复畸形和 Barret 食管等病变部位可存在异位胃黏膜，且异位胃黏膜同样具有摄取 $^{99m}TcO_4^-$ 的功能；通过异位胃黏膜显像可作出病因诊断，相比其他方法更适合于婴幼儿 Meckel 憩室的诊断。

唾液腺静态显像主要用于腺体内占位性病变的诊断，病变可以表现为"冷区"、"温区"及"热区"；其中热区常见于淋巴乳头状囊腺瘤。动态显像可了解唾液腺摄取、分泌功能和导管通畅情况。

思考题

1. 简述肝胆动态显像的正常图像。
2. 怎样利用核医学方法鉴别诊断先天性胆道闭锁与新生儿肝炎？
3. 简述异位胃黏膜显像的原理。
4. 简述 Meckel 憩室显像的检查方法及注意事项。
5. 怎样利用核医学方法鉴别诊断肝血管瘤、原发性肝癌及肝囊肿？

（吕学民）

第十一章　呼吸系统

学习目标

1. 掌握:肺灌注显像的概念、原理、适应证、常用显像剂、操作程序以及注意事项;肺通气显像的种类、常用显像剂、主要方法、适应证和注意事项;肺通气/灌注显像在 PTE 诊断和疗效观察中的应用。

2. 熟悉:肺灌注显像的正常影像和异常影像;肺通气显像的正常影像和异常影像。

3. 了解:其他内容。

放射性核素呼吸系统显像主要包括肺通气显像和肺灌注显像,分别检测肺的通气功能和肺的功能性血管的完整性。呼吸系统由呼吸道和肺组成,是人体与外界环境之间进行气体交换的重要器官。通过呼吸系统的肺通气和肺换气作用,机体可从大气中摄取新陈代谢所需的氧气,排出所产生的 CO_2。呼吸道包括鼻、咽、喉、气管和支气管等,它们的壁内有骨或软骨支持,用以保障气道的通畅。肺由肺内各级支气管和肺泡构成。鼻、咽、喉被称为上呼吸道,气管、支气管和肺内各级支气管称为下呼吸道。肺位于胸腔,分左右两肺,中有纵隔相分,右肺宽短,左肺扁窄偏长。右肺分上、中、下三叶,左肺分上、下两叶。根据肺段支气管的分支分布,右肺分为十个段(上叶三段、中叶二段、下叶五段),左肺分为八或十个段(上叶四段、下叶四段或上叶五段、下叶五段),全肺共计 18 或 20 个肺段。肺具有两组血管系统,一组是肺的功能性血管:肺动脉和肺静脉;另一组是肺的营养性血管:支气管动脉和支气管静脉。为了保证正常的肺通气和肺换气功能,肺动脉系统随气管、支气管树状分布,最后到达肺泡形成毛细血管网,并与肺泡构成正常的通气/血流比值,也只有适宜的通气/血流比值才能实现适宜的肺换气。无论是进行通气的肺组织,还是保证血液流动的肺动脉系统,任何一部分出现结构和(或)功能障碍,都将严重影响肺的正常气体交换,威胁个体生命的存活。

Knipping 等人于 1955 年首先应用 ^{133}Xe 进行肺通气检查,而 Dyson 和 West 于 1960 年分别采用 O_2 和 CO_2 进行了肺血流检查。1964 年,Wagner 等人应用肺血流灌注显像对可疑肺栓塞(pulmonary embolism,PE)患者进行了研究。4 年后,通过与肺通气显像的影像学对比研究,提高了 PE 的诊断特异性。此后,肺通气和肺灌注显像(ventilation/ perfusion scintigraphy,V/Q scan)的非匹配性节段缺损、节段性缺损的数目和大小成为诊断 PE 的重要依据,也是其最重要的临床应用价值。

第一节　肺灌注显像

【原理】

肺灌注显像(pulmonary perfusion scintigraphy)是指静脉注射大于毛细血管直径的放射性蛋白颗粒后,颗粒随血液循环进入右心房和右心室,并最终到达肺毛细血管前动脉和肺泡毛细血管,随机嵌顿在各处,形成局部肺血流灌注图像。常用放射性蛋白颗粒为锝标记人血清聚合白蛋白(technetium-99m-labeled macroaggregated albumin,^{99m}Tc-MAA)和锝标记人蛋白微球颗粒(technetium-99m-labeled human albumin microspheres,^{99m}Tc-HAM)。临床以^{99m}Tc-MAA应用较多,其平均直径约为40μm(范围10~90μm)。一次静脉注射10万~70万个^{99m}Tc-MAA颗粒可获得清晰的双肺影像,而受堵血管数量却不到整个肺血管总量的0.1%,因此,该显像是相对安全的。又因嵌顿的肺毛细血管量与肺灌注血流量成正比,该图像能显示肺内各部位的血流灌注情况,反映肺血流受损状况。

【适应证】

1. 结合肺通气显像诊断肺栓塞。

2. 评价肺栓塞的治疗疗效。

3. 评价肺血管和肺血流状况。

【禁忌证】

1. 右向左分流性疾病。

2. 严重肺动脉高压或一侧肺切除患者。

3. 严重蛋白过敏者。

【检查方法】

1. 患者准备　患者吸氧10分钟,以减少肺血管痉挛造成的肺放射性减低。

2. 显像药物

(1)^{99m}Tc-MAA:患者平卧,^{99m}Tc-MAA为悬浮液,抽药和注射前要振荡混匀,静脉缓慢(3~4分钟)注射^{99m}Tc-MAA 74~185MBq(2~5mCi)。注射药物时,要严禁回抽血液,以避免形成凝集块。注射体积≥1ml(通常为3~5ml)。

(2)^{99m}Tc-HAM:静脉缓慢注射^{99m}Tc-HAM 74~185MBq(2~5mCi)。

3. 图像采集

(1)受检者体位和采集条件:受检者取仰卧位,视野包括双肺,静脉注射显像剂后数分钟即可进行显像。一般常规进行八体位平面显像:前位(ANT)、后位(POST)、左侧位(LL)、右侧位(RL)、左前斜位(LAO)、右后斜位(RPO)、左后斜位(LPO)和右前斜位(RAO)等。探头配置低能通用型或低能高分辨准直器。每个体位采集500k计数,侧位可减少到400k计数。采集矩阵为128×128或256×256,能峰140keV,窗宽20%。

(2)断层显像:受检者仰卧位,双臂抱头。探头配置低能通用型准直器,矩阵64×64或128×128,360°旋转采集,6°~10°/帧,15~20秒/帧,放大倍数1~1.5,取决于探头直径与患者体围。静脉注射^{99m}Tc-MAA后即可行SPECT断层显像。采集结束后,进行图像重建,获得横断面、矢状面和冠状面影像。

(3)呼吸门控显像:利用受检者呼吸过程中的某一特定时相(如吸气末)作为门控采集触发信号,可将呼吸周期分为若干个周期进行采集,得到与呼吸周期中某个特定时相相对应的静止影像。该影像可行电影显示,以及对肺和局部肺血流进行定量分析。取前位或后位,将压力传感器按呼吸方式(胸式或腹式呼吸)固定于受检者的胸部或腹部,等信号稳定后开始采集。矩阵128×128或256×256,放大倍数为1~1.5,取决于探头直径与患者体围。一个呼吸周期分为10帧,采集时间按每帧200k~500k计数进行计算。

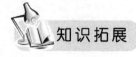

知识拓展

肺灌注显像的安全流程

肺灌注显像患者多疑有肺栓塞,尤其严重肺栓塞,很易导致患者猝死。如何能合理、安全、有序的完成肺灌注显像就要依靠最佳的操作流程:

1. 患者到科里后,首先给予持续低流量吸氧,目的在于缓解肺血管痉挛和患者缺氧状态。

2. 严重肺栓塞可疑患者应要求有主管医师陪同,便于随时进行急救。

3. 优先安排重症患者进行检查。

4. 标记好显像药物^{99m}Tc-MAA后,使用2支5ml注射器各抽取2mCi混匀药物,并用生理盐水稀释为4～5ml,以防止药物凝结成块。

5. 双下肢浅静脉建立输液通路,并缓慢推注药物,以防急性肺动脉压增高。

6. 图像采集结束后,迅速将患者送回病房。

【图像处理】

将八体位平面影像按采集顺序置于一幅图像中。断层显像需进行图像重建,获得横断面、矢状面和冠状面影像。呼吸门控影像行电影显示。

【图像选择和输出】

图像处理后,在平面影像全幅图的每一体位图像左下角标识出体位英文缩写,如前位 ANT、后位 POST 等;断层图像按横断面、矢状面和冠状面顺序排出,并做标识。每张图像应有患者的姓名、年龄、性别、检查号、显像日期、采集时间、采集器官或脏器、单位名称、所用仪器等。若有可能,最好能将当日药物标记人员和/或图像采集人员的姓名缩写标出。在确定报告图像后,直接上传到中文报告系统内。

【图像分析】

1. 正常影像　双肺内的显像剂分布与肺动脉的小动脉和毛细血管分布相一致,在各肺叶内的分布高低与肺实质的厚度或体积成正比。显像剂在双肺内分布较均匀,肺尖部显像剂分布略低于肺底部。肺门处因肺门支气管和肺血管等组织结构不滞留显像剂,使其分布呈明显稀疏或缺损影(图11-1)。若发现甲状腺和胃显影,表明显像剂中所含游离高锝酸盐过多;若肝显影,说明药物中有胶体杂质;而脑显像,表明存在右向左分流疾病。

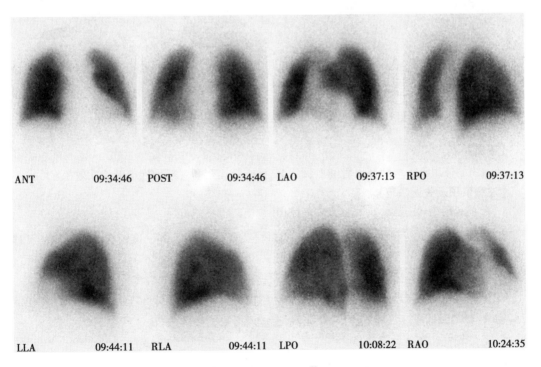

ANT　　09:34:46　　POST　　09:34:46　　LAO　　09:37:13　　RPO　　09:37:13

LLA　　09:44:11　　RLA　　09:44:11　　LPO　　10:08:22　　RAO　　10:24:35

图 11-1　正常肺灌注图像(^{99m}Tc-MAA)

（1）前位：双肺影像清晰，显像剂分布均匀，右肺影较左肺影大，两肺中间为纵隔和心影，左肺下内方大部分被心影占据。

（2）后位：双肺影像清晰，显像剂分布均匀，两肺面积大小相近，脊柱使左肺和右肺间呈现条状显像剂分布缺损区。

（3）侧位：双肺影清晰，呈蛤蚌形，前缘较直略呈弧形，后缘约120°角。受心脏影响，左侧位显示左肺前下缘略向内陷。双肺后部显像剂分布较浓，因肺门原因，中部的放射性略显稀疏。

（4）斜位：主要观察肺的基底段改变，并获得肺的切线影像。

2. 异常影像　肺灌注影像可呈单肺、肺叶、肺段、亚肺段、楔形（wedge shaped）或非节段性显像剂分布明显稀疏或缺损。肺段、亚肺段或楔形血流灌注缺损常见于PE（图11-2）；而非节段性显像剂分布稀疏或缺损多见于肺部肿瘤、炎症、慢性阻塞性肺部疾病（chronic obstructive pulmonary disease，COPD）、心衰等；肺上部显像剂分布高于肺底部见于各种原因引起的肺动脉高压，如肺心病、二尖瓣狭窄等。因支气管动脉与肺动脉间有侧支循环形成，肺动脉血流入支气管动脉，使原本肺动脉灌注区域出现显像剂分布稀疏或缺损。

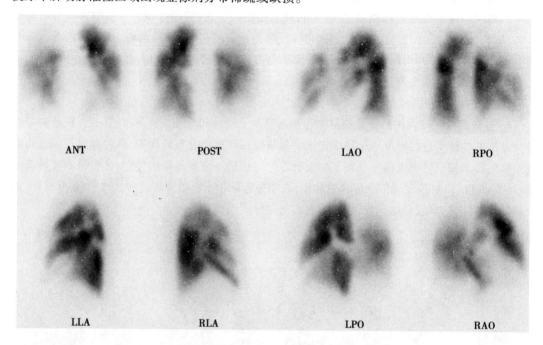

图11-2　肺栓塞图像，双肺多发肺段性显像剂分布缺损

【诊断要点】
肺灌注显像用于了解肺部血管和血流状况，诊断肺栓塞和观察肺栓塞的治疗效果。

【注意事项及失误防范】
1. 标记好的⁹⁹ᵐTc-MAA要在4小时内使用。

2. 静脉注射的蛋白颗粒不宜过大，若有肺血管严重受损患者，如一侧肺切除，注射的蛋白颗粒数目应相对减少。

3. ⁹⁹ᵐTc-MAA是悬浮液，抽药时和注射前要振荡摇匀。

4. 注射药物前，应鼓励患者进行深呼吸，使药物均匀而充分地分布于肺内各个部位。而注射药物时，严禁回抽血液，以避免形成凝集块，造成不必要的热区假象。

5. 备好氧气和其他急救药品。

6. 受重力影响，⁹⁹ᵐTc-MAA注射后易沉积于肺底，因此，注射时患者应取仰卧位。

7. 注射速度要缓慢，以避免引起急性肺动脉压增高。

8. 儿童剂量为2~3MBq(0.05~0.08mCi)/kg。

140

第二节 肺通气显像

【原理】

肺通气显像(pulmonary ventilation scintigraphy)是指将密闭系统中的放射性气体或气溶胶吸入气道和肺泡,再随后呼出。经多个反复过程后,使其在气道和肺泡内充盈完全并达平衡浓度时,用γ照相机或SPECT进行显像。此时的图像被称为平衡影像。而停止吸入后,呼出气体时的动态影像称为动态清除影像。在首次吸入放射性气体时即屏气所得的影像称为单次吸入影像。通过计算局部肺通气功能参数,可了解肺通气功能、气道通畅以及肺泡气体交换等情况。现用于肺通气显像的放射性药物有放射性惰性气体和放射性气溶胶两种。放射性惰性气体包括^{133}氙(^{133}xenon,^{133}Xe)、^{135}氙(^{135}xenon,^{135}Xe)、^{127}氙(^{127}xenon,^{127}Xe)、^{81m}氪(^{81m}krypton,^{81m}Kr)等;放射性气溶胶有^{99m}Tc-DTPA、锝气体(technegas)等。目前临床常用的有^{133}Xe和^{99m}Tc-DTPA。放射性气溶胶是通过雾化器将放射性标记化合物溶液进行雾化所得。^{99m}Tc-DTPA雾化方法有两种:超声雾化法和喷气雾化法。锝气体是通过将锝淋洗液置入坩埚(石墨碳棒)后,在氩气密闭环境中通电加热(2500℃)所得。气溶胶的颗粒直径应在0.1~0.5μm之间,若颗粒太小,在吸入肺后很容易被呼出;若颗粒大于2~3μm,就容易沉积在气管、支气管等大气道壁表面,影响图像质量。而单次吸入的气溶胶约有5%~10%颗粒沉积于肺内,^{99m}Tc-DTPA在肺内的生物半减期为4~8小时。

【适应证】

结合肺灌注显像诊断肺栓塞。

评价局部肺通气功能。

【检查方法】

1. 放射性气体通气显像

(1)患者准备:向受检者解释检查程序,尽量获得其合作。戴上呼吸面罩(如用口管,须夹鼻),接通肺活量计,自然呼吸来自呼吸机提供的气体,至其适应为止。

(2)显像药物

1)^{133}Xe:为放射性惰性气体,γ射线能量为81keV,物理半衰期为5.27天,具有一定的脂溶性。在将^{133}Xe吸入肺泡后,可通过上皮细胞和毛细血管内皮细胞进入血液循环和肝脏,影响肺通气功能的准确测定。

2)^{127}Xe:为放射性惰性气体,γ射线能量主要有172、203和375keV,物理半衰期为36.4天。

3)^{81m}Kr:由^{81}铷/^{81m}氪(^{81}Ru/^{81m}Kr)发生器获得,γ射线能量为190keV,物理半衰期13秒。

4)其他:如^{135}Xe、^{15}O等。

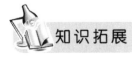

知识拓展

放射性气溶胶肺通气显像

临床上,放射性气溶胶肺通气显像较放射性气体显像应用更多、更广泛,而成功率却相对略低,如何能够确保患者吸入足量的气体是肺通气显像成功的关键。因此,应重点关注以下几方面:

1. 给予患者持续低流量吸氧,尽量保持氧分压正常。

2. 向患者详细解释检查程序,尽量获得其合作。

3. 教授患者正确的呼吸方式:深吸气→屏气3~5秒→深呼气→深吸气,如此循环往复。

4. 让患者用嘴含住衔接好的雾化器口管,用鼻夹夹住鼻孔后尝试吸氧和呼吸,至其适应为止。

5. 在注射显像药物后,让患者按照深吸气→屏气→深呼气→深吸气的顺序连续完成深呼吸5～8分钟。

6. 通气结束后,迅速进行显像。

(3)图像采集

1)受检者体位和采集条件:受检者取坐位,后位显像,视野包括全肺。受检者适应闭合呼吸器后,将370～740MBq(10～20mCi)^{133}Xe注入封闭的通气系统中,随后分别进行单次气体吸入、气体平衡及动态清除等三时相显像。探头配置低能高灵敏度或通用型平行孔准直器。能峰81keV,矩阵256×256,窗宽20%,放大倍数1～1.5,取决于探头直径与患者体围。

2)操作程序:①单次气体吸入显像:嘱受检者进行深呼吸,在再次开始深吸气时,于呼吸机注入口快速注入^{133}Xe,达肺部最大容量时即刻屏气(约10～20秒),同时行后位显像,共采集计数100k～200k。②平衡显像:受检者以正常呼吸方式反复吸入^{133}Xe和氧气的混合气体3～5分钟,待肺和呼吸机内的^{133}Xe平衡后,深吸气至肺最大容量并屏气,采集图像,采集计数为300k～500k。③动态清除显像:转换呼吸机阀门,进气管输入新鲜空气,呼出的^{133}Xe气体被贮存在回收装置中。行连续动态采集,矩阵128×128,30秒/帧,采集时间5～10min。必要时行延迟清除显像。

(4)图像处理:应用ROI技术,从影像中勾画双肺不同部位的放射性计数及全肺计数。将双肺划分为上、中、下野,各野又分为内、中、外带,计算肺内各局部通气指数(VI)和半清除时间(W1/2)。

$$VI = \frac{单次吸入局部肺计数率/单次吸入全肺计数率}{平衡期局部肺\ 计数率/平衡期全肺\ 总计数率}$$

$$W_{1/2} = 0.693/K(K\ 为清除常数)$$

2. 放射性气溶胶通气显像

(1)患者准备:向受检者解释检查程序,尽量获得其合作。衔接雾化器各管口,使其处于工作状态。让受检者用嘴含住口管,用鼻夹夹住鼻孔后试吸氧气和呼吸,至其适应为止。

(2)显像药物

1)^{99m}Tc-DTPA:采用超声雾化或喷气雾化法,将25～75mCi的^{99m}Tc-DTPA注射入雾化器中,让受检者通过该装置将气溶胶吸入肺中,并鼓励其尽可能多地吸入气溶胶微粒,吸入时间一般为5～8分钟,采集计数达到每1～2分钟150k～250k。

2)锝气体:将10mCi/0.1ml的锝淋洗液置入坩埚(石墨碳棒)后,在充满氩气的密闭装置环境中通电加热(2500℃)可以获得锝气体。受检者面戴口罩,通过与发生器容器连接的连接管缓慢吸入过滤后的锝气体-氩气混合物。深呼吸数次后即可达到2500计数/秒。

(3)图像采集:受检者取仰卧位,多体位采集,视野包括全肺。探头配置低能高灵敏或通用型平行孔准直器,能峰140keV,矩阵256×256,窗宽20%,放大倍数1～1.5,常取决于探头直径与患者体围。规采集前位、后位,左、右侧位和左、右后45°斜位6帧图像,必要时可加做左、右前45°斜位。每帧采集100k～500k计数。

(4)图像处理:将六或八个体位的平面影像按采集顺序置于一幅图像中。

【图像分析】

1. 正常影像

(1)放射性气体通气显像

1)单次吸入显像:反映肺的通气功能和气道通畅情况。双肺内显像剂分布均匀,肺上部略稀少,中、下部均匀性分布增高。胸骨和脊柱使左、右肺间呈现条状显像剂分布缺损区。

2）平衡期显像:反映肺的各部位容量。与单次气体吸入影像相似,但影像和双肺轮廓更为清晰。

3）清除影像:反映肺的呼气功能和气道通畅情况。双肺各部位显像剂均匀而迅速减低,在2~3分钟内基本消失,无局部显像剂滞留。

(2)放射性气溶胶通气显像:双肺显像剂分布较均匀,肺底部放射性要高于肺尖,大气道内显像剂分布略为增高(图11-3)。通气影像与肺灌注影像所见基本一致,呈现匹配特征。因吞咽活动,部分气溶胶可进入胃,使其显影。锝气体肺通气显像的肺影像与雾化气溶胶肺通气显像所见基本相同,因显像剂在大气道沉积少,其肺影更为清晰。

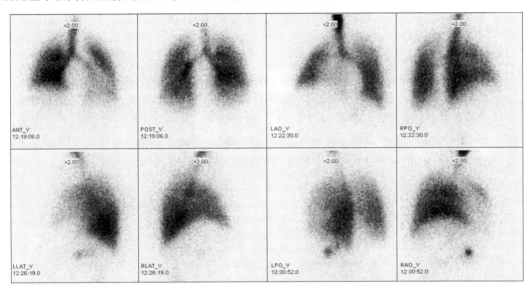

图 11-3　正常放射性气溶胶肺通气图像(^{99m}Tc-DTPA)

2. 异常影像

(1)放射性气体通气显像:单次吸入影像和平衡影像的异常表现主要是局部显像剂分布减低或缺损。若单次吸入影像异常,而平衡影像正常,表明是气道病变;若二者异常影像表现一致,常见于肺实质性病变或该局部气道阻塞。动态清除影像的异常表现为局部显像剂分布降低缓慢和局部显像剂滞留,说明该处气道狭窄或肺容积与相应局部气道截面积的比值增大。

(2)放射性气溶胶通气显像:肺内局部显像剂分布减低或缺损,多由局部气道和肺泡内充盈液体、肺泡塌陷、气道完全阻塞或肿瘤压迫等所致。若气道狭窄不畅,气道内可出现局限性的显像剂浓聚"热点"。

【诊断要点】

结合肺灌注显像诊断肺栓塞,以及评价其他肺实质性疾病的肺功能,如COPD、肺移植和肺肿瘤等。

【注意事项及失误防范】

1. 放射性气体通气显像

(1)严格按照规定储存和运输^{133}Xe,要避免泄漏和污染环境。

(2)单次肺通气显像所应用的^{133}Xe活度总量应不低于370MBq。

(3)显像前,要确保^{133}Xe呼吸机和γ照相机运转正常,呼吸机的控制阀灵活、准确,回收装置有效。

(4)显像时,要使探头尽量贴近体表,尽可能保证高分辨率。

(5)^{133}Xe有一定的脂溶性,其生物半减期短,会影响肺通气功能的准确测定。因此,显像时操作应熟练而迅速,尽量缩短显像的时间。

2. 放射性气溶胶通气显像

(1)受检者要进行空白吸入练习。吸入气溶胶时应平稳呼吸,避免呼吸频率过快,减少中央气道的气溶胶沉积。

(2)受检者应减少吞咽动作,以免气溶胶进入上消化道而影响图像质量。

(3)进行气溶胶呼吸活动时,为保证吸入的雾粒质量,氧流量应低于7L/min。

(4)有痰时,要随时咳出后再进行气溶胶呼吸。哮喘患者,可在雾化剂中加入少量的解痉剂。

第三节 肺通气/灌注显像

【原理】

肺通气/灌注显像(V/Q scan)是两种放射性核素肺显像方法的有机结合,用于肺通气和肺血流灌注功能的综合评价。常用的几种显像方法有^{133}Xe 通气/^{99m}Tc-MAA 灌注显像、^{99m}Tc-DTPA 通气/^{99m}Tc-MAA 灌注显像和锝气体通气/^{99m}Tc-MAA 灌注显像。几种方法的显像步骤、程序等大体相同。常规先行肺通气显像,可保证通气显像的影像学质量。在随后的灌注显像中,要维持患者的体位与通气显像时相同,而肺通气与灌注显像的肺部放射性计数比值应为1:3~5(图11-4)。

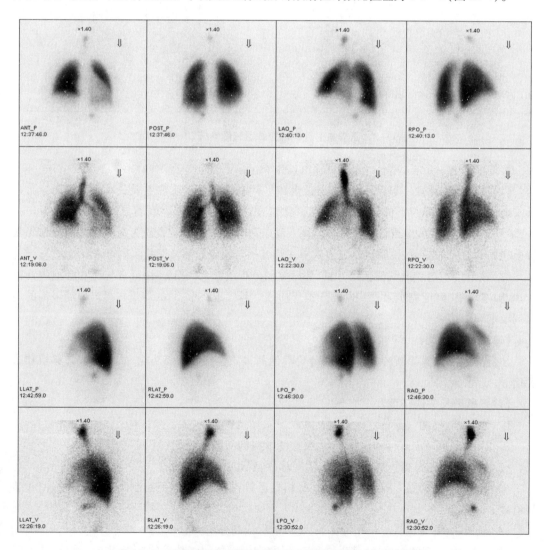

图 11-4 正常肺通气/灌注图像,P 为灌注图像,V 为通气图像

【图像处理、选择和输出】

肺通气/灌注显像结束后,对两种影像进行处理。常见处理方式有两种。

1. 将两种图像的八体位平面影像按采集顺序置于一幅图像中 第一排为灌注影像的前四个采集体位,第二排为通气影像的前四个采集体位;第三排为灌注影像的后四个采集体位,第四排为通气影像的后四个采集体位(图11-4)。

2. 分为两幅图像 第一幅图像左侧四排分别为灌注/通气前四个采集体位影像,右侧为四个体位的对应解剖图(由仪器生产厂家提供);第二幅图像左侧四排分别为灌注/通气后四个采集体位影像,右侧为四个体位的对应解剖图。第一种处理方式是经典标准格式,为各家医院所共识。第二种处理方式适用于解剖结构不清晰,且新开展肺通气/灌注显像的一些医院。这两种处理方式的优点在于便于通气、灌注图像的对比分析,以利于诊断。

图像处理后,应在每一体位图像左下角标识出体位英文缩写,并在全幅图像中标出患者的姓名、年龄、性别、检查号、显像日期、采集时间、采集器官或脏器、单位名称、所用仪器等。确定选好图像后,直接上传到中文报告系统内。

【V/Q Scan 诊断术语】

在应用 V/Q Scan 进行肺部疾病的诊断和评价前,应熟悉和掌握一些基本概念。

1. 匹配(match)与不匹配(mismatch) 匹配是指肺通气和灌注影像中的显像剂分布缺损范围相同,表明该部位已经丧失了肺组织的正常通气功能,常见于胸腔积液、肺部感染、肿瘤、COPD 等病变。

不匹配是指肺灌注图像中出现显像剂分布缺损区,而通气影像中的对应部位显像剂分布正常或缺损范围小于灌注影像区域,常见于 PE。

2. 节段性缺损(segmental defect)与非节段性缺损(nonsegmental defect) 节段性缺损是指血栓堵塞肺动脉或其分支后,阻塞部位远端血流中断,在肺灌注图像中表现为树枝样分布的节段性显像剂分布缺损区,常呈楔形。

非节段性缺损是指在肺灌注影像中的显像剂分布缺损呈非节段性改变,无树枝样的楔形改变,常见于胸腔积液、外伤、出血、肿瘤等。

3. 缺损范围(size of defect) 缺损范围分为大范围缺损、中范围缺损和小范围缺损三种,分别是指显像剂分布的缺损范围大于或等于一个肺段的75%,介于25%~75%之间和小于一个肺段的25%。

4. 节段当量(segmental equivalent) 节段当量是指两个中等范围的缺损区相当于一个大范围的缺损面积。

5. 概率(probability) 在应用 V/Q Scan 诊断 PE 时,有以下几种可能性:正常(灌注影像正常,无缺损区)、低度可能性(<20%)、中度可能性(20%~80%)和高度可能性(>80%)。

【诊断要点】

1. 肺血栓栓塞症 肺栓塞可由多种原因引起,而最常见类型为肺血栓栓塞症(pulmonary thromboembolism,PTE)。急性 PTE 是一种高危性疾病,多为非特异性临床表现,也有相当部分患者无临床症状,其漏诊和误诊率较高。在未经治疗的 PTE 患者中,其死亡率可达30%,而经充分治疗后,死亡率可降至2%~8%。在引起急性 PTE 的各种因素中,栓塞性静脉炎(thrombophlebitis)和深静脉栓塞(deep vein thrombosis,DVT)是导致 PTE 的最直接因素,约有90%以上的 PTE 是由 DVT 所致。所以,对 DVT 的早期诊断和治疗有助于有效降低和预防 PTE 的发生。

PTE 的诊断主要依赖于疑诊患者的临床表现、实验室检查和影像学信息。而临床症状、体征以及实验室检查结果多为非特异性表现。D-二聚体测试(D-Dimer Test,DDT)和影像学检查,如 X 线胸片、双下肢深静脉核素显像(radionuclide venography,RNV)、双下肢静脉超声、V/Q Scan、CT、MRI 和肺动脉造影等均对 PTE 的诊断有很大帮助。目前,肺动脉造影(pulmonary angiography,PA)仍是诊断 PTE 的金标准,但它的有创性和高危险性大大限制了其常规应用。CT、MRI 也被用于 PTE 的诊断,并在很大程度上提高了 PTE 的诊断效率。

　　V/Q Scan 是一种简便、无创而有效的方法,可直接用于 PTE 的诊断和筛查(图 11-5)。通过数十年的临床应用,逐步建立了多种 V/Q Scan 的 PTE 诊断标准,以 Biello 标准、PIOPED 标准和 McNeil 标准最为常用。因除 PTE 外,其他许多疾病也能导致肺血流灌注的降低或中断,造成假阳性和假阴性结果,故在诊断 PTE 时,多以其发生的概率多少来表示,如正常、低度可能性(<20%)、中度可能性(20%~80%)和高度可能性(>80%)。而 V/Q Scan 无法识别是急性 PTE 还是慢性或陈旧性 PTE。

　　同时,V/Q Scan 也是评价 PTE 治疗疗效的很好方法(图 11-6)。文献报道,在采取积极有效的治疗措施后,PTE 的灌注缺损区可在 1 周就出现明显缩小和完全消失,而缺损区的消散程度与患者年龄、栓塞部位的血栓大小等有直接关系。

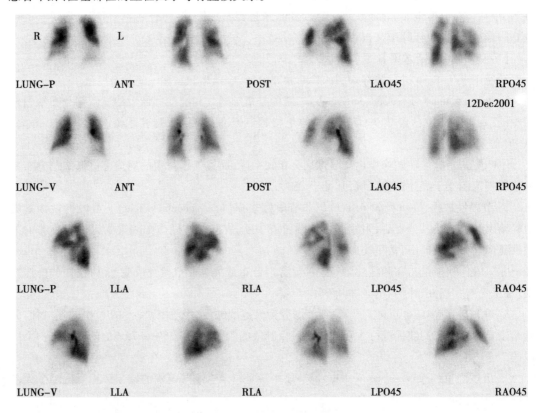

图 11-5　V/Q 显像的肺栓塞图像:P 为灌注图像,V 为通气图像

　　2. 慢性阻塞性肺部疾病　长期慢性炎症将引起呼吸道壁的反复损伤和修复,导致气道壁结构重塑,胶原含量增加和瘢痕形成,引发气流受限、肺通气功能严重受损以及大量肺泡毛细血管的退化和消失。V/Q Scan 显示肺通气和血流灌注影像呈现弥漫散在的、非节段、匹配性显像剂分布稀疏或缺损性改变,通气像可见大气道内有显像剂团块状"热点"。该类患者中,90% 以上伴有不同程度的肺动脉高压,表现为肺灌注影像异常,双肺上部血流灌注增加,甚至高于下肺。V/Q Scan 可以充分了解双肺的通气功能以及血管床受损部位、程度和范围。

　　3. 肺肿瘤　对肺癌患者进行术前肺功能评价和术后残留肺功能的预估具有非常重要的临床实用价值。恶性肿瘤依据其在肺内位置和大小的不同对肺组织和血管的侵犯程度也有较大差异,V/Q Scan 影像表现为非节段性的匹配型显像剂分布明显减低或缺损,对决定是否手术和肿瘤切除范围有一定的帮助。而在评价术后残留肺功能的预估方面,肺灌注显像和第一秒用力

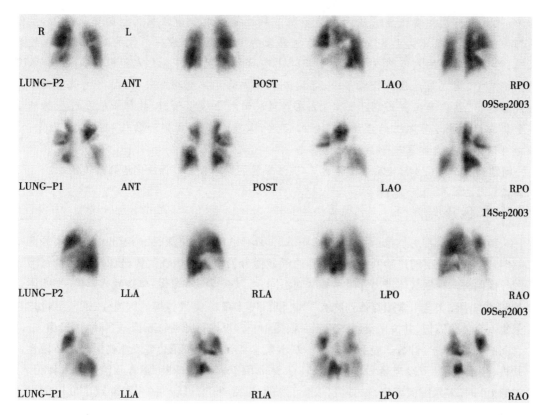

图 11-6　肺栓塞溶栓治疗前后的肺通气/灌注图像(^{99m}Tc-DTPA 和 ^{99m}Tc-MAA)：P1 为溶栓前图像，双肺多节段显像剂分布缺损区；P2 为溶栓治疗 5 天后图像，溶栓前的双肺显像剂分布缺损区明显减小或部分消失

呼出容积(forced expiratory volume in 1 second, FEV$_1$)具有一定的价值。要求残留肺组织的 FEV$_1$ 必须大于 800ml。

4. 肺移植　V/Q Scan 在肺移植中的作用相对有限。肺移植术前，应对患者双肺残留功能进行测定，依据肺灌注影像计算双肺的相对血流灌注比值，将肺功能更差的一侧作为移植肺的接受部位。对肺移植的受者和供者，均可应用本法评价术前总肺和分肺功能。

案例分析 1

临床资料：患者男,48 岁,双侧胸痛、气短、咯血 1 月余,伴右小腿肿胀。查体:呼吸:22 次/分,心率:102 次/分,血压:131/91mmHg。双下肢超声:双下肢多发血栓形成。临床诊断:肺血栓栓塞?

该患者行肺通气/灌注显像,灌注图像示双肺多发肺段及亚段性显像剂分布明显稀疏和缺损影(图 11-2)。诊断:双肺肺栓塞高度可能。临床最后诊断:双肺血栓栓塞。

问题:肺灌注显像在肺栓塞诊断中有何优势?

案例分析 2

临床资料:患者女,51 岁,气短 2 月余,加重 3 天,伴双下肢水肿。临床诊断:肺血栓栓塞?高血压 3 级,极高危组。

患者溶栓治疗前行肺通气/灌注显像(^{99m}Tc-DTPA 和 ^{99m}Tc-MAA),治疗后行肺灌注显像。因患者气短明显并持续有痰,在常规雾化吸入显像剂 ^{99m}Tc-DTPA 10 分钟后行双肺通气显像,结果显示双肺影像模糊,气管和双侧大气道内可见多处点团状显像剂分布异常增高影;随后进行的肺灌注显像显示双肺多发节段性显像剂分布缺损区。肺通气/灌注显像的肺部放射性计数比为1:8,远远大于最佳影像的1:3~5,使两种图像的对比度出现较大反差,为诊断结果的判断造成一定的干扰。出现这种情况主要有三方面原因:①患者本身的病情严重,因气短无法进行深呼吸,导致吸入肺内的显像剂相对较少,加之气道内痰多无法及时排出,致使显像剂滞留于该处;②在发现肺通气影像模糊时,技师未能及时根据肺通气影像的计数来适当减少肺灌注显像剂的应用;③技术员在调整肺通气和肺灌注影像时,未能将两影像的灰度调节到最佳对比状态。

问题:在工作中,如何能尽量使肺通气/灌注影像的肺部放射性计数比达到最佳状态?

本章小结

肺灌注显像常用显像药物为^{99m}Tc-MAA。^{99m}Tc-MAA是悬浮液,抽药时和注射前要振荡摇匀,并稀释,注射时严禁回抽血液。肺通气显像分为放射性惰性气体显像和放射性气溶胶显像两种。根据气体进出呼吸系统时间不同,可以获得三种影像:单次吸入影像、平衡影像和动态清除影像。常用显像药物有^{133}Xe和^{99m}Tc-DTPA、锝气体等。肺灌注、通气显像均采集八个体位图像,并按采集顺序置于一幅图中。常规先行肺通气显像,后肺灌注显像,二者间的肺部放射性计数比应为1:3~5。基本概念:匹配与不匹配、节段性缺损与非节段性缺损、缺损范围、节段当量和概率等。V/Q Scan用于PTE的诊断、筛查和治疗疗效评价。诊断PE时,多采用概率概念,即发病的可能性:正常、低度可能性(<20%)、中度可能性(20%~80%)和高度可能性(>80%)。

思考题

1. 什么是肺灌注显像?
2. 进行肺灌注显像的常用显像剂和适应证有哪些?
3. 行肺灌注显像有哪些注意事项?
4. 肺通气/灌注显像的主要临床作用是什么?
5. 肺通气/灌注显像的常用诊断术语有哪些?各是什么意思?

(赵德善)

第十二章 骨骼系统

学习目标

1. 掌握：静态骨显像及动态骨显像的原理、检查方法、图像分析、临床诊断要点及注意事项。
2. 熟悉：关节显像的原理及显像方法。
3. 了解：骨密度测定的原理、方法及诊断标准。

成人骨的总数为 206 块。按其在体内的位置，可分为中轴骨（颅骨、脊柱和胸廓）和四肢骨（上肢、下肢和骨盆）；按其基本形态可分为管状骨、扁平骨和不规则骨。全身骨由骨连接构成骨骼，关节是骨连接的高级形式，其基本构造有：关节面、关节囊、关节腔。骨的化学成分包括有机质和无机质两类。成人新鲜骨的有机质含量约占 1/3，以骨胶原纤维、黏多糖蛋白为主，它赋予骨以弹性和韧性；无机质（矿物质）含量约占 2/3，主要成分为羟基磷灰石晶体 $[Ca_{10}(PO4)_6(OH)_2]$，它赋予骨以坚硬性。正常骨可不断地发生骨的生成、矿化和吸收，称为骨的更新；骨中的矿物质参与体内的钙、磷代谢，呈不断变化的状态，由甲状旁腺激素（PTH）、维生素 D 和降钙素（CT）共同调节。

放射性核素骨显像是临床影像核医学的主要工作内容之一，其诊断价值已为临床所公认。核素骨显像不仅能够完整显示全身骨骼的形态，亦可灵敏反映局部骨质的血流灌注、骨盐代谢及交感神经功能状态，与其他影像学检查方法存在明显的优势互补作用，在骨骼系统疾病的早期诊断、鉴别诊断及疗效观察方面具有重要的临床应用价值。

第一节 静态骨显像

【原理】

核素骨显像的原理是通过静脉注射的方式将放射性核素标记的亲骨性显像剂引入体内，在体内该类显像剂可以与骨组织内的无机盐或（和）有机质紧密结合，在体外通过核医学成像仪器显示显像剂在骨骼系统内的分布，获得骨骼系统的影像。以目前临床最常用的骨显像剂^{99m}Tc 标记的亚甲基二膦酸盐（^{99m}Tc-MDP）为例，其被骨骼摄取的机制主要包括两方面，一方面该类显像剂能够通过化学吸附和离子交换的方式与羟基磷灰石晶体表面紧密结合，另外也可以直接与骨组织内的有机物，特别是未成熟的骨胶原结合，从而使显像剂沉积于骨骼内，达到显像目的。

随着 PET/CT 和双探头 SPECT 符合线路成像设备在国内的引进和应用，正电子骨显像剂 $Na^{18}F$，也在骨骼疾病的检测中投入使用。$Na^{18}F$ 中的 $^{18}F^-$ 是 OH^- 的类似物，能够与骨的无机盐成分羟基磷灰石晶体上的 OH^- 进行离子交换，从而浓聚于骨骼中，主要反映骨盐的代谢活跃程度。与 ^{99m}Tc-MDP 骨显像相比，$Na^{18}F$ 骨显像的图像分辨率更高，对于病变的检出亦更为灵敏；但就效价比而言，^{99m}Tc-MDP 依然是目前临床首选的骨显像剂。

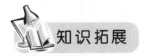 知识拓展

显像剂在骨组织中分布的影响因素

　　骨组织中显像剂分布的多少主要与骨的代谢活性、局部血流灌注量以及交感神经的功能状态密切相关。当局部骨组织代谢更新旺盛、血灌注量增加、成骨细胞活跃或新骨形成时，可较正常骨组织聚集更多的显像剂；反之，如果骨组织代谢较缓慢、血流灌注量减少或破骨细胞活跃性增强，显像剂分布则相对减少。交感神经兴奋，可使毛细血管收缩，导致显像剂在该部位摄取减低；如果病变使交感神经受损，会导致局部血管扩张，血流灌注量增加，显像剂在该部位聚集增多。

【适应证】

　　1. 早期寻找恶性肿瘤的骨转移病灶。

　　2. 原发性骨肿瘤的辅助诊断，判定肿瘤的累及范围以及转移病灶。

　　3. 寻找不明原因骨痛和非胶原疾病引起的血清碱性磷酸酶升高的病因。

　　4. 骨折。隐匿性骨折、疲劳性骨折的检测；病理性骨折需排除多发性骨转移病变；陈旧性和新发骨折的鉴别。

　　5. 某些代谢性骨病的诊断。例如原发性甲状旁腺功能亢进症、肾性骨营养不良综合征、骨质疏松症、骨质软化症、畸形性骨炎（Paget 病）等。

　　6. 疑为急性骨髓炎而 X 射线检查正常者的鉴别诊断。

　　7. 观察和判断某些疾病引起的骨外骨化或病变。如异位骨化性肌炎、横纹肌炎症与坏死等。

　　8. 烧伤后骨坏死的辅助诊断，治疗随访及预后判断。

　　9. 骨骼系统疾病的疗效评价与随访。

【检查方法】

　　1. 患者准备　在注射显像剂前，成人受检者一般无须特殊准备。对于婴幼儿患者事先应建立通畅的静脉通路；另外，由于儿童对射线损伤较敏感，可考虑在注射显像剂前 30 分钟给予口服高氯酸钾，以保护甲状腺组织。

　　注射显像剂至少 2 小时后，方可进行全身显像，在此期间应嘱咐受检患者多饮水，目的是使未被骨骼摄取的、分布在血液和软组织中的显像剂随尿液排出体外，避免软组织放射性分布对图像的影响，从而达到"水落石出"的效果，使骨骼显影更加清晰。如无特殊禁忌，成年人在注射显像剂后 2 小时内饮水应达到 500～1000ml，儿童患者可适量酌减。因骨显像剂通过肾脏排泄出体外，因此应提醒患者不要让尿液污染衣物或皮肤，以免影响图像质量；检查前患者应排尽尿液，以减少对生殖腺的照射剂量，同时避免膀胱显影过强对骨盆图像造成影响。

　　患者因疼痛而不能平卧或不能坚持完成显像，应在检查前给予适量镇痛药物。对于不能配合完成检查的患儿，检查前可选用水合氯醛 10～20ml 或其他催眠镇静剂，待患儿入睡后尽快检查。患者上机检查前应去除衣物内及体表的金属物品，以免产生衰减伪影。

　　2. 显像剂的注射剂量　骨显像剂^{99m}Tc- MDP 成人的注射剂量为 15～25mCi（555～925MBq），体重过大的患者可酌情增加剂量。

　　对于儿童骨显像的注射剂量应严格限制。通常情况下，1 周岁以下的婴儿使用最小用药量，固定为 74MBq（2mCi），1 周岁以上的儿童，可按 250μCi/kg 计算给药。

　　3. 图像采集

　　（1）全身平面显像

　　1)适用范围:全身平面显像是骨显像中最常规、最基本的显像方式。通过该显像方式可以完整显示全身骨骼显像剂的分布状况,全面反映骨骼疾病的受累范围,是局部骨平面显像和断层显像的基础。

　　2)采集条件:单探头或双探头 SPECT 仪,配备低能高分辨(或低能通用型)准直器。采集能峰为 140keV,能窗窗宽为 20%;使用全身骨采集软件,连续采集矩阵为 256×1024,Zoom 为 1.0,扫描速度为 10～20cm/min;分段式采集矩阵为 256×256,每个部位采集 2 分钟以上,采集完成后拼接成全身图像,或对图像分段拍片。图像采集过程中,探头应尽量贴近患者,设备条件允许的情况下,可使用体表轮廓(body contour)跟踪技术,以提高图像质量。

　　3)患者体位:患者仰卧于检查床上,尽量让患者感觉到舒适、放松;患者肢体及躯干尽量保持对称,双手平放。根据病情及鉴别诊断需要,或为保证图像质量,可在全身平面显像完成之后,增加采集局部平面图像或进行断层显像。

　　(2)局部平面显像

　　1)适用范围:局部或特殊体位的平面显像通常用于对全身显像不能准确定位的病灶加以精确定位,单独应用的情况很少。例如,一个适当的侧位或斜位平面图像可以将乳腺与肋骨、胸骨与脊柱骨、肋骨与肾的重叠影很好地分开,也可对全身显像切线位不能精确定位的肋骨病灶清晰显示;而坐位图像(尾骨对探头采集)可以更好地观察受膀胱内活性干扰的骨盆部位的可疑病变;肩胛骨展开位(双手抱头)图像可以区分肩胛骨与后肋的重叠病灶。

　　局部平面显像也通常用于鉴别显像剂的污染和外漏。例如,怀疑显像剂或尿液污染衣物时,可去除衣物后进行局部显像;如果显像剂污染皮肤或显像剂皮下外漏(可沿淋巴管回流)并与骨骼影重叠时,可将肢体或探头旋转一定角度加以区分。

　　2)采集条件:探头配备低能高分辨或低能通用型准直器;能峰选择 140keV,能窗窗宽为 20%,采集矩阵为 128×128 或 256×256;每帧图像采集 500k～1000k,或采集足够计数直至影像清晰为止。儿童骨局部显像,特别是关节部位显像时,使用针孔型准直器是一种有效的、可提供高分辨率的显像方法,每帧图像大约需要采集 20 分钟时间,可以比平行孔准直器获得更多的诊断信息。

　　(3)断层骨显像

　　1)适用范围:局部骨断层显像通常以全身平面显像为基础,根据全身显像所示病灶的部位,确定断层采集的区域。断层骨显像是通过 SPECT 探头围绕人体纵轴旋转 360°,连续采集多体位平面影像数据,再由计算机重建成骨骼的三维断层图像,适用于检测位置重叠或位置较深的病变。与平面骨显像比较,断层骨显像的优点是:有效减少病变与正常组织放射性的重叠,精确提供病变解剖定位,增加图像对比度,真实显示骨骼内放射性分布信息,提高病变检测的灵敏度和特异性。

　　2)采集条件:患者仰卧于检查床上,尽量保证体位舒适、对称,并对肢体加以固定,如进行骨盆部位的断层显像,应嘱患者再次排尿。探头通常配置低能高分辨或低能通用型准直器,能峰 140keV,窗宽为 20%,采集矩阵为 128×128 或 64×64,Zoom1～1.5;探头旋转轨迹为椭圆形或按人体表面轮廓采集,旋转角度通常为 360°,每 6°采集一帧,每帧采集 30～40 秒,共采集 60 帧图像。如仪器条件允许,可在断层显像前加作 CT 透射扫描,以期达到更精准的定位效果。

　　4. 图像处理

　　(1)全身平面显像:作双密度骨影像处理。通常选择前、后位各两幅图像平行排列,采用灰白色阶并适当扣除本底。前两幅图像将图像灰度调淡,侧重观察中轴骨;后两幅图像的灰度可相对调浓,侧重观察四肢骨。为提高图像质量,对于已确定的污染点或较大的膀胱影,在不影响诊断的前提下,可采用图像后处理软件加以扣除。在打印图像前应仔细核对患者的录入信息是否有误。

（2）断层显像：图像重建前进行均匀性校正，通常无须衰减校正，层厚为 2～3 个像素。图像重建通常采用滤波反投影（FBP）技术或迭代重建技术，各核医学科可根据本科的仪器条件和经验，选择合适的滤波函数及滤波因子，若具备预滤波程序，则更易选择。图像重建后可获得横断层（或水平断层）、失状断层及冠状断层图像，亦可应用三维成像软件，选择适当的透明度，制成三维立体透视图像，使其绕某一轴线旋转，影像更具立体感。对于加作 CT 透射扫描的病例，可进行 X 线衰减校正和图像融合处理。

【图像分析】

1. 正常图像分析　全身骨骼放射性分布左右基本对称。不同部位骨骼的形态结构、血供状态及代谢活跃程度不同，引起放射性分布也不相同。通常情况下不规则骨和扁骨（如颅骨、胸骨、椎骨、肋骨、肩胛骨、骨盆骨）放射性分布较密质骨、长骨多，管状骨的骨骺端放射性分布要浓于骨干，大关节要较小关节清楚。另外，由于骨显像剂通过尿路排泄，正常可见肾脏及膀胱显影（图 12-1）。儿童和青少年由于骨质生长活跃，骨骼影像普遍要浓于成人，尤其在骨骺及干骺端放射性浓聚更为明显。

另外，在骨显像中许多生理性的因素会导致正常骨显像的图像出现一定程度的变异，在阅片时应加以识别和注意。

（1）患者肢体有轻度的偏斜或旋转，会导致左右两侧放射性分布不对称。

（2）患者右肩关节放射性分布通常略强于左侧；胸锁关节部位、肩胛下角部位、骶髂关节部位和坐骨可能因为"重力"作用，导致放射性分布增强。

（3）脊柱骨的生理性弯曲会导致其放射性分布的不均匀。

（4）颅骨核素分布不均匀，表现为不规则和斑片状；常见有女性的额骨肥厚，特征是在前位图矢状缝两侧对称性放射性分布增加。

（5）"热髌征"，指无症状的双侧髌骨放射性摄取增加。

（6）"彩点肋"，骨显像后位图像中，单侧或双侧数根肋骨可见局灶性放射性分布增强，较肋骨本身放射性分布略增高，而较肩胛骨的尖端处放射性分布略低，可能是胸段髂肋肌插入所致。

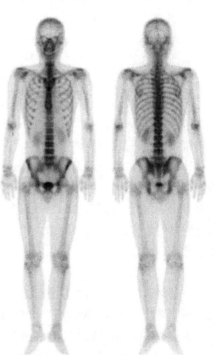

图 12-1　成年人正常全身骨显像图像（前位及后位）

（7）胸骨远端可以呈鸭嘴形，中心部位放射性分布稀疏；肋软骨钙化或甲状软骨钙化可导致显像剂摄取。

（8）行乳腺根治术后的乳腺癌患者，可能由于软组织衰减减少的原因，前位图像可见患侧胸廓核素分布略增强。

（9）生理性的结构变异，如叉状肋、肋骨发育不良、腰椎骶化、腰椎胸化、单侧肾缺如等。

（10）乳腺摄取显像剂，可能与有功能的导管组织有关。

2. 异常图像分析　骨显像图像中出现放射性分布的不均匀和不对称，与邻近或对侧相应正常部位比较，呈局灶性或弥漫性放射性分布增高或减低（"热区"或"冷区"），即为异常骨显像。其中以放射性分布异常浓聚或增强为多见；另外，在进行图像分析时，也应注意对常见的伪影加以识别。

（1）放射性分布增强或浓聚：骨破坏或创伤的部位通常要经历骨的修复过程，在此过程中该部位的血流灌注量及骨的代谢活跃程度增加,导致^{99m}Tc-MDP在该部位的积聚增加,使其呈现放射性分布的增强或浓聚,即所谓的"热区"现象。骨显像上呈现放射性分布异常浓聚或增强的常见原因有:

1)肿瘤,包括恶性肿瘤骨转移灶、原发性骨肿瘤(恶性常见于骨肉瘤、尤因肉瘤、成骨肉瘤,良性常见于骨样骨瘤、骨软骨瘤等)。

2)创伤,常见于新鲜骨折或18~24个月内发生的陈旧性骨折、应力性骨折、外胫夹、外科手术所致的骨创伤、骨移植等。

3)炎症,如骨髓炎、骨脓肿、脊椎炎等。

4)代谢性疾病,如原发性或继发性甲状旁腺功能亢进、Paget's病、骨软化症等。

5)关节炎,常见于骨关节炎、类风湿性关节炎、痛风、强直性脊柱炎、退行性骨关节病等。

6)血管性原因,如股骨头缺血坏死修复期、儿童股骨头骨软骨病(Legg-Perthes病)。

7)回流障碍原因,由于肿瘤压迫或静脉、淋巴管本身病变及创伤,会导致其所支配的回流区域骨骼及软组织核素分布弥漫性增强。

8)口腔科的疾病,如牙龈炎、牙髓炎等,通常会导致上、下颌骨点状核素分布增强,但对于颌面部、鼻咽部或口腔原发性肿瘤,出现上述情况时应严加注意和鉴别。

9)其他原因,肥大性肺性骨关节炎、如嗜酸性肉芽肿、组织细胞增多症、骨纤维异常增殖症、髂骨致密性骨炎、肾性骨营养不良等。

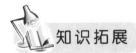 知识拓展

较特殊的放射性分布增强或浓聚征象

超级骨显像(super bone scan) 某些累及全身的骨代谢性病变(如原发性或继发性甲状旁腺功能亢进和骨软化症等),呈现显像剂在全身骨骼积聚异常增高(骨/软组织、骨/血液比值增高),被特称为超级骨显像或过度显像(图12-2),有时全身骨弥漫性骨转移亦可见到类似于超级骨显像的征象。

闪烁现象(flare phenomenon) 骨转移癌治疗(化疗、放疗或核素内照射治疗)随访观察中,有时在治疗后2~3个月内,复查骨显像时发现原有病灶部位显像剂摄取增多,而临床症状却有好转,这种特殊表现被称为"闪烁现象",其原因可能系治疗后短期病灶部位新生骨代谢增强、局部血流灌注量增加所致。

双轨(double track)征 肥大性骨关节病,80%以上继发于肺癌,因此又将继发于肺部肿瘤的肥大性骨关节病称为肥大性肺性骨关节病,简称肺性骨病;骨显像时显示为长骨的两侧缘(骨皮质)呈纵向条索状放射性分布增强或浓聚,称之为"双轨"征;通常以累及下肢骨为主,伴有周围关节放射性摄取增加,也可见于前臂长骨。

(2)放射性分布稀疏或缺损:凡是能够导致骨骼组织血供减少的疾病或溶骨性病变,均可呈现病变部位放射性分布稀疏或缺损,即所谓的"冷区"。虽然此类病变比异常放射性浓聚少见,但更具有病理意义,提示骨骼病损以破坏或溶骨过程占优势。

骨显像上呈现放射性分布稀疏或缺损的常见原因有:溶骨性病变为主的骨转移瘤(图12-3)、骨囊肿、骨梗死早期、股骨头缺血坏死早期、多发性骨髓瘤、放射治疗后以及血管瘤等。"冷区"病灶的形态可表现为点状、斑片状、条索状和不规则状,且多与受累骨骼轮廓相一致,有时"冷区"的周围可以见到反应性新骨形成的"热区"。溶骨性病变占优势的肿瘤常发生于颅骨和脊柱骨,其病变中心呈"透明区"(放射性分布缺损区),而周边放射性异常浓聚,形成"炸面圈"征象(也常见于股骨头缺血坏死)。另外,由于长期失用性的原因,会导致失用肢体的

骨骼及软组织放射性分布弥漫性减低。

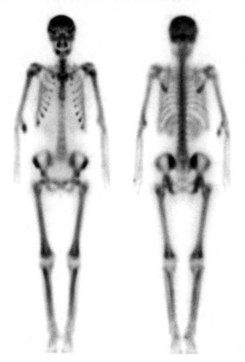

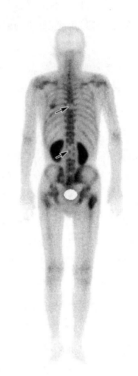

图 12-2　甲状旁腺功能亢进患者超级骨显像图像:全身骨骼影像增强,软组织、肾脏影像很淡

图 12-3　第 7 胸椎、第 2、3 腰椎溶骨性转移,核素骨显像表现为放射性分布"冷区"(箭头所示)

(3)常见伪影识别:许多骨外病变及人工伪影会导致骨显像异常,其中部分异常伪影具有特殊临床意义,因此在阅片时应加以认真识别。此处只对非仪器本身原因所造成的伪影加以简单介绍。

"冷区"伪影主要是由衰减性原因所致,常见的衰减包括:体表异物衰减(皮带头、手表、钥匙、硬币、金属项链及义乳等)、体内异物衰减(金属内固定物、心电起搏器、未排出的钡餐等)。

导致"热区"伪影的主要原因有:

1)显像剂或尿液污染体表及衣物。

2)注射显像剂时漏至血管外,造成注射点部位放射性异常浓聚;外漏显像剂可沿淋巴管回流,形成点状或条索状放射性浓聚影。

3)显像剂标记率低,游离锝盐增多,可见甲状腺、涎腺、口腔、胃显影;如形成胶体,可致肝、脾显影,肾影增强。

4)软组织钙化摄取显像剂,例如甲状旁腺功能亢进症所致的肺脏、胃等脏器钙化,手术切口瘢痕钙化、脑出血或梗死灶钙化等。

5)良性或恶性肿瘤组织钙化或非特异性摄取显像剂。

6)骨骼肌或心肌摄取,例如横纹肌溶解症(横纹肌炎症或坏死)、急性心肌炎、急性心肌梗死、多发性肌炎。

7)胸腔积液或腹水导致显像剂分布弥漫性增多。

【诊断要点】

1. 恶性肿瘤骨转移　恶性肿瘤骨转移的典型影像特征是多发的、无规则的放射性异常浓聚或增强灶,并且其分布以中轴骨居多,其中以脊椎最为常见(胸椎和腰椎明显多于颈椎),其次是肋骨、骨盆、四肢骨近端、胸骨和颅骨,四肢骨远端的转移较少见(图 12-4)。少数患者的骨转移病灶表现为放射性减低区,其周边常伴有放射性分布增强。广泛或弥漫性的骨转移可表现为超级骨显像。对于单发的核素异常浓聚灶,应结合病史及其他影像学检查加以鉴别诊断。

2. 原发性骨肿瘤　骨显像可明确提示原发性骨肿瘤的浸润范围,其大小往往比 X 线片及 CT 所示的区域大,有助于合理地选择和确定手术范围及放疗照射野。病变部位通常表现为放射性分布的异常浓聚,并伴有骨形态、轮廓的异常。如果怀疑肿瘤发生转移,全身骨显像无疑具有重要的价值,它不仅能够探测到骨骼系统中其他部位的转移病灶,也能够发现部分软组织转移病灶,对于治疗方案的选择意义巨大(图 12-5)。

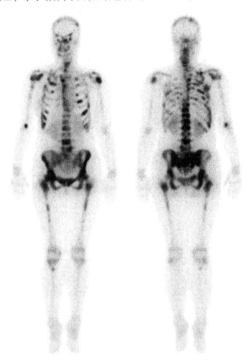
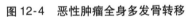
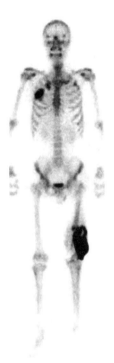

图 12-4　恶性肿瘤全身多发骨转移

图 12-5　左股骨下段尤因肉瘤并右肺转移:肿瘤和转移灶部位表现为放射性分布异常浓聚

3. 骨髓炎和炎症性骨病　骨髓炎的核素骨显像最常见的征象是病变部位出现局限性放射性异常浓聚区,某些骨髓炎可表现为放射性分布"冷区",可能是炎症早期血管栓塞或脓液压迫血管所致。对于骨膜炎、骨结核等病变,均有可能出现不同程度的放射性浓聚,但不能定性诊断。

4. 骨折　一般骨折不需行放射性核素骨显像检查,而对于一些特殊骨折,如隐匿性骨折、应力性骨折和疲劳性骨折,以及 X 线难以发现的骨折,核素骨显像具有一定优势和临床实用价值。在骨折早期,上述骨折的部位即可表现为放射性分布的异常浓聚,灵敏度极高。

5. 代谢性骨病　甲状旁腺功能亢进主要表现为超级骨显像,也可伴有区域性摄取增加和软组织钙化显影。肾性骨病影像表现与甲旁亢相类似。骨质疏松骨显像多呈正常,病情严重者表现为全身骨骼放射性分布减低,图像质量差。骨质软化症通常表现为骨弥漫性放射性摄取增加。Paget 病骨显像的征象是受损骨有非常明显和均匀的放射性摄取增加,常累及整个长骨,并伴有骨的增粗和弯曲,也常见于整个颅骨或一侧骨盆受累。

【注意事项及失误防范】

1. 近期使用钡剂者,患者需将钡剂排出后再约检查。

2. 如患者病情可能影响显像质量或在检查过程中可能存在危险时,应及时与当班医生沟通,采取积极的预防措施。例如:各种原因导致不能平卧的患者、强迫体位的患者、搬动困难或搬动过程中有危险的患者(椎体骨折、下肢骨折长期卧床或存在下肢深静脉血栓的患者)、尿失禁的患者等。

3. 对于注射点的选择,应注意远离患病部位或在健侧肢体注射。

4. 注射显像剂后,要详细告知患者检查前的准备及注意事项,如饮水、排尿注意污染、患者镇痛、小儿镇静等。

5. 对于排尿困难或因病不能排空膀胱者,如诊断需要,条件许可,可在显像前给患者导尿。

6. 对于肾脏功能严重受损或严重水肿的患者,在条件允许的情况下,可适当推迟显像时间,以期提高骨和软组织的对比度。

7. 患者上机检查前应去除体表及衣物中的金属物品,乳腺癌术后患者应提示摘除义乳。

8. 采集过程中应注意是否有显像剂外漏和尿液污染;也应随时注意患者是否有肢体移动或其他不适症状。

9. 对于因各种原因导致全身显像无法清晰显示的病灶,应加做局部显像或断层显像,以清晰显示病灶局部的解剖结构和放射性分布。

10. 儿童的生理反应特殊,对物理、药理、心理刺激反应不同于成人,个体变化较大,因此在显像过程中对上述因素应加以考虑。

第二节 动态骨显像

【原理】

动态骨显像(bone dynamic imaging)通常又称为骨三相显像,其显像的基本原理同于静态骨显像,两者只是在显像的方法学上存在不同之处。骨三相显像是在静脉注射显像剂后不同时间进行显像,分别获得血流、血池及延迟骨显像的资料。血流灌注相能够显示较大血管的位置、形态、走向以及血管的充盈状态和通畅情况,血池相反映的是软组织的血液分布,延迟相则主要反映骨骼的代谢活跃程度。不同的疾病或相同疾病的不同时期,病变部位骨盐代谢及血流分布状况表现可以相同,也可能存在较大差异。因此,通过骨三相显像进一步了解病变的血管空间变异或血管形成特征,对于疾病的鉴别诊断和估计病程的时间有很大的提示作用。四时相骨显像是在骨三相显像的基础上增加一次24小时延迟骨显像。

【适应证】

1. 诊断和鉴别诊断骨骼(如股骨头)缺血坏死。

2. 诊断与鉴别诊断骨骼炎症(如急性骨髓炎、骨骼肌脓肿等)。

3. 骨肿瘤的诊断、鉴别诊断和骨旁软组织肿瘤的鉴别诊断。

4. 监测移植骨的血供及成活状况。

5. 诊断与鉴别诊断骨骼创伤(如应力性骨折等)。

6. 临床需要了解、判断局部病变血供或血管形成状况的各种骨骼、骨关节疾病。

【检查方法】

1. 患者准备及显像剂注射剂量同于静态骨显像。

2. 图像采集 探头配置低能通用型准直器,患者取仰卧位,探头视野涵盖所选定的感兴趣区(可疑病变区)及其对称部位;能峰140keV,窗宽为20%,采集矩阵为128×128或256×256。通常选用肘静脉"弹丸"式注射显像剂,注射后立即启动2秒/帧、连续1分钟的动态采集,获取血流灌注相的图像信息,此后开始每1~2分钟一帧的动态血池图像采集,连续采集10分钟,获取5~10帧血池相图像;延迟相在注射显像剂后2~6小时内进行,采集条件参照静态骨显像。

3. 图像处理　可使用 ROI 技术,定量测定感兴趣区(可疑病灶部位)内放射性计数,并与健侧相同部位比较,计算血流灌注、血池和延迟相放射性分布的比值;亦可采用 ROI 计数生成时间放射性曲线,动态观察感兴趣区内血流、血池相的放射性分布变化。延迟相图像处理与显示可参照静态骨显像。

【图像分析】

1. 正常图像

(1)血流相:静脉注射显像剂后约 8~12 秒可见局部较大血管显影,随后逐渐显示软组织轮廓,骨骼部位放射性分布较少。两侧对应的动脉和各部位显影时间基本相同。

(2)血池相:显像剂仍大部分停留在血液中,软组织轮廓更为清晰,放射性分布较均匀,骨骼部位放射性分布相对稀疏,大血管影显示清晰,双侧基本对称。

(3)延迟相:同静态骨显像。

2. 异常图像

(1)血流相:大血管位置、形态或充盈时间改变;骨骼或软组织内出现放射性异常浓聚或稀疏缺损区,提示病变部位血流灌注异常或血管病变。

(2)血池相:病变部位局部或周围软组织放射性分布异常浓聚或稀疏缺损,可反映病变部位及周边的充血状态。

(3)延迟相:同静态骨显像。

【诊断要点】

1. 检测股骨头缺血坏死　在股骨头缺血坏死早期(2 周~1 个月),因局部血供减少、骨代谢减低,患侧股骨头部位血流相、血池相及延迟相放射性分布均低于健侧;随着病情进展,缺血中心周围血运重建、骨骼修复过程增强,血池相和延迟相可表现为患侧股骨头及其周边部位放射性分布明显增强;若病情继续进展,缺血中心部位损伤不可修复,范围达到显像分辨率时,延迟相图像表现为中心放射性稀疏、缺损,而周边放射性异常浓聚的"炸面圈"(doughnut)样改变(图 12-6),局部断层显像对此更为灵敏。

2. 急性骨髓炎与蜂窝组织炎的鉴别　蜂窝组织炎可引起邻近骨的反应性充血,血流相和血池相均可见病变部位放射性分布明显增加,但延迟相局部骨组织放射性分布基本正常;在急性骨髓炎时,病变部位不仅在血流相和血池相放射性分布明显增加,延迟相也表现为局部的放射性异常浓聚,且放射性消退缓慢(图 12-7),应用四时相骨显像更有助于二者的鉴别诊断。

3. 辅助鉴别恶性与良性原发性骨肿瘤　恶性骨肿瘤血供异常丰富,血流相可见病变部位血流灌注明显增强,血池相呈现不规则的超越骨皮质界限的放射性异常浓聚区,且与延迟相所显示的放射性浓聚区范围相一致,而良性骨肿瘤通常不伴有上述改变。

4. 移植骨存活的监测　带血管的骨移植术后早期,如果血流相、血池相充盈良好,延迟相表现为放射性分布同于或略高于周围正常骨组织,则可证实移植手术成功;此后 2~4 周内,成活的移植骨显像剂摄取应逐渐增加,如显像表现为血流灌注减低或显像剂摄取明显减少,则提示移植骨发生了排斥反应或未成活。不带血管的移植骨,术后 3 周内基本无显像剂摄取,3

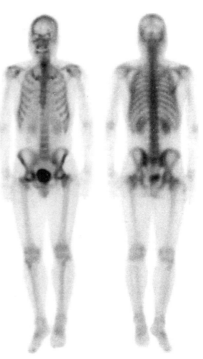

图 12-6　双侧股骨头坏死:双髋关节放射性分布呈"炸面圈"样改变

周后可见显像剂略有分布,随时间延长逐渐达到健侧相同水平。

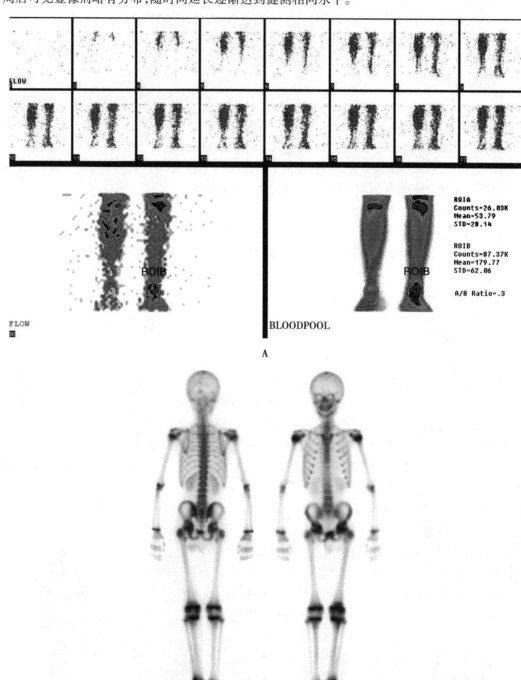

图 12-7 左胫骨下端急性骨髓炎

A. 左胫骨下端病变部位血流相及血池相放射性分布明显强于对侧;

B. 延迟相显示病变部位核素异常浓聚

5. 诊断血管性疾病 常用于诊断手部脉管血栓形成或动脉闭锁。本病血流相表现为病变有关手指血流灌注延迟,血池相可见局部软组织放射性分布减少,延迟相局部骨质放射性分布基本正常。

【注意事项及失误防范】

1. 注射"弹丸"的质量是动态骨显像成功的关键。通常要求显像剂体积控制在 0.5 ~ 0.8ml 之间为宜;如体积过小,会导致显像剂在注射器中存留相对过多,而体积过大则会影响"弹丸"形成的质量,两者均会对血流相的图像质量造成一定的影响。

2. 在选择注射血管时,应尽量选用健侧、近心端、弹性比较好的静脉血管(如肘部贵要静脉),并确保注射器针尖位于管腔内。对于血管条件较好的患者,可采用止血带法注射,在显像剂推注完毕后迅速松解止血带;对于血管条件较差的患者,建议采用三通注射器法,在推注显像剂后快速推注 10 ~ 20ml 生理盐水,以确保"弹丸"质量。

3. 因动态骨显像需要在检查床旁进行快速注射,在注射显像剂之前应注意检查注射器乳头部位是否牢固,防止显像剂在快速注射时产生喷溅污染显像仪器。

4. 动态采集对显像仪器条件要求较高,为避免因仪器本身原因造成显像失败,建议在患者检查前进行与血流相采集条件相同的预采集,以确保仪器状态良好无误。

第三节 关节显像

【原理】

关节的炎症、退行性变或骨性关节的压应力异常,会导致关节病变部位血管增生、血流灌注量增加、血管通透性增强,同时伴有病变关节附近骨骼的成骨过程加速、骨盐代谢旺盛,以及软骨及骨破坏引起的反应性骨增生。放射性核素关节显像是检查活动性关节疾病的灵敏方法,有助于骨关节疾病的早期诊断和鉴别诊断。当关节疾病已确诊时,该显像方法还可用于病变范围的显示、疗效的评价和病情随诊观察。

目前关节显像常用的显像剂是 $^{99m}Tc\text{-}MDP$ 和 $^{99m}TcO_4^-$。$^{99m}Tc\text{-}MDP$ 能在活动性病变部位浓聚(原理同骨显像),$^{99m}TcO_4^-$ 可与关节腔渗出液中的蛋白相结合,从而使骨关节显影。近年来随着炎症显像剂的不断更新,推出了多种炎症显像剂,例如 ^{111}In 和 ^{99m}Tc 标记的白细胞,^{111}In 和 ^{99m}Tc 标记的人免疫球蛋白(HIG),其在炎症病灶中聚集的最主要因素可能是炎症部位血管通透性增高,以及免疫性疾病时类风湿因子或免疫物的沉积。

【适应证】

1. 骨关节病的早期诊断与鉴别诊断。

2. 观察和确定关节炎的病变部位和范围,评价病变的活动程度。

3. 疑有骨关节疾病,但 X 线或 CT 检查未见异常者。

4. 随诊观察关节炎的治疗与疗效评价。

5. 随诊观察人工关节置换术后的感染和假体松动。

6. 诊断反射性交感性营养不良综合征。

【显像方法】

1. 受检者准备 使用 $^{99m}Tc\text{-}MDP$ 或 $^{99m}Tc\text{-}HIG$ 显像时,受检者准备同于骨显像;使用 $^{99m}TcO_4^-$ 显像时,患者受检前半小时应口服过氯酸钾 400mg,用以封闭甲状腺、涎腺及胃黏膜。成人显像剂使用剂量为 20mCi(740MBq),儿童给药剂量可参照骨显像。

2. 图像采集 应用 $^{99m}Tc\text{-}MDP$ 进行关节显像时,可在全身显像的基础上进行局部关节显像;使用炎症显像剂时,可直接对病变关节部位进行显像。采集方案可以是局部、特殊体位或断层显像任选其一,也可与动态显像(血流、血池显像)进行组合,加以综合分析。有条件者也可采用针孔形准直器显像,提高诊断的准确性。采集条件可参照静态骨显像及动态骨显像相关采集条件。

3. 图像处理 参照静态骨显像及动态骨显像相关处理条件及显示方法。

【图像分析】

1. 正常图像表现　正常关节图像中，骨骼边界光滑，轮廓完整，软骨本身几乎没有血运，故不显影。因此正常图像表现为关节间隙清晰，关节两端放射性分布对称、均匀，松质骨放射性摄取较多，致密骨放射性摄取较少，肢体左右两侧关节显影大致对称。儿童关节部位可见骨骺板呈规则的两侧对称性条状浓聚带。血流相和血池相显像可见关节相应部位的大血管及软组织显影，除儿童和少年骨骺板显影外，关节部位几无放射性分布。

2. 异常图像表现　常见的表现为病变关节部位放射性分布异常浓聚。分析浓聚区所在的部位、数量、放射性浓聚程度及形态表现有助于关节疾病的鉴别诊断。例如多发的小关节放射性浓聚常提示有类风湿性关节炎的可能；髋关节的髋臼部位出现弧形放射性浓聚，常提示为髋关节骨性关节炎；膝关节骨性关节炎，常在内翻或外翻畸形关节受力的一侧出现放射性浓聚灶，且常伴有"热髌"征，而多数血流相和血池相均无异常；化脓性关节炎三时相显像均表现为阳性结果。另外，部分关节病变如关节结核、溶骨性肿瘤侵犯关节等，也可表现为放射性分布稀疏或缺损区。对于异常显像结果的分析，需紧密结合病史、发病机制、不同疾病好发部位以及其他影像学检查结果、化验室检查结果进行综合分析判断。

【诊断要点】

1. 类风湿性关节炎（RA）　类风湿性关节炎为周围关节对称性的多关节慢性炎症性疾病。当关节发生滑膜炎时，$^{99m}TcO_4^-$、^{99m}Tc-HIG 显像均表现为显像剂的异常浓聚，且显像剂的浓聚程度可以反映病变的活跃程度。^{99m}Tc-MDP 骨显像从临床角度难以作为诊断类风湿性关节炎的直接证据，其主要价值在于判断疾病是否处于活动期；类风湿性关节炎活动期骨显像表现为显像剂异常浓聚，而非活动期骨显像基本正常。

2. 骨性关节炎或退行性关节病　骨性关节炎的各个时期均可表现为显像剂中等程度浓聚的阳性结果（尤以 ^{99m}Tc-MDP 敏感性高），反映关节软骨退行性变伴充血。骶髂关节炎早期往往是局灶性的，常起始于骶髂关节的下 1/3 部位，其灵敏度高于 X 线平片。在青年或肥胖患者，承受重力的关节最易发生骨性关节炎，大多数在关节内侧区域出现放射分布增高。

3. 反射性交感性营养不良综合征（RDS）　该征从临床、X 线和组织学检查均类似关节炎，但无关节滑膜炎的客观依据。骨关节显像能在肢体的远端关节见到非常明显的放射性分布增高，可能是血管舒缩改变引起的充血所致，故骨显像有助于早期发现 RDS 和评价治疗反应。

4. 人工关节显像　应用关节显像随访人工关节置换术，有助于判断假体松动和人工关节的感染。工关节置换术后数月至一年，局部放射性增高是正常现象；但此后如若假体远端或两端放射性仍持续增高，并伴有肢体疼痛，应考虑有松动可能；若假体周围有弥漫性放射性增高，加作炎症显像呈阳性结果，提示感染。

5. 颞颌关节综合征　病变早期一般 X 线检查无改变，核素关节显像不仅灵敏度高，而且对关节损伤程度可进行定量分析，主要表现为局部放射性增高，以断层像更为明显。

6. 其他关节疾病　如类肉瘤、痛风、钙化性滑囊炎等，均可在受累的关节部位表现为放射性分布异常浓聚，其灵敏性高于 X 线平片。

第四节　骨矿物质含量及骨密度测定

骨质疏松症可分为原发性与继发性两类。原发性骨质疏松症又可分为高转换型骨质疏松症（Ⅰ型，绝经后骨质疏松症）、低转换型骨质疏松症（Ⅱ型，老年性骨质疏松症）和原因不明型（青年性和特发性）骨质疏松症。继发型骨质疏松症是由肾病、甲状腺功能亢进症、甲状旁腺功能亢进症、柯兴氏症、药物、营养、遗传、生活习惯等因素引起的骨矿物质减少，骨显微结构（主要是小梁骨）退化，骨脆性增加，易于骨折。骨质疏松症诊断依靠临床症状，体征和辅助检查，辅助检查中除了血和尿液有关骨代谢的生化指标以外,最主要是骨密度(BMD)测量。

【原理】

BMD 检测的基本原理是:通过测定各种放射源释放的 γ 射线或 X 射线穿透人体(骨骼)后所剩的射线和被吸收的射线多少,计算出骨矿物质的含量,即骨密度。测定 BMD 方法有多种:X 光吸收法;单光子吸收法(SPA);双光子吸收法(DPA);双能量 X 线吸收法(dual energy X-ray absorptiometry,DEXA 或 DXA);定量 CT(QCT)法和超声骨密度测定法。其中,DEXA 是目前临床最常用的方法,本节将对此法加以重点介绍。

DEXA 以高低两种能量 X 线对骨骼及软组织进行检查和计算。由于骨骼对低能(30 ~ 50keV)X 线衰减远大于软组织对其的衰减,而对高能(大于 70keV)X 线两者的衰减程度相似,因此应用双能 X 线检测可以更有效地区分和消除软组织的影响,准确测定 BMD 值。其优点不仅在于图像分辨率高(1mm),精度度好(1%),检查时间较短,还避免了应用 γ 射线测定 BMD 需定期更换放射源的麻烦。

【适应证】

国际临床骨密度测量学会(ISCD)建议:

1. 与任何可引起骨质疏松的疾病、药物、生理或病理因素等有关者。

2. 女性年龄≥65 岁。

3. 男性年龄≥70 岁。

4. 已发生脆性骨折的患者。

5. 拟进行骨质疏松治疗患者,且骨密度检查有助于临床决策。

6. 骨质疏松疗效监测与评价。

【检查方法】

1. DEXA 测定 BMD 时,应选择正常、无肌肉神经损伤的非优势肢体;检测部位包括:腰椎(L2 ~ I4)、股骨近端及全身,周围骨亦可测量,尤其对 BMD 含量相对恒定的小梁骨和皮质骨,如股骨颈、Ward's 三角、桡骨远端 1/3 处等。

2. 受检者取出体内金属物品,平卧于检查床上,并使受检者与检查床平行,对扫描范围正确定位,并将双手置于扫描范围外。

3. 检查脊柱前后位时(L2 ~ 4)使受检者双膝呈 90 度直角抬起(有专用垫),以使脊柱与检查床密切接触;检查股骨近端时,使受检者双足内展(有专用支架)以使股骨颈充分显露,并使股骨小粗隆位于股骨后方;新一代仪器,不需移动患者即可作侧位检查。作全身检查时,均不需用垫和支架。

4. 启动计算机检查程序,按操作要求(仪器的说明书)进行数据采集,数据分析,图形显示,打印出报告(图 12-8)。

【结果分析与判定】

1. 骨矿物质密度(BMD)值测定,是通过用 X 线束通过路径上的所有骨量(g)除以投射骨面积(cm^2)计算获得,单位为 g/cm^2。不同检测仪器、不同地区、受检者的不同性别、年龄及身高体重均会对 BMD 及其测定产生影响,因此,各科室应尽量建立自己 BMD 正常值范围。

2. T 值　即与健康年轻人相比较的值称为 T 值,以标准差(SD)表示。

$$T 值 = (BMD_{测定值} - BMD_{健康年轻人均值})/SD_{健康年轻人}$$

WHO 诊断如下:

(1)T 值不低于健康年轻人均值 1SD(> −1SD)为正常;

(2)T 值低于健康年轻人均值 1SD,但不低于 2.5SD(< −1SD, > −2.5SD)为骨质减少;

(3)T 值低于健康年轻人均值 −2.5SD〈 = −2.5SD〉为骨质疏松;

(4)T 值低于健康年轻人均值 −2.5SD(< = −2.5SD)并有一次或多次脆性骨折为严重骨

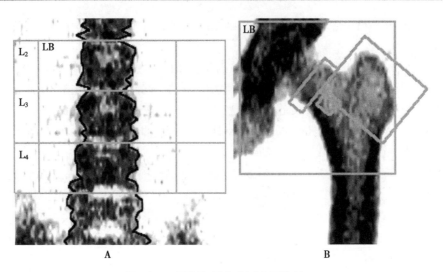

图 12-8　DEXA 骨密度测定图像处理
A. 腰椎($L_2 \sim L_4$)骨密度测定及感兴趣去勾画;B. 股骨上端骨密度检测
(股骨颈、Ward 区及大转子部位测定范围确定)

质疏松。

3. M 值　1999 年我国老年学会提出中国人原发性骨质疏松症诊断标准(试行),以骨矿含量诊断后分等级标准,参考 WHO 标准并结合我国国情,以种族、性别、地区的峰值骨量(均值为 M)为依据,制定以下标准:

M　　－1SD　　　　　　　正常;

M　　－1~2SD　　　　　骨量减少;

M　　－2SD　　　　　　骨质疏松症;

M　　－2SD　　　　　　伴有一处或多处骨折,为严重骨质疏松症。

如未做峰值骨密度调查,可用骨量丢失百分率(%)诊断法:

M　　－12%　　　　　　正常;

M　　－13%~－24%　　骨量减少;

M　　－25%　　　　　　骨质疏松症;

M　　－25%　　　　　　伴有一处或多处骨折,为严重骨质疏松症。

【注意事项及失误防范】

1. 在检查患者之前首先将仪器通电约半小时,使 X 线球管预热良好,并对仪器进行每日质检和校正,只有校验结果在允许范围内,方可开始检查患者。

2. BMD 值会受到多种因素的影响,除了仪器因素外,患者的局部骨质呈高密度(如骨质增生)会使有骨质疏松的 BMD 被抵消而呈正常值,对此应加以注意;对于椎体界限分辨不清或定位较困难的患者,应参照 X 线腰椎平片加以确认。

3. 妊娠妇女如无必要,禁行此项检查。

4. 近期有钡剂检查或放射性核素检查者会影响检查结果;受检部位含有外置(植)入高密度物质(如内固定金属板或支架),不适于做此项检查。

案例分析 1

临床资料:老年女性,"胃痛 3 个月,伴腰痛加重 1 个月"就诊,临床诊断为胃癌,欲除外骨转移行全身骨显像,检查结果如图所示(图 12-9)。

问题 1:图像有何异常?导致这种异常图像的常见原因有哪些?应采取什么技术手段加以鉴别?

问题 2:嘱患者将衣物除去,行骨盆局部显像,结果如图(图 12-10);局部显像结果提示最有可能造成该伪影的原因是什么? 需要向患者询问哪些相关病史?

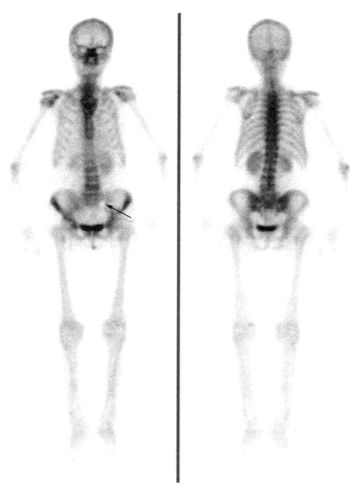

图 12-9 患者全身骨显像图像

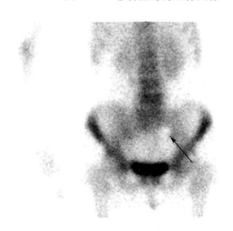

图 12-10 患者骨盆局部显像图像

案例分析 2

　　临床资料:中老年男性,临床诊断为"右肺上叶周围型肺癌",术前常规行全身骨显像检查,检查结果如图所示(图 12-11)。

　　问题 1:图像有何异常? 导致这种图像异常的原因可能是什么? 应采取什么技术手段加以鉴别?

问题2：如通过局部显像除外显像剂体表污染的因素,那么导致这种显像剂骨外摄取的最有可能原因是什么? 其摄取机制是什么? 可通过哪些实验室和影像检查加以验证?

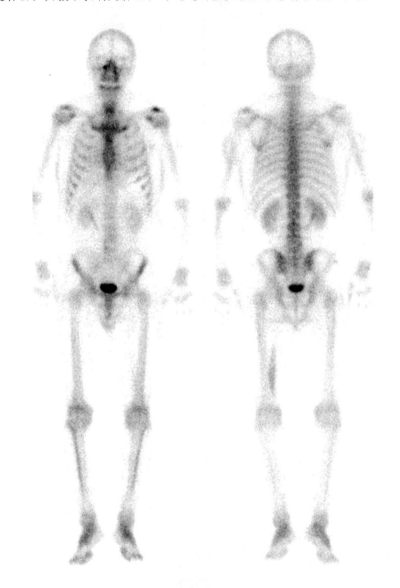

图 12-11　患者全身骨显像图像

 本章小结

　　放射性核素骨显像在临床的应用已有 40 多年的历史,是目前核医学影像检查中应用频率最高的检查项目。放射性核素骨显像最主要的优点是在骨疾病的探查中,有非常高的敏感性,能够在其他影像学检查和临床症状出现异常之前更早地显示病变的存在;但是,在肯定其优点的同时也应清醒意识到核素骨显像的局限性,例如特异性相对偏低的问题,除了通过更详尽地询问病史、采用更合理的技术手段加以鉴别,也应重视与其他影像学检查结果相互借鉴与印证。另外,在工作中还需牢记骨显像的各种注意事项,掌握影响骨显像剂分布的各种因素,认真识别各种正常变异与伪影,只有做到知识的融会贯通,知其然亦知其所以然,才能够不断提高图像质量与诊断水平。

思考题

1. 骨组织摄取显像剂的多少主要与哪些因素有关?

2. 在进行全身骨显像前,患者和显像技术人员应有哪些准备和注意事项?

3. 在哪些情况下应考虑对全身骨显像的患者增加特殊体位的局部显像或断层显像?

4. 在进行骨三相显像时,有哪些特殊的注意事项?

5. 产生"热区"或"冷区"伪影的常见原因有哪些? 如何加以识别?

（张　欣）

第十三章 造血与淋巴系统

 学习目标

1. 掌握:放射性胶体骨髓显像原理、操作、适应证、注意事项。
2. 熟悉:骨髓显像的临床应用。
3. 了解:淋巴显像的原理、操作及适应证。

造血系统包括血液、骨髓、脾、淋巴结以及分散在全身各处的淋巴和单核-吞噬细胞组织。骨髓是人体的主要造血器官,充填于骨髓腔及骨松质的腔隙内。正常骨髓有两种:一种为生成红细胞、粒细胞、单核细胞、巨核细胞及其所产生的血小板的红骨髓,又称造血骨髓或中心骨髓;一种为脂肪组织构成的无造血功能的黄骨髓,又称外周骨髓。幼儿所有的骨髓都是有造血活性的红骨髓,但从5岁左右开始,管状骨中的红骨髓逐渐被脂肪代替而成为没有造血活性的黄骨髓。随着年龄的增加,红骨髓分布区域逐渐减少,到12岁左右接近成人分布。成人红骨髓主要分布于颅骨及躯干骨(脊椎骨、肋骨、胸骨、肩胛骨、骨盆)等扁平骨,以及肱骨上端和股骨近心端1/4~1/3处。

淋巴系统由各级淋巴管道、淋巴器官和散在的淋巴组织构成,淋巴系统内流动着无色透明的淋巴液。毛细淋巴管是淋巴管道的起始段,位于组织间隙内,以膨大的盲端起始,彼此吻合成网并汇集成淋巴管。组织间隙中含水和大分子物质的组织液进入毛细淋巴管成为淋巴液,沿淋巴管向心流动并经诸多淋巴结的过滤,最后汇合成淋巴干和淋巴导管注入静脉。

脾是人体最大的淋巴器官,位于左季肋区,具有储血、造血、清除衰老红细胞及参与免疫反应的功能。

核医学显像在血液和淋巴系统的应用主要为:骨髓显像,脾显像,淋巴显像等。骨髓显像是目前唯一能提供全身功能性骨髓分布的检查方法,并且能显示身体各部位骨髓造血功能的变化,是研究骨髓功能和诊断造血系统疾病重要的辅助手段。近年来脾脏显像在核医学应用较少,因此本章就不再讲解其核医学应用。

第一节 骨 髓 显 像

【原理】

静脉注入放射性胶体后,放射性胶体被骨髓间质中的单核-吞噬细胞吞噬而沉积于造血骨髓中,并发出射线,在体外利用SPECT对单核吞噬细胞的分布和吞噬活性进行检测。正常人和多数血液病患者,骨髓单核细胞的吞噬活性与骨髓造血功能相一致,故放射性胶体骨髓显像能间接观察红骨髓的分布和功能状态,以辅助诊断某些造血系统疾病。

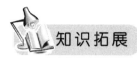知识拓展

^{18}F-FDG PET/CT 骨髓显像

^{18}F-FDG 已广泛用于肿瘤和感染疾病的诊断,FDG 在细胞的摄取反映了细胞活性,因此可利用^{18}F-FDG PET/CT 显像来评价红骨髓的功能和各种疾病对骨髓的侵蚀情况的判断。同时由于 PET/CT 图像融合又可提供病灶的精确的解剖结构和定位及^{18}F-FDG 摄取的定量分析,所以^{18}F-FDG PET/CT 在骨髓显像的应用越来越多。

正常时肝脾和骨髓有较低的均匀性 FDG 摄取,脾和骨髓^{18}F-FDG 摄取略低于肝脏,当骨髓中^{18}F-FDG 摄取高于肝脏则预示骨髓增生。弥漫性的骨髓^{18}F-FDG 摄取增高,可能是骨髓的恶性病变,炎性反应,近期肿瘤化疗等。

【适应证】

1. 再生障碍性贫血(再障)的诊断和鉴别诊断。

2. 观察白血病患者骨髓的分布和活性,观察化疗后骨髓缓解过程和外周骨髓有无残余病灶。

3. 真性红细胞增多症和骨髓增生异常综合征的辅助诊断。

【禁忌证】

无明确禁忌证。

【检查方法】

1. 患者准备 无须特殊准备。

2. 放射性药物 ^{99m}Tc-硫胶体或^{99m}Tc-植酸钠,静脉注射剂量为 555 ~ 740MBq(15 ~ 20mCi),儿童酌减。

3. 图像采集

(1)仪器:SPECT 探头配置低能通用型或低能高分辨型准直器,能峰 140keV,窗宽 20%,放大倍数 1。全身骨髓显像,矩阵 256×1024,局部显像矩阵 256×256 或 128×128。

(2)体位:患者取仰卧位。

(3)采集方法:静脉注射^{99m}Tc-胶体后 20分钟 ~ 2 小时,全身采集同骨骼显像,必要时做局部显像和 SPECT/CT 显像。

【图像分析】

1. 正常图像 5 岁以下正常婴幼儿全身骨髓显影,5 ~ 10 岁时胫骨、腓骨、尺骨、桡骨可不显影或部分显影,10 ~ 18 岁肱骨、股骨下端开始不显影,18 ~ 20 岁后呈成人骨髓影像。在成人,放射性胶体除肝脾外主要浓聚于颅骨、躯干骨(如肋骨、胸骨、脊柱、骨盆)的红髓,即中心性骨髓显影,两侧对称,部位一致;外周骨髓仅股骨、肱骨上端 1/4 ~ 1/3 髓

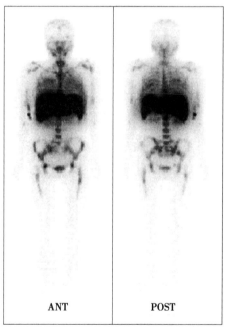

ANT   POST

图 13-1 正常骨髓显像

腔显影,四肢长骨的黄骨髓不显影;胸骨、胸椎及部分腰椎因受肝脾的干扰不易辨认(图 13-1)。

依据骨髓内的放射性水平和显影的差别,将骨髓的活性分为 5 级(表 13-1),2 级为正常;低于 2 级为造血抑制;高于 2 级为造血活性增强。

表 13-1　骨髓造血活性分级及临床意义

活性分级	骨髓显像程度	临床意义
0 级	骨髓未显影,骨髓部位的放射性和周围软组织本底近似	骨髓严重抑制
1 级	骨髓显示不清晰,在软组织本底的基础上,骨髓隐约显影	骨髓轻、中度抑制
2 级	骨髓明显显影,轮廓基本清楚	骨髓活性正常
3 级	骨髓清晰显影,轮廓清楚	髓造血活性高于正常
4 级	骨髓显影十分清楚,类似骨骼的显影程度	骨髓活性明显增强

2. 异常图像　放射性胶体骨髓显像的异常图像,主要表现在两个方面:

(1)放射性分布异常:中心骨髓不显影或显影减弱,外周骨髓显影的范围明显扩大,骨髓分布不均匀(局灶性显影)。

(2)造血活性异常:骨髓显影增强,骨髓显影低于正常或者完全不显影。

【诊断要点】

1. 再生障碍性贫血　简称再障,其骨髓显像表现呈多样化,可表现为以下类型:

(1)荒芜型:全身骨髓不显影,活性水平 0 级,仅见肝脾影,表明骨髓造血功能弥漫性重度受抑(图 13-2)。临床见于重度再障。

(2)抑制型:全身骨髓活性低于正常,中心骨髓分布缩小,显影不良,活性水平 1 级(图 13-3)。骨髓受抑的程度与病情的轻重一致。

(3)灶Ⅰ型:全身骨髓活性受到不同程度抑制,中心骨髓中出现界限明显的岛状显影灶,灶内放射性分布明显高于周围骨髓组织(图 13-4),常见于慢性再障。

(4)灶Ⅱ型:在外周骨髓腔内出现节段性、灶性放射性异常浓聚区,常见于双侧胫骨干中

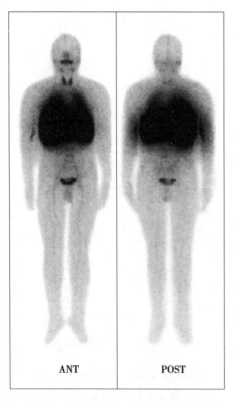

ANT　　　POST

图 13-2　再障荒芜型:全身骨髓不显影,
仅见肝脾影

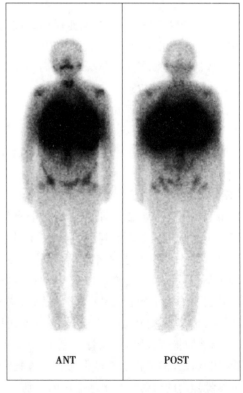

ANT　　　POST

图 13-3　再障抑制型:全身骨髓的活性低于
正常,中心骨髓分布减少

段、双侧股骨干中段,分布对称,状如镜像,界限清晰(图 13-5),多见于年轻再障患者。

(5)正常型:少数再障患者骨髓显像可表现为基本正常(图 13-6)。这类患者病情较轻,预后较佳,属临床轻型再障。

2. 白血病　骨髓显像的变化比较复杂,可能与白血病的病理类型、病程长短、严重程度、治疗情况等因素有关。

(1)急性白血病:中心骨髓绝大多数表现为明显抑制,而外周骨髓扩张,外周骨髓的扩张多见于膝关节、股骨和胫骨等部位(图 13-7)。

(2)慢性白血病:结果与急性白血病相似,即中心性骨髓抑制和外周骨髓扩张,其中慢性白血病晚期伴发中轴骨的纤维化时,外周骨髓扩张更为明显(图 13-8)。另外,部分患者可出现脾脏肿大。

3. 真性红细胞增多症和骨髓增生异常综合征　均表现为中心骨髓正常或增生,外周骨髓扩张,整个骨髓显影非常清晰,类似骨骼显像(图 13-9,图 13-10)。疾病晚期由于造血衰竭和骨髓纤维化,中心骨髓活性降低,外周骨髓进一步扩张,脾脏也进一步肿大。

4. 骨髓纤维化　早期表现为中心骨髓活性抑制,外周骨髓扩张,随病情发展如外周骨髓开始纤维化则活性也逐渐被抑制。

5. 慢性溶血性贫血、失血性贫血和缺铁性贫血均表现为中心骨髓活性明显增强伴外周骨髓远端扩张及脾脏肿大(图 13-11)。

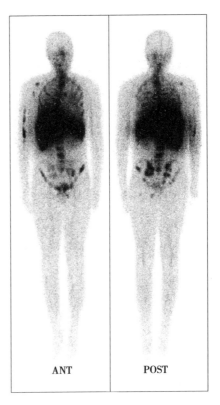

ANT　　　POST

图 13-4　再障灶 I 型:全身骨髓活性受到不同程度抑制,骨盆部位见多个岛状浓聚灶

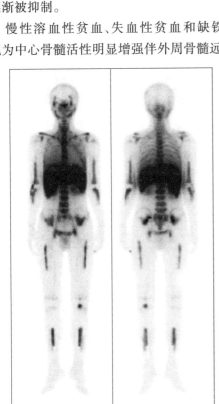

ANT　　　POST

图 13-5　再障灶 II 型:双侧肱骨远端、双侧桡骨近端、双侧胫骨干中段见节段性对称性放射性分布浓聚影

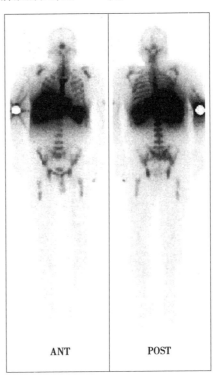

ANT　　　POST

图 13-6　再障正常型:全身骨髓分布及活性正常

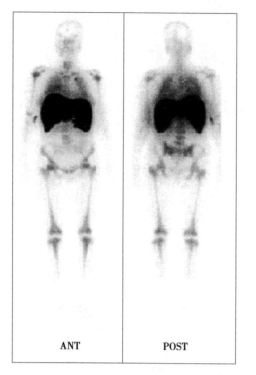

ANT　　POST

图 13-7　急性白血病:中心骨髓活性受抑制,膝关节、股骨和胫骨等部位骨髓扩张

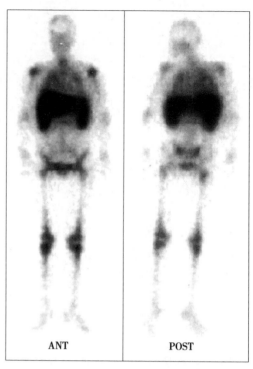

ANT　　POST

图 13-8　慢性白血病:中心骨髓活性明显受抑制,外周骨髓明显扩张,肝脾肿大

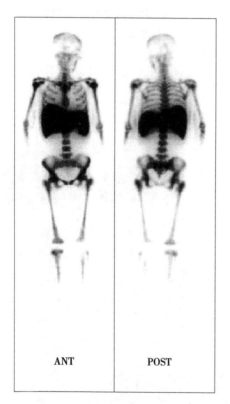

ANT　　POST

图 13-9　真性红细胞增多症:中心骨髓活性增强,外周骨髓明显扩张

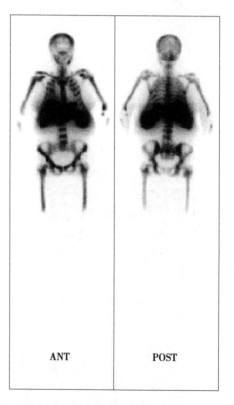

ANT　　POST

图 13-10　骨髓增生异常综合征:中心骨髓活性增强,外周骨髓明显扩张

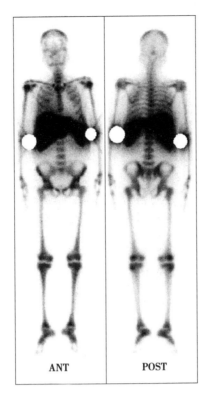

图 13-11　慢性溶血性贫血:中心骨髓活性明显增强,外周
骨髓明显扩张,与骨骼影像相似;脾肿大

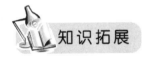 知识拓展

骨髓显像与其他方法学对比

骨髓疾病诊断有多种影像学方法。CT 显像对骨髓疾病的诊断缺乏敏感性,只有当骨髓病变侵犯到骨小梁或骨皮质时,CT 才会发现病变,但也难以对骨髓细胞病变进行准确判断。MR 是目前临床常用的骨髓疾病诊断的方法,它可通过对骨髓中脂肪组织,水与骨髓细胞成分信号变化,来判断正常骨髓和异常骨髓,有较好的灵敏度和一定的特异性,是一种间接判断骨髓细胞病变的影像学方法。而核素显像是通过骨髓细胞对放射性药物的摄取情况,判断骨髓细胞是否存在活性和功能,具有很好的灵敏性,能直接反映骨髓细胞的病变,但缺乏特异性。

【注意事项】

1. 放射性胶体骨髓显像对骨髓的分布及其功能状态的观察是间接的。

2. 在骨髓显像时应避免使用长半衰期或有 α 射线的核素或标记物。

第二节　淋巴显像

【原理】

在组织间隙内注入放射性标记的大分子或胶体物质,不能透过毛细血管基底膜而主要经毛细淋巴管吸收,并在向心性引流过程中部分被淋巴结窦内皮细胞所摄取,部分随淋巴液归入体循环,最后被肝、脾单核吞噬细胞系统清除、SPECT 可显示各级引流淋巴结(链)的分布、形态、相互关系及淋巴引流功能状态,以此对淋巴系统疾病进行辅助诊断。

【适应证】

1. 前哨淋巴结检查。

2. 淋巴水肿的辅助诊断。

3. 淋巴管炎的辅助诊断。

【禁忌证】

无明确禁忌证。

【检查方法】

1. 患者准备　患者无需特殊准备。

2. 放射性药物　常用淋巴显像放射性药物主要有 3 大类(表 13-2)。

表 13-2　常用淋巴显像放射性药物

放射性药物类型	放射性药物	常用剂量 MBq(mCi)
胶体类	^{99m}Tc-植酸钠	37~74(1~2)
	^{99m}Tc-硫化锑	37~74(1~2)
蛋白质类	^{99m}Tc-HAS	74~222(2~6)
高分子聚合物类	^{99m}Tc-脂质体	37~74(1~2)
	^{99m}Tc-DX	74~222(2~6)

3. 注射部位和显像体位　由于淋巴显像的目的和区域不同,注射部位和显像体位也各不相同。

4. 图像采集

(1)局部显像:探头配置低能通用型平行孔准直器,时间采集 3~6 分钟或预置计数 200k~300k。对腋窝、锁骨上淋巴显像时,可用针孔准直器采集,放大倍数 1~2。

(2)全身显像:全身、下肢和躯干部淋巴显像时,可采用全身扫描方式,扫描速度 10~20cm/min。肝脾显像过强时,可用铅板屏蔽。

(3)动态显像:为观察淋巴引流功能,可用颗粒小、淋巴引流快的显像剂,如 ^{99m}Tc-DX 行动态显像。在远端注入显像剂后立即开始,多以 30~60 秒/帧速度采集 20~30 分钟。

【图像分析】

1. 正常图像

(1)颈部淋巴结:于注射点下方可见较大的淋巴结及内侧颈深和外侧颈浅两条淋巴链,两侧大致对称。侧位可见两条淋巴结链呈"人"字形,前支为颈深淋巴结,后支为颈浅淋巴结。

(2)腋窝淋巴结:从腋窝部斜向上方呈"八"字形分布,两侧大致对称。侧位腋下淋巴结呈菱形分布。

(3)胸廓内淋巴结:可见沿胸骨旁 1~3cm 处分布于肋间隙的淋巴结上下连接成链状,每侧 3~7 个,20% 的正常人两侧之间有横跨交通支。

(4)盆腔淋巴结:后位每侧只能见到 1~2 个闭孔淋巴结,左右相似。前位可见髂总和主动脉旁淋巴结影。

(5)腹膜后淋巴结:呈一倒 Y 形淋巴链,由腹股沟深浅淋巴结、髂外和髂总淋巴结和由 2~3 条腹主动脉旁淋巴结链锁构成,其上端为乳糜池,右上方可见肝轻度显影,双侧淋巴结分布大致对称,淋巴链连续性好。

2. 异常图像淋巴显像的异常图像特点是:①显影明显延迟,2~4 小时仍不见清晰完整的淋巴结显影;②双侧淋巴结明显不对称,尤其是明显增大的淋巴结其放射性增强;③主要淋巴结缺失或多处淋巴结明显稀疏或缺损;④淋巴结链中断,伴远端淋巴滞留;⑤异常引流途径致不应显示的淋巴结显像或明显侧支淋巴通路;⑥皮下放射性药物反流或明显淋巴管扩张;⑦4～6小时后仍不见肝显影。凡具有上述2～3项表现者提示有淋巴结病变。

【诊断要点】

1. 前哨淋巴结检查　前哨淋巴结显像是近年来提出的一种概念,它是在恶性肿瘤手术前3小时左右注射放射性药物,利用特制的γ探头在术中对手术部位放射性最高的区域进行探测和定位。如果前哨淋巴结在术中被发现定位,并且快速冷冻切片检查未发现恶性细胞,不必对引流区的淋巴结进行彻底清除,甚至可以减少术中不必要的探查。相反,如果发现前哨淋巴结已被肿瘤细胞侵犯,则必须对该区域淋巴结进行清扫。

2. 淋巴水肿　原发性淋巴水肿一般淋巴显影差,淋巴管显影中断,淋巴结摄取显像剂少,并可出现放射性药物向表皮反流、扩散,严重者甚至完全无淋巴管或淋巴结显示;继发性淋巴水肿的局部淋巴引流缓慢或停止,淋巴管显影中断并多有扩张,可出现多条侧支淋巴管显影等征象,如果深部淋巴管同时被阻塞,也可出现皮肤淋巴反流。

3. 淋巴管炎　局部淋巴引流加快和增强,淋巴结肿大,炎症淋巴管显影增粗而且放射性浓聚,提示引流区近期感染;淋巴流减慢和减弱,多由于长期反复的慢性感染和炎症所致纤维化引起。

【注意事项】

1. 因注射部位特殊,检查前应向患者解释清楚,取得配合。

2. 进针后注药前应回抽针芯,以确认针头不在血管内,不致将显像剂注入血管。

3. 肢体远端投药时,患者肢体应做主动运动,有助于放射性药物的淋巴回流。

4. 双侧对称分布的淋巴结构显像时,原则上应先在患侧注射及显像,然后在对侧以同法及同样条件注射药物。

案例分析

临床资料:该患者临床诊断疑似慢性白血病,来核医学科进行骨髓显像,评价其骨髓功能的情况(图13-12)。

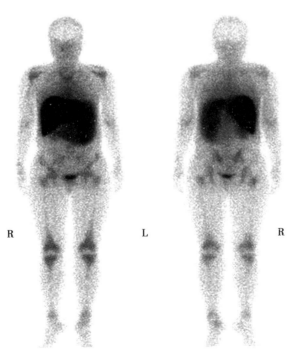

图13－12　患者骨髓显像

问题：

1. 请描述该图像中骨髓显像的特征表现是什么？
2. 结合图像是否可为慢性白血病诊断提供支持依据？

本章小结

　　本章重点讲述了核素骨髓显像的原理，方法和临床应用，骨髓显像是目前评价骨髓功能的最好的影像学方法，可直观地观察骨髓造血细胞的活性，对骨髓疾病的诊断和治疗评估及监测有重要的临床价值。而淋巴显像，也是评价淋巴系统很好的显像方法，但由于放射性药物没有药证，临床应用受到限制。

思考题

1. 骨髓放射性胶体显像的原理是什么？
2. 怎样进行骨髓放射性胶体显像的图像采集？
3. 再生障碍性贫血的骨髓显像类型有哪些？

（王　辉）

第十四章 泌尿系统

学习目标

1. 掌握:肾动态显像的原理、常用放射性药物以及操作程序;掌握利尿介入试验方法、适应证及其目的;掌握肾图的概念、正常分段、异常类型;掌握肾有效血浆流量和肾小球滤过率的概念,两种放射性药物的区别。

2. 熟悉:肾动态显像、肾图、肾有效血浆和肾小球滤过率测定的适应证、图像分析及诊断要点;熟悉肾静态显像及膀胱输尿管反流的原理及显像剂。

3. 了解:肾静态显像、膀胱输尿管反流的显像方法、放射性药物、适应证和注意事项。

泌尿系统由肾脏、输尿管、膀胱和尿道组成。肾脏位于腹膜后脊柱两侧,相当于第11胸椎至第3腰椎的高度,右肾较左肾低1~2cm。成人肾脏长10~12cm,宽5~6cm,每个重约134~148g,外形似蚕豆状。观察肾脏冠状切面,可见表层肾皮质、深层肾髓质和肾盂、肾盏。肾脏的血供来自肾动脉,成人的肾血供相当于25%的心排出量,流经肾的血浆量大约为600ml/min。

肾脏的主要生理功能是排泄人体代谢的终末产物和维持水、电解质及酸碱平衡,可分为廓清作用、排泄作用和内分泌功能。肾脏的基本功能单位为肾单位,每个肾单位由肾小球、近曲小管、髓袢和远曲小管所组成。尿液的生成包括3个过程,即肾小球的滤过、肾小管的选择性重吸收和肾小管的分泌。血液流经肾脏时,约25%通过肾小球滤过,约65%由肾小球滤过的水和钠盐及人体所需要的物质在近曲小管主动重吸收入血。

两侧输尿管位于腹膜后的两侧,是连接肾盂与膀胱的肌性管道,长约20~30cm,可分为腹部、盆部和壁内三个部分。全程有三个生理处生理狭窄,即肾盂与输尿管交界处、输尿管跨越髂血管处、输尿管进入膀胱处。

目前,泌尿系统核医学检查方法主要包括肾图(renogram)、肾动态显像(dynamic renal imaging)、肾有效血浆流量(effective renal plasma flow,ERPF)和肾小球滤过率(glomerular filtration rate,GFR)测定、肾静态显像(static renal imaging)和膀胱显像等。

第一节 肾 图

【原理】

静脉注射由肾小球滤过或肾小管上皮细胞摄取、分泌而不被重吸收的放射性示踪剂,用肾图仪的两个探头在体外连续记录其到达和经双肾滤过或摄取、分泌及排泄的全过程,并记录双肾区的时间-放射性计数曲线,即常规肾图。其反映肾脏的功能状态和上尿路排泄的通畅情况。通常根据肾动态显像的系列影像,利用"感兴趣区"分析技术获得。

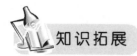

什么是"感兴趣区"技术?

感兴趣区(region of interest,ROI)分析技术是指在肾动态显像中,使用计算机软件对所需要的肾脏的边界进行准确勾画,以分别得到所需要的肾脏的放射性计数及其动态变化,用以分析肾脏的功能数据。掌握 ROI 技术需要操作者的练习和探索,不断尝试以达到精细准确的程度。肾脏的 ROI 可以分为三种类型:①勾画肾脏整体,即肾皮质和肾盂(包括肾积水时扩张的肾盂);②仅勾画肾脏皮质,不包括肾盂部分。如果肾脏有明显的积水,这样的 ROI 有助于避免肾积水造成肾功能的过高估算,提高分肾功能指标的准确度。如果肾脏功能明显受损,会造成肾皮质的边界非常不规则且可能影像模糊,此时对技术人员勾画技术的掌握要求是比较高的。③肾脏局部区域的勾画,例如肾重复畸形时,分别对同一肾脏的上下两组肾进行勾画。

【适应证】

1. 了解双肾功能及上尿路通畅情况。

2. 移植肾的监测。

3. 诊断肾血管性高血压。

【检查方法】

1. 患者准备 检查当日正常饮食,检查前 30 分钟常规饮水 200~300ml,显像前排空膀胱。如做利尿介入试验检查前 30~60 分钟常规饮水 300~500ml 或 8ml/kg,老年人和儿童最好留置尿管,若未插尿管,显像前须排空膀胱。如做卡托普利介入试验应停服血管紧张素转换酶抑制剂 1 周,β-受体阻滞剂 3 天以上。

2. 放射性药物 ^{131}I-邻碘马尿酸钠(^{131}I-orthoiodohippurate,^{131}I-OIH),描记法用量 0.185~0.37MBq(5~10μCi);显像法用量 11.1MBq(0.3mCi)。^{99m}Tc-巯基乙酰基三甘氨酸(^{99m}Tc-mercaptoacetyltriglycine,^{99m}Tc-MAG$_3$)和 ^{99m}Tc-双半胱氨酸(^{99m}Tc-ethulenedicysteine,^{99m}Tc-EC)用量为 296~370MBq(8~10mCi)。

(1)利尿介入试验:呋塞米的使用剂量为 0.5mg/kg,与 10% 葡萄糖注射液 2ml 混合后缓慢(1~2 分钟)静脉注射。

(2)卡托普利(captopril)介入试验:口服卡托普利 25~50mg。

3. 图像采集 常规肾图取坐位或仰卧位,从背后位置进行测定;移植肾的监测取仰卧位,从腹前位置进行测定。调整仪器的探测条件,使双探头的探测效率处于同一水平。静脉"弹丸"式注射示踪剂,同时启动测定开关,记录双肾区曲线,然后通过计算机处理曲线,计算有关定量参数。该法以应用 ^{131}I-OIH 测定双侧肾图最为经典,由于 ^{131}I-OIH 的物理性能较差,且来源不便,目前多使用 ^{99m}Tc 标记药物。

利尿介入试验检查方法分为一次法和二次法。一次法是在常规显像采集和肾图描记结束后,即刻注射呋塞米,再继续采集双肾影像或肾图记录 20 分钟,并计算利尿指数;二次法通常是常规肾图或肾动态显像与利尿介入检查分两次进行,两次检查需间隔一天以上,以排除残留放射性的干扰。

卡托普利介入试验前,常规行肾动态显像或肾图检查,作为基础对照。口服卡托普利后每隔 15 分钟测一次血压,至 1 小时时,饮水 300~500ml 或 8ml/kg。

4. 图像处理 应用感兴趣区(region of interest,ROI)技术分别勾画出双肾区及腹主动脉区或心影区,可以从肾动态系列影像中获取双肾血流灌注和功能曲线及相关定量参数。

【图像分析】

1. 正常肾图曲线 正常肾图由放射性出现段(a 段)、示踪剂聚集段(b 段)和排泄段(c 段)组成(图 14-1)。

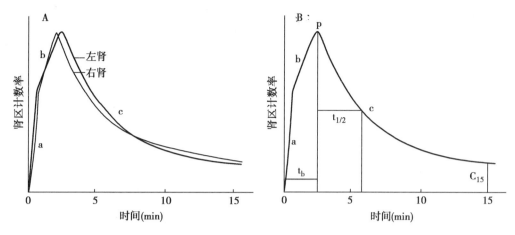

图 14-1　A、B 正常肾图曲线

a 段:静脉注射示踪剂后 10 秒左右,肾图曲线出现急剧上升段。此段为血管段,时间短,约 30 秒,其高度在一定程度上反映肾动脉的血流灌注相。

b 段:a 段之后的斜行上升段,3~5 分钟达高峰,其上升斜率和高度与肾血流量、肾小球滤过功能和肾小管上皮细胞摄取、分泌功能有关。直接反映肾皮质功能,即肾小球和肾小管功能。

c 段:b 段之后的下降段,前部下降斜率与 b 段上升斜率相近,下降至峰值一半的时间小于 8 分钟。为示踪剂经肾集合系统排入膀胱的过程,主要与上尿路通畅情况和尿流量多少有关。

2. 肾图定量分析指标　为客观地判断和分析肾图,需对肾图进行定量分析。常用参数的分析方法和正常值见表 14-1。

表 14-1　肾图定量分析指标及正常参考值

肾图参数	计算方法	正常值
峰时(t_b)	从注射药物到肾内放射性计数最高	<5 分钟(平均 2.5 分钟)
半排时间($C_{1/2}$)	从高峰下降到峰值一半的时间	<8 分钟(平均 4 分钟)
15 分钟残留率	$(C_{15}/b) \times 100\%$	<50%(平均 30%)
肾脏指数(RI)	$[(b-a)^2 + (b-C_{15})^2]/b^2 \times 100\%$	>45%(平均 60%)
分浓缩率	$(b-a)/(a \times t_b) \times 100\%$	>6%(平均 18%)
峰时差	$\|t_{b左} - t_{b右}\|$	<1 分钟
峰值差	$\|b_左 - b_右\|/b \times 100\%$	<25%
肾脏指数差	$\|RI_左 - RI_右\|/RI \times 100\%$	<30%

注:C_{15} 为注射药物后 15 分钟时的肾内计数率,b 为高峰时的计数率,a 为肾血流灌注峰的计数率。在尿路通畅情况下,RI 是反映肾综合功能的良好指标,分浓缩率是当尿路梗阻时判断肾功能的参考指标

【诊断要点】

常见异常肾图类型见图 14-2。

1. 持续上升型　a 段基本正常,b 段持续上升,未见 c 段出现。单侧出现时,多见于急性上尿路梗阻;双侧同时出现,多见于急性肾性肾衰竭。

2. 高水平延长型　a 段基本正常,b 段斜率降低,上升较慢,此后基本维持在同一水平,未见明显下降的 c 段。多见于上尿路梗阻伴明显肾盂积水。

3. 抛物线型　a 段正常或稍低,b 段上升缓慢,峰时后延,c 段下降缓慢,峰型圆钝。主要见于脱水、肾缺血、肾功能受损和上尿路引流不畅伴轻、中度肾盂积水。

4. 低水平延长线型　a 段低,b 段上升不明显,基本维持在同一水平。常见于肾功能严重受损和急性肾前性肾衰竭,也可见于慢性上尿路严重梗阻。偶见于急性上尿路梗阻,当梗阻原因解除,肾图可很快恢复正常。

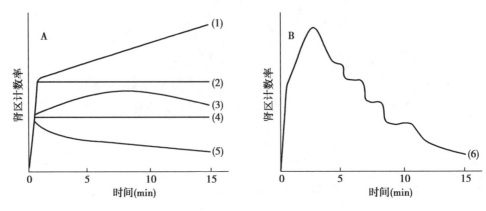

图 14-2　常见异常肾图类型

（1）持续上升型；（2）高水平延长型；（3）抛物线型；（4）低水平延长线型；（5）低水平递降型；
（6）阶梯状下降型

5. 低水平递降型　a 段低，无 b 段，放射性计数递减，且较健侧同一时间的计数低。见于肾脏无功能、肾功能极差、肾缺如或肾切除。

6. 阶梯状下降型　a、b 段基本正常，c 段呈规则的或不规则的阶梯状下降。见于尿反流和因疼痛、精神紧张、尿路感染、少尿或卧位等所致上尿路不稳定性痉挛。

7. 单侧小肾图型　较对侧正常肾图明显缩小，但其形态正常，a、b、c 段都存在，可见于单侧肾动脉狭窄、先天性小肾脏和游走肾。应用卡托普利介入试验可提高轻度单侧肾动脉狭窄的检出率。

8. 利尿介入试验　主要用于鉴别机械性尿路梗阻和非梗阻性尿路扩张（图 14-3）。

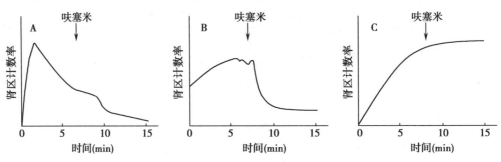

图 14-3　利尿试验肾图

A. 正常；B. 扩张但不伴梗阻；C. 梗阻

【注意事项】

1. 测定时探头需准确对位于双肾的部位，在静脉注射后 2 分钟之内，注意调整探头对位的准确性。

2. 检查过程中，患者须保持体位不动。

3. 需要高质量的"弹丸"注射。

4. 对近期内曾做静脉肾盂造影患者，应适当推迟检查时间。

5. 利尿介入试验必须保证足够的水负荷及避免膀胱过度充盈造成的显像剂滞留假象，注射呋塞米后，至少采集双肾影像 20 分钟以上。

6. 卡托普利介入试验前后，必须定时监测血压，以防血压突然降低。

第二节　肾动态显像

肾动态显像是检测泌尿系统疾患的常规核素检查方法，包括肾血流灌注显像（renal perfusion imaging)和肾功能动态显像(dynamic renal function imaging),可以为临床提供双肾血流、大小、形态、位置、功能及尿路通畅情况,是临床核肾脏病学的重要组成部分。

【原理】

静脉注射经肾小球滤过或肾小管上皮细胞摄取、排泌而不被重吸收的放射性显像剂,用SPECT 或 γ 照相机快速连续动态采集包括双肾和膀胱区域的放射性影像,可依次观察到显像剂灌注腹主动脉、肾动脉后迅速集聚在肾实质内,随后由肾实质逐渐流向肾盏、肾盂,经输尿管到达膀胱的全过程。

【适应证】

1. 了解双肾大小、形态、位置、功能及上尿路通畅情况。

2. 评估肾动脉病变及双肾血供情况,协助诊断肾血管性高血压。

3. 监测移植肾血流灌注和功能情况。

4. 诊断先天性肾畸形(如肾发育不良、肾重复畸形、融合肾等)并评估其分肾功能及上尿路梗阻情况。

5. 评估尿路梗阻性肾病(如肾积水、肾及输尿管结石、尿道瓣膜等)的肾功能、肾积水程度及上尿路梗阻类型。

6. 为患肾切除术的临床决策提供重要的参考依据,如在肾发育不良、肾结石、多囊肾、肾肿瘤等疾病中。

7. 了解肾实质病变主要累及部位(肾小球或肾小管)。

8. 非显像肾图疑有对位影响或不能区分功能受损与上尿路引流不畅而临床需要鉴别诊断。

【检查方法】

1. 患者准备 如夏季出汗较多或失水者,检查前 30~60 分钟饮水 300~500ml 或 8ml/kg,显像前排空膀胱。^{99m}Tc 和 ^{123}I 标记物为显像剂时,一般无特殊准备;^{131}I 标记物为显像剂时,检查前一天,口服复方碘液(Lugol 液)10 滴,检查后再服 2 天。

2. 放射性药物 依据集聚与排泄机制不同,分为肾小球滤过型和肾小管分泌型两类:

(1)^{99m}Tc-二乙烯三胺五醋酸(^{99m}Tc-diethylenetriaminepentaacetic acid,^{99m}Tc-DTPA):是肾血流灌注最常用显像剂,属肾小球滤过型显像剂。成人剂量为 370~740MBq(10~20mCi),儿童剂量为 7.4MBq(0.2mCi)/kg,最小为 74MBq(2mCi),最大为 370MBq(10mCi),注射体积 <1ml。

(2)^{99m}Tc-巯基乙酰基三甘氨酸(^{99m}Tc-mercaptoacetyltriglycine,^{99m}Tc-MAG3)和 ^{99m}Tc-双半胱氨酸(^{99m}Tc-ethulenedicysteine,^{99m}Tc-EC):均属肾小管分泌型显像剂,性能类似于 ^{131}I-OIH,成人剂量为 296~370MBq(8~10mCi),儿童剂量为 37MBq(1mCi)/kg,最小为 37MBq(1mCi),最大为 185MBq(5mCi),注射体积 <1ml。

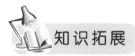 **知识拓展**

在泌尿外科疾病中应用利尿肾动态显像

在成人和儿童泌尿外科疾病(如肾结石、尿路梗阻、肾积水等)中,对肾脏形态和尿路梗阻情况的影像观察通常比内科疾病更为重视,这样就要求更高的图像质量。目前国内常用的肾小管分泌型显像剂 ^{99m}Tc-EC 血浆蛋白结合率低,而血液清除率高,采集到的血本底较低,影像十分清晰,很适用于外科泌尿系统疾病。

另外,肾积水通常会导致过高的肾皮质放射性计数,使得患肾功能值(ERPF 或 GFR)高于正常,这就要求技术人员给予多个肾功能指标,以供临床医师甄别,选择最为真实的数值。这些指标包括:肾血流灌注率(BPR)、分肾功能(SRF)、1-2 分钟或 2-3 分钟计数比等。各种不同的肾脏 ROI 区的勾画也非常有助于辨别肾积水带来的过高计数问题。

（3）^{131}I-邻碘马尿酸钠（^{131}I- orthoiodohippurate，^{131}I- OIH）：经典的肾小管分泌型显像剂，80% 通过肾小球滤过排出，20% 由肾小管分泌排出。成人剂量为 11.1～18.5MBq（0.3～0.5mCi）。

（4）^{99m}Tc-葡庚糖酸盐（^{99m}Tc- glucoheptonate，^{99m}Tc- GH）：成人剂量为 370～740MBq（10～20mCi），儿童剂量为 7.4MBq（0.2mCi）/kg，最小为 74MBq（2mCi），最大为 370MBq（10mCi）。

（5）^{123}I- OIH：肾小管分泌型显像剂，80% 通过肾小球滤过排出，20% 由肾小管分泌排出。成人剂量为 37MBq（1mCi）。

3. 图像采集 常规肾动态显像取坐位或仰卧位，探头自背部对向双肾，视野应包括膀胱在内；移植肾的监测取仰卧位，前位采集。肘静脉"弹丸"式注射显像剂，同时启动采集开关，行连续双肾动态采集。肾血流灌注显像：1～2 秒/帧，共 60 秒。肾功能动态显像：30～60 秒/帧，共 20～40 分钟。使用 ^{99m}Tc 或 ^{123}I 标记物为显像剂时，探头配置低能通用型准直器，能峰分别为 140keV 或 159keV；使用 ^{131}I 标记物为显像剂时，探头配置高能准直器，能峰为 360keV，窗宽 20%，矩阵 64×64 或 128×128，30～60 秒/帧，放大倍数 1～1.5，取决于探头直径与患者体围。

4. 图像处理 应用感兴趣区（ROI）技术分别勾画出双肾区及腹主动脉区或心影区，获取双肾血流灌注和功能曲线及相关定量参数。

【图像分析】

1. 肾血流灌注显像 "弹丸"静脉注射显像剂后，于腹主动脉上段显影后 2～4 秒，两侧肾动脉影几乎同时显影，随后出现完整肾影，并逐渐变得清晰。此为肾内小动脉和毛细血管床的血流灌注影像，两侧基本对称，其影像出现的时间差和峰时差均小于 1～2 秒，峰值差小于 25%（图 14-4）。任何双肾影像的明显不对称，均表明显像较差侧肾脏的血流灌注减低，双肾时间-放射性曲线（TAC）将有助于图像的解释。双侧肾脏影像出现延迟，通常由双侧血流灌注减低或"弹丸"注射质量差所致。

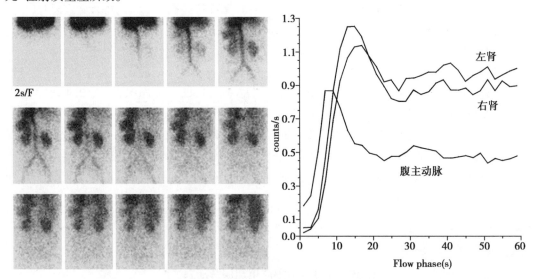

图 14-4 ^{99m}Tc- DTPA 肾血流灌注正常影像

2. 肾功能动态显像 肾脏血流灌注显影后，肾影逐渐增浓，经 2～4 分钟肾影最浓，双肾形态完整，放射性分布均匀，显像剂尚未随尿液经肾盏、肾盂排入膀胱，此时肾影为肾实质影像。此后肾影周围组织的放射性逐渐消退、减低，肾盏、肾盂处显像剂逐渐增浓，输尿管可隐约显影或不显影，膀胱于注射显像剂后 3 分钟开始逐渐显影并增浓、增大。在 20～40 分钟显影结束时，肾影基本消退，大部分显像剂集聚于膀胱内（图 14-5）。

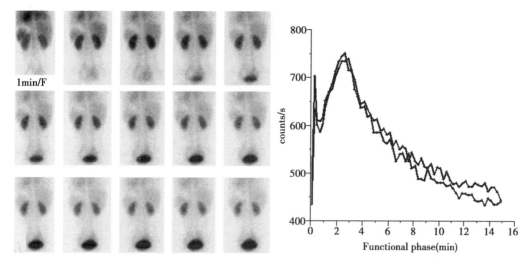

图 14-5　^{99m}Tc-DTPA 肾功能动态正常影像

【诊断要点】

肾血流灌注显像表现为单侧或双侧肾影出现延迟、显像剂分布稀疏或未显影,分别表示患侧肾脏的血流灌注减少、中断或患肾功能的减低和(或)丧失。肾功能异常可由肾脏疾病和上尿路病变引起,常表现为肾皮质对显像剂的摄取或集聚减少,摄取高峰减低、延后或消失,显像剂分布稀疏、缺损或不均匀,显像剂排泄延缓或呈梗阻性表现,双肾功能参数不一致等。

【注意事项】

1. 检查前必须确定探头贴近患者背部,以提高采集效率;

2. 探头的采集视野应完整地包括双肾及膀胱,对位的方法有两种:调整床位使患者耻骨联合位于探头有效范围边缘线;或使患者双侧肋骨最低点位于探头中间线。

3. 检查过程中,患者须保持体位不动。

4. 需要高质量的"弹丸"注射。

5. 对近期内曾做静脉肾盂造影患者,应适当推迟检查时间。

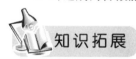 **知识拓展**

"一站式购物"的利尿肾动态显像

肾动态显像是全面了解泌尿系统形态及功能的显像,具有其他显像方法不可替代的优势。其可以得到的结果包括:①形态学:观察肾脏皮质、肾盂、输尿管及膀胱的形态;②肾图:通过 ROI 技术可以分别生成双肾肾图;③功能数据:在肾图基础上计算肾脏的血流灌注、GFR 或 ERPF、肾排泄率等丰富的定量及半定量数据;④利尿试验:在肾动态显像过程中,静脉注射利尿剂(方法同肾图一节),可以得到精确反映利尿介入效应的肾图,以区分上尿路梗阻的类型。

第三节　肾有效血浆流量和肾小球滤过率测定

一、肾有效血浆流量测定

【原理】

肾有效血浆流量(ERPF)是指单位时间内流经肾单位的血浆流量。而肾脏在单位时间内清除血浆中某种物质的毫升数被称为血浆清除率(ml/min)。当静脉注射某种经肾小管摄取、分泌的显像剂后,该物质在流经肾脏时被完全清除而不被重吸收,故单位时间内肾脏对该物质的血浆清除率即相当于肾血浆流量。因肾脏血供量的非泌尿部分(如肾被膜、肾盂等)不参与肾清除作用,所以测得的肾血浆流量称为肾有效血浆流量。

【适应证】

1. 各种急、慢性肾脏疾病的肾功能测定。

2. 各种肾外疾病时的肾功能测定。

3. 各种肾病的疗效评估。

4. 药物对肾功能的影响。

【检查方法】

1. 患者准备

(1)检查前三天应停服任何利尿剂或停止行静脉肾盂造影检查。

(2)检查前20～30分钟饮水300～500ml。

(3)记录受检者身高(cm)和体重(kg)。

(4)检查前排尿。

2. 放射性药物

(1)[131]I-OIH和[123]I-OIH:分别静脉注射11.1MBq(300μCi)和37MBq(1mCi)。

(2)[99m]Tc-MAG3和[99m]Tc-EC:分别静脉注射296～370MBq(8～10mCi)。

3. 图像采集

(1)受检者体位和采集条件:患者取仰卧位或坐位,后位采集,视野包括双肾和膀胱。移植肾患者取仰卧位,盆腔部前位采集。[99m]Tc或[123]I标记物为显像剂时,探头配置低能通用型或高分辨型准直器,能峰分别为140keV或159keV;[131]I标记物为显像剂时,探头配置高能准直器,能峰为360keV,矩阵64×64或128×128,窗宽20%,放大倍数1～1.5,取决于探头直径与患者体围。

(2)操作程序:静脉注射显像剂前后,将装有显像剂的注射器置于探头中央,两者间距离为30cm,测定1分钟的显像剂总计数。肘静脉"弹丸"式注射显像剂,同时启动采集开关,行连续双肾动态采集。肾血流灌注显像:1～2秒/帧,共60秒。肾功能动态显像:15～60秒/帧,共20～40分钟。

4. 图像处理 应用ROI技术勾画双肾轮廓、周围本底和腹主动脉区或心影区,获取分肾和总肾ERPF值。通常SPECT配有ERPF处理软件,按其说明进行操作处理可算出ERPF值。

【图像分析】

正常影像同常规肾动态显像。ERPF随年龄增长而下降。推荐[131]I-OIH测定ERPF的正常参考值:总肾(537.86±109.08)ml/min,右肾(254.51±65.48)ml/min,左肾(281.51±54.82)ml/min。若使用[99m]Tc-MAG₃和[99m]Tc-EC测定ERPF,应建立相关正常参考值。

【诊断要点】

ERPF直接反映肾脏的供血状况,是评价肾功能的重要指标,可用于判断各种肾脏疾病的肾功能情况。与GFR同时测定,有利于综合评价肾功能。

【注意事项】

1. ^{131}I-OIH和[123]I-OIH的标记率要求为98%以上,[99m]Tc-MAG3和[99m]Tc-EC标记率应大于96%。

2. 需要高质量的"弹丸"注射。

3. 皮下软组织不应有显像剂残留。

4. 正确勾画双肾和本底的感兴趣区。

二、肾小球滤过率测定

【原理】

肾小球滤过率(GFR)是指单位时间内从肾小球滤过的血浆容量(ml/min)。静脉注射只经肾小球滤过而无肾小管分泌或吸收的放射性药物,如^{99m}Tc-DTPA后,应用感兴趣区技术获得时间-放射性曲线,并根据放射性药物被清除的速度和数量计算GFR。肾功能受损时,GFR的改变要早于外周血肌酐和尿素氮的变化。

【适应证】

1. 综合了解肾脏的形态、功能和尿路通畅情况。

2. 各种肾病的肾功能判断。

3. 各种肾病的疗效观察。

4. 移植肾监测。

5. 新药对肾功能的影响。

【检查方法】

1. 患者准备　同ERPF测定。

2. 放射性药物　^{99m}Tc-DTPA:静脉注射111MBq(3mCi)。

3. 图像采集

(1)受检者体位和采集条件:患者取仰卧位或坐位,后位采集,视野包括双肾和膀胱。移植肾患者取仰卧位,盆腔部前位采集。探头配置低能通用型或高分辨型准直器,能峰140keV;矩阵64×64或128×128,窗宽20%,30~60秒/帧,放大倍数1~1.5,取决于探头直径与患者体围。

(2)操作程序:静脉注射显像剂前后,将装有显像剂的注射器置于探头中央,两者间距离为30cm,测定1分钟的显像剂总计数。肘静脉"弹丸"式注射显像剂,同时启动采集开关,行连续双肾动态采集。肾血流灌注和功能显像条件同ERPF测定。

4. 图像处理　应用ROI技术勾画双肾轮廓、周围本底和腹主动脉区或心影区,获取分肾和总肾GFR值。通常SPECT配有GFR处理软件,按其说明进行处理并算出GFR值。

【图像分析】

正常影像同常规肾动态显像。GFR随年龄增长而降低。推荐正常参考值:男性(105±19)ml/min,女性(100±15)ml/min。

【诊断要点】

GFR是反映肾小球功能的灵敏指标。肾功能损害时,其值变化要早于外周血肌酐、尿素氮的改变。

【注意事项】

1. ^{99m}Tc-DTPA的标记率应大于95%。

2. 需要高质量的"弹丸"注射。

3. 皮下软组织不应有显像剂残留。

4. 正确勾画双肾和本底的感兴趣区。

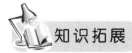 **知识拓展**

肾图、GFR或ERPF、肾动态显像的融合

传统的肾图仪采用两个圆形探头采集双肾的放射性计数,并根据其变化描记成肾图,而随着ECT的普及,这一方法已逐渐被肾动态显像所替代,如前一BOX所述,通过肾动态显像可以得到双肾影像、功能和尿路梗阻等多种信息。肾动态显像的显像剂与肾图、GFR 或 ERPF 是相同的,采集条件的设置也基本一致。

第四节　肾静态显像

【原理】

肾静态显像(static renal imaging)是一种检测存活肾小管细胞功能的核素肾脏显影技术,因其图像采集方式与肾动态显像不同而得名。静脉注射某种显像剂后,该药物经血流到达肾脏,被有功能的肾小管上皮细胞特定摄取而稳定地滞留于肾小管上皮细胞中,使肾皮质清晰显影(故该显像又被称为肾皮质显像),获得相关的肾脏信息。

【适应证】

1. 了解双肾大小、形态和位置。

2. 分肾功能的测定。

3. 急慢性肾盂肾炎及其所致疤痕的诊断以及治疗效果的评价。

【检查方法】

1. 患者准备　无特殊准备。不能合作者(如儿童、意识障碍等)可给予适量的镇静剂,以确保患者体位不变。

2. 放射性药物

(1) ^{99m}Tc-二巯基丁二酸(^{99m}Tc-dimercaptosuccinic acid, ^{99m}Tc-DMSA):40% 以上的显像剂与肾小管上皮细胞结合。成人静脉注射 74～185MBq(2～5mCi),儿童静脉注射 1.85MBq(0.05mCi)/kg,最小剂量为 22.2MBq(0.6mCi)。注射显像剂后 2 小时行双肾平面和断层显像。

(2) ^{99m}Tc-葡庚糖酸盐(^{99m}Tc-glucoheptonate, ^{99m}Tc-GH):成人静脉注射 370～740MBq(10～20mCi),儿童静脉注射 7.4MBq(0.2mCi)/kg,最小 74MBq(2mCi)。注射药物后 2 小时开始显像。

3. 图像采集　受检者取仰卧位,特殊情况取坐位。探头配置低能通用型或高分辨型准直器,能峰 140keV,窗宽 20%,分别行后位、前位、左后斜位、右后斜位平面显像,必要时加做左侧位和右侧位显像。平面显像采集 500k～800k 计数。断层显像:矩阵 64×64 或 128×128,360°旋转采集,3°～6°/帧,20～40 秒/帧,放大倍数 1～1.5,取决于探头直径与患者体围。

【图像处理】

平面图像无特殊处理;断层影像需进行图像重建,选用适当的重建方式,获得横断面、矢状面和冠状面图像。

通过 ROI 分析技术,可以得到分肾的放射性计数比,该指标可以用作分肾功能的评估。

【图像分析】

1. 正常影像　双肾呈蚕豆状,影像清晰,轮廓完整,肾门面向内侧,与第 1～2 腰椎平齐,双肾基本对称,其纵轴呈"八"字形分布。

2. 异常影像　不同的肾脏疾病会引起局部或整体的肾功能损害,表现为肾内局部或弥漫性的显像剂分布缺损或减低。

【诊断要点】

1. 了解双肾的大小、形态和位置　许多肾脏疾病都可通过肾脏的大小、形态、位置和显像剂摄取程度上的变化而显现出来,如先天性肾畸形和双侧肾功能重度受损等。

2. 肾内占位性病变　肾内占位性病变多见于肿瘤、囊肿、缺血性病变或血管瘤等,表现为单肾或双肾内单发或多发的局限性显像剂分布稀疏或缺损。

3. 许多炎症性疾病，如肾盂肾炎、结核、脓肿等均表现为肾内病变部位的局限性显像剂分布缺损，可为单发，也可多发。

【注意事项】

1. 该类显像剂与肾小管上皮细胞结合紧密，且数量较多，因此，注射剂量要在规定要求范围之内。

2. 注射显像剂后，建议患者多饮水，将体内游离的显像剂排出体外。

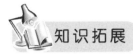

灵活应用肾静态显像

肾静态显像目前临床多用于诊断肾瘢痕。常用的采集方式通常为静态多体位平面显像，而断层显像可以提高肾瘢痕的检出率，推荐常规应用；另外，利用 ROI 技术精确勾画双肾范围，可以计算双肾的计数比，这一计数比可以用于评估单侧肾的相对功能，在单肾病变时准确性较高。当肾积水时，肾动态显像常常过高估算积水肾的分肾功能，此时肾静态显像的分肾功能值可以弥补这一缺陷。

第五节　膀胱输尿管反流显像

【原理】

膀胱输尿管反流指患者排尿过程中尿液反流至输尿管和（或）肾区，是反复泌尿系感染的重要原因，多见于儿童。膀胱输尿管反流显像（vesicoureteral reflux imaging）是指将显像剂引入膀胱，待膀胱充盈后，患者用力排尿或膀胱区加压致使尿液反流到输尿管和（或）肾区，通过体外显像仪器动态采集该过程，可获得膀胱充盈、排尿过程和排尿后的膀胱输尿管影像，该法分为直接法和间接法两种。主要用于膀胱输尿管反流的诊断及反流程度评价，为某些泌尿系疾病的诊断和鉴别诊断提供信息。

【适应证】

1. 评判反复泌尿系感染患者是否有尿反流。

2. 下尿路梗阻和神经源性膀胱患者，观察是否有尿反流存在及其反流程度。

3. 观察膀胱输尿管反流的治疗疗效。

4. 膀胱残余尿量的测定。

【检查方法】

1. 直接法　是指通过导管将显像剂注入膀胱内，在膀胱不断充盈和排尿过程中观察输尿管和（或）肾区是否有异常放射性出现，由此来判断是否存在膀胱输尿管反流。若有即表明有膀胱尿反流的存在。

（1）患者准备：显像前排尿。按无菌操作将导尿管插入膀胱，导管末端连接一瓶 500ml 生理盐水。在证实盐水可顺利进入膀胱和无外漏时，用止血钳夹住导管。

（2）放射性药物：$^{99m}TcO-4$ 和其他 ^{99m}Tc 标记药物均可使用，如 $^{99m}Tc-DTPA$、$^{99m}Tc-$硫胶体等，通过导管注入膀胱内。

（3）图像采集

1）体位和采集条件：受检者取仰卧位，也可坐位，后位采集。视野包括膀胱、双侧输尿管和双肾。探头配置低能通用型准直器，能峰为 140keV，窗宽 20%，矩阵 64×64。膀胱充盈期：动态采集，10 秒/帧，共 60 秒。于排尿前采集一帧 30 秒平面图像。排尿期：动态采集，2 秒/帧，共 120 秒。排尿后采集一帧 30 秒图像。

2）操作程序：500ml 生理盐水瓶应悬挂于患者上方 30cm 以上位置。松开止血钳，将显像剂注入导管并随生理盐水缓慢灌入膀胱，随后将上述液体经尿管快速滴入膀胱。同时行动态采集。

膀胱充盈期：持续灌注膀胱，直至液体滴注明显减慢或反流回输液管内，或受检者诉说膀胱已充盈到难以忍受为止，观察和记录进入膀胱内的液体总量。通过下式估算儿童膀胱容量：

$$膀胱容量(ml) = [年龄(岁) + 2] \times 30$$

排尿期：年龄较大小儿和成人排尿时拔去导管，坐位，背靠探头；婴幼儿排尿时，不拔导管。嘱受检者快速排尿，同时动态采集该过程。收集尿液并测定尿容量。

2. 间接法　是指静脉注射的肾显像剂大部分排至膀胱时，受检者用力憋尿，随后用力排尿，观察该过程中输尿管和肾内有无异常放射性增高。

（1）患者准备：受检者显像前 30 分钟饮水 300ml，不排尿。准备收集受检者尿液的尿壶或便盆。

（2）放射性药物：^{99m}Tc-DTPA、^{99m}Tc-MAG$_3$ 或 ^{99m}Tc-EC，静脉注射为 74 ~ 185MBq（2 ~ 5mCi）。

（3）图像采集

1）体位和采集条件：受检者取坐位，后位采集，视野包括膀胱、双侧输尿管和双肾。探头配置低能通用型准直器，能峰为 140keV，窗宽 20%，矩阵 64×64。排尿前采集一帧 30 秒平面图像。排尿期：动态采集，2 秒/帧，共 120 秒。排尿后采集一帧 30 秒图像。

2）操作程序：等大部分显像剂从肾脏排入膀胱，肾区和输尿管处的放射性分布明显减低，受检者憋尿至无法耐受时开始显像。嘱其快速排尿，并动态采集该过程。收集尿液并测定尿容量。

（4）图像处理：用 ROI 技术勾画膀胱、双侧输尿管（全程或某段）和双肾轮廓，获得各自不同时相的放射性计数，绘制时间-放射性曲线。观察曲线上是否出现上升段。

【图像分析】

1. 正常影像　各期影像中仅见膀胱显影，双侧输尿管和肾脏区域不显影。

2. 异常影像　在各期影像中，除膀胱显影外，还可见双侧输尿管和（或）肾脏区域出现异常的显像剂分布或显像剂分布明显增高。

【诊断要点】

1. 膀胱输尿管反流的诊断　在反复尿道感染患者中，有相当一部分伴有膀胱输尿管反流。多见于儿童，成年后 80% 的反流会自然消失。

2. 膀胱残余尿量的测定　应用感兴趣区（ROI）方法勾画前、后位膀胱轮廓，计算膀胱残余尿量和尿反流量（%）。

【注意事项】

1. 间接法显像前 3 天，患者应避免行静脉肾盂造影检查。

2. 肾功能损害严重或肾盂积水患者，应行直接法显像。

3. 显像前要训练患者学会憋尿与配合检查。

4. 显像过程中要避免尿液污染探头和检查床。

5. 直接法显像过程时，务必使生理盐水瓶高于受检者膀胱 30cm 以上。

案例分析

临床资料：男性患儿，2 岁。胎儿期母亲 B 超检查提示胎儿左肾积水。现患儿常出现哭闹状况；腹部可以扣及包块。B 超提示左肾重度积水；尿常规检查提示尿液中见白细胞；血常规阴性。临床医生申请肾动态显像。

问题：

1. 考虑到儿童患者的特殊性，家长需要做一些必要的准备工作以保证检查顺利进行，你能想到哪些措施是很有必要仔细提醒和嘱咐家长的吗？

2. 是否需要利尿试验？其目的是什么？

3. 患儿有肾皮质显像的适应证吗？

4. 请尝试讨论患儿肾动态（静态）显像后的结果，如果可能，请查阅相关儿童肾积水临床资料，进一步讨论各种不同结果对治疗决策的影响。

 本章小结

泌尿系统核医学检查包括形态学显像及肾功能定量评估。肾静态显像以观察双肾皮质形态为主，同时可以半定量评估分肾功能；肾动态显像可以观察肾脏形态、定量分析肾脏功能、评估积水排泄及上尿路梗阻类型，是一项具有全面性的功能显像，具有重要的临床价值；膀胱输尿管反流显像因其无创性及辐射剂量低，具有独特价值。

^{99m}Tc-DMSA能够被肾小管上皮细胞稳定摄取，使得肾皮质清晰显影；^{99m}Tc-DTPA由肾小球滤过且不被肾小管分泌和重吸收，用于肾动态显像中GFR的测定；^{99m}Tc-EC、^{99m}Tc-MAG$_3$、^{131}I-OIH全部通过肾小管分泌，用于肾动态显像中ERPF的测定。

肾动态显像的显像技术具有某些独有的特点，包括：患者准备的水负荷；长时间（30分钟）显像要求体位固定；"弹丸"式注射；后位采集；分段采集模式；图像处理的ROI技术要求勾画的准确性以及肾积水情况下进行多种模式的ROI设计。

思考题

1. 什么是肾动态显像？其原理是什么？

2. 肾动态显像的放射性药物有哪几类？肾动态显像通过图像处理后可以得到哪些结果？

3. 什么是肾图？正常肾图的分段及其各段的诊断意义？常见异常肾图的类型有哪些？

4. 怎样鉴别尿路梗阻的类型？

5. 肾静态显像与肾动态显像有何不同？

（李佳宁）

第十五章 肿瘤显像

学习目标

1. 掌握：各种示踪剂被肿瘤摄取的机制、正常分布及 PET 和放射免疫显像的成像原理。
2. 熟悉：^{18}F-FDG、^{67}Ga、^{201}Tl、^{99m}Tc-MIBI、^{99m}Tc-DMSA 肿瘤显像的方法、适应证及注意事项。
3. 了解：各种示踪剂的临床应用。

恶性肿瘤是危害人类生命健康的重要疾病之一,表现为肿瘤细胞失控性生长、侵犯到邻近器官和组织、通过血液和淋巴转移到身体的其他部位,最终导致患者死亡。20 世纪以来,随着自然科学的发展、基础理论研究与新技术的应用,肿瘤学的研究有了长足的进步,肿瘤患者的五年存活率达到了 50%。然而,肿瘤的早期诊断、分期、监测疗效、评价预后一直是困扰临床的一个难题。目前临床中常用的诊断手段多为在解剖学基础上的形态学检查方法,如内镜技术及影像学检查,包括超声、CT、MRI 等,主要观察肿瘤形态学的改变。然而,恶性肿瘤在机体的形成先从基因,分子,代谢的改变,进而发展表现为形态和解剖结构的变化;所以形态学检查的发现常滞后于观察肿瘤生理生化代谢的改变,存在一定的局限性。

核素显像作为一种有效的显示恶性肿瘤病理生理信息的检查方法,在肿瘤的诊断和治疗过程中发挥着越来越重要的作用;尤其近年来,随着计算机技术和示踪剂标记技术的迅速发展,肿瘤基因显像、受体显像、放射免疫显像已逐渐进入临床应用;PET/CT、SPECT/CT 的发明以及图像融合技术的进展实现了组织解剖结构和功能代谢信息的完美结合,大大提高了肿瘤诊断的准确性。本章内容概述了核素显像技术在肿瘤诊断、分期、鉴别复发与坏死、监测疗效及预后评价中的应用及相关的原理、方法、诊断要点等,重点阐述了 PET 肿瘤显像技术的原理及方法应用,并简要介绍肿瘤放免显像等先进技术。

第一节 肿瘤正电子显像

【原理】

正电子核素如^{11}C、^{13}N、^{15}O 和^{18}F 等都是组成人体固有元素的同位素,引入人体后不影响或改变体内原有的代谢过程。可无创、动态、定量地从分子水平观察放射性药物在人体中的生理生化过程。肿瘤正电子显像是目前临床上最先进的影像诊断方法之一,是将正电子标记的示踪剂静脉注射人体后,经湮灭辐射发射出两个方向相反,能量相等的 γ 光子,通过体外符合探测装置(包括符合线路 SPECT、PET、SPECT/CT、PET/CT)探测其体内分布,经计算机断层显像显示人体组织的功能、代谢和受体分布的一种准确、非创伤性的检查方法。肿瘤正电子成像可用的放射性药物见表 15-1。^{18}F-2-氟-2 脱氧-D-葡萄糖(^{18}F-FDG)是临床应用最广泛的观察肿瘤葡萄糖代谢的显像剂。FDG 的结构类似于葡萄糖,但与天然葡萄糖不同,^{18}F-FDG 静注后在磷酸己糖激酶的作用下,转变成 FDG-6-PO$_4$,而 FDG-6-PO$_4$ 不参与进一步的糖代谢过程,滞留在细胞中。FDG 作为示踪剂进行显像反映了人体葡萄糖代谢的起始过程。绝大多数恶性肿瘤细胞代谢增生活跃,无氧糖酵解明显增加,表现为肿瘤组织异常 ^{18}F-FDG 浓聚。肿瘤正电子显像已广泛应用于良恶性肿瘤的鉴别诊断、恶性肿瘤的分期再分期、分级、探测恶性肿瘤复发和监测肿瘤疗效等。下面着重讲述 ^{18}F-FDG 的显像方法、适应证及临床应用等。

表 15-1　应用于肿瘤正电子成像的放射性药物

放射性药物	临床应用
^{18}F-FDG、^{11}C-Acetate	肿瘤葡萄糖代谢、细胞脂质、氧化代谢
^{11}C-MET、^{11}C&^{18}F-Choline	肿瘤氨基酸代谢、磷脂代谢
^{18}F-FMISO、^{18}F-FAZA	肿瘤乏氧显像
^{13}NH$_3$·H$_2$O、^{15}O-H$_2$O	肿瘤血流灌注显像
^{18}F-FLT	肿瘤细胞分裂增殖状态
^{18}F-FES、^{18}F-Octreotide	肿瘤受体显像

【适应证】

1. 肿瘤良恶性的鉴别诊断。

2. 恶性肿瘤的分级、分期再分期。

3. 肿瘤治疗后残余、复发与坏死瘢痕的鉴别判断。

4. 早期临床疗效的监测和预后评价。

5. 转移瘤不明原发病灶的寻找。

6. 指导勾画放射治疗计划的生物靶区及穿刺活检定位。

【检查方法】

目前在临床上进行正电子显像的仪器主要包括 PET、PET/CT、符合线路的 SPECT 以及配备超高能准直器的 SPECT、SPECT/CT。符合线路的 SPECT 和装备超高能准直器的 SPECT 虽能同时进行正电子和单光子核素显像,但分辨率低,灵敏度差。CT 配置的正电子显像仪器采用 X 线 CT 对 PET 图像进行衰减校正,既大大缩短了扫描时间又提供了精确的解剖定位信息;具有定位、解剖结构与代谢功能为一体的优点,是目前临床应用的主流设备。

1. 患者显像前准备

(1)禁食至少 4 小时以上,可饮适量水。部分患者腹部检查时可在显像前使用缓泻剂清肠;盆腔检查时可在显像前静推呋塞米以减少膀胱高放射性浓聚的干扰。

(2)^{18}F-FDG 注射前及注射后至显像前的一段时间,患者应完全处于休息状态;注射室及待诊室应保持适当的温度,以减少肌肉和棕色脂肪的摄取。进行脑部显像时,患者还应进行视听屏蔽。显像前了解患者耐受能力,必要时使用镇静剂。

(3)放射性药物注射前应监测患者血糖。在高血糖状态下,肿瘤组织对葡萄糖的摄取可能减低,易导致漏检。当血糖高于 150~200mg/ml 时,应采取降糖措施。

(4)特殊部位的肿瘤应根据具体情况采取必要的显像准备,如膀胱肿瘤需进行膀胱冲洗,以改善图像质量,胃部占位需要口服阴性造影剂将胃充盈,以提高检出率。

(5)显像前患者应排尿,以减少膀胱的放射性伪影。

(6)记录患者的身高体重做半定量分析用。

(7)患者做 PET/CT 显像除了上述准备外,如需做强化 CT 扫描的还应进行 CT 造影剂过敏试验。

2. 放射性药物 ^{18}F 由回旋加速器生产,半衰期 109.8 分钟。^{18}F-FDG 经自动化合成箱合成,成人静脉注射剂量 2D 采集 5MBq/kg, 3D 采集 2.5MBq/kg;儿童剂量酌减。符合线路 SPECT 剂量为 111 ~ 185MBq。注射剂量可根据每个床位的采集时间和扫描床位间的重叠程度进行调整。具体剂量可参阅仪器的推荐剂量。

3. 图像采集

(1)透射显像采集:固定体位并定位后,采用^{68}Ga、^{137}Cs(PET、符合线路)或 X 线 CT(PET/CT、SPECT/CT)行局部或全身透射断层显像。采集顺序、总计数与时间参照设备厂家的推荐方法。

(2)发射静态显像采集:体位与透射显像应完全相同。静态显像一般在静脉注射^{18}F-FDG 后 40 ~ 60 分钟后进行。必要时注射后 2 小时或更长时间行延迟显像,有助于良恶性肿瘤的鉴别诊断。采集时间可根据采集方式及设备选择而有所不同, 2D 采集需要的时间比 3D 长,符合线路 SPECT 需要的时间比 PET 长。

(3)发射动态显像采集:动态采集可绝对定量地计算每克肿瘤每分钟的葡萄糖磷酸化率。但应在注射后立即进行,采集条件如时间和帧数的设置需视检查的目的而定。但需定时抽取动脉化的静脉血,常用于临床研究和新药开发,临床广泛应用尚有困难。

4. 图像处理   不同的重建方法可获得不同的图像质量。一般采用迭代技术进行重建(图 15-1)。对采集所得数据进行时间和组织衰减校正(图 15-2);根据仪器与图像条件选择合适的滤波函数、截止频率和迭代次数进行图像重建,获得横断面、冠状面及矢状面三维断层最佳图像及融合图像。

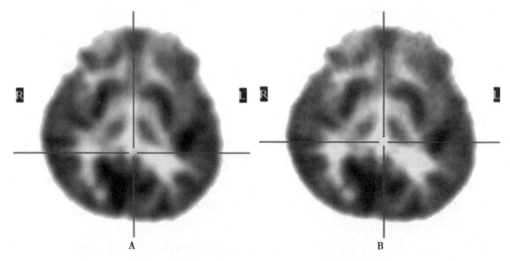

图 15-1   不同重建方法的 PET 脑断层图像质量比较

迭代重建的 PET 脑断层图像(A)图像质量明显优于滤波反投影重建的图像(B)

【图像分析】

正常分布:正常人禁食状态下,大脑、眼肌、扁桃体、唾液腺、乳腺、肝、脾、胃肠道可见生理性摄取(图 15-3、图 15-4)。心肌摄取因人而异,部分患者可见心肌明显显影。由于 FDG 经泌尿系统排泄,肾、输尿管、膀胱可见明显 FDG 浓聚。年轻人的胸腺、睾丸可见显影。室温较低时,椎旁肌等肌肉、棕色脂肪也可摄取增加(图 15-5)。

异常影像:局灶性异常放射性摄取增高,明显高于周围正常组织,常示为阳性。脑由于本底较高,当高度恶性肿瘤位于脑灰质或低度恶性肿瘤位于脑白质时,可表现为相对于周围脑组织的等代谢或略低代谢。FDG 摄取异常增加可以出现在肿瘤组织、正在愈合的手术创口、肉芽肿

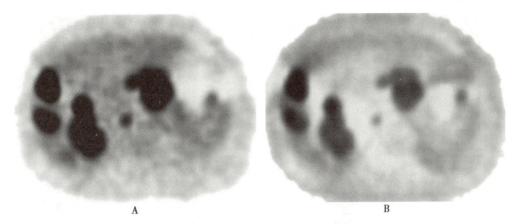

图 15-2 有无衰减校正的 PET 图像比较

PET/CT 衰减校正图像（A）比无衰减校正图像（B）更清晰的显示多发腹腔转移病灶

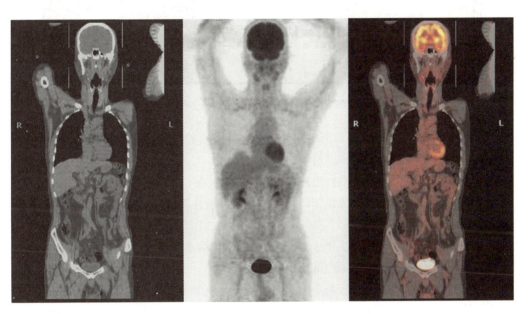

图 15-3 FDG PET/CT 在人体的正常分布

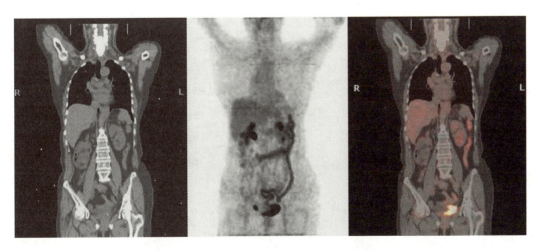

图 15-4 FDG PET/CT 在胃肠道的生理性摄取

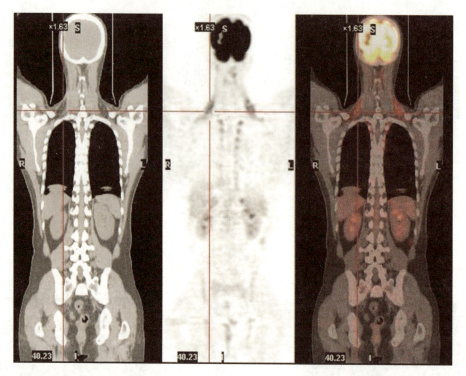

图 15-5 FDG PET/CT 在颈部棕色脂肪和椎旁肌肉的生理性摄取

组织、活动期结核、感染和其他炎症组织。定量和半定量分析及延迟显像有助于鉴别恶性病变。

1. 半定量分析 肿瘤/本底或肿瘤/非肿瘤计数比值。

标化摄取值（SUV）= 病灶感兴趣区放射性活度（Bq/ml）/注射剂量（Bq）/患者体重（g）。一般以 SUV2.5 作为良恶性判断界限，SUV 越高，恶性可能性越大，但仍需结合患者的临床病史和相关检查以确诊。

2. 定量分析 定量计算肿瘤^{18}F-FDG 摄取率应选择合适的生理及数学模型，计算操作复杂，需特定软件支持，目前临床应用受限。

3. 延迟显像 当诊断不清楚时，常于注射后 2~3 小时增加延迟显像，通过双时相肿瘤的摄取变化，获得更多的诊断信息。正常的腺体组织如唾液腺、甲状腺、前列腺延迟显像后摄取不变；正常的骨髓、心肌延迟后摄取增加；正常双肺、纵隔、胰腺、肝、脾、血池、骨骼肌延迟后摄取降低。而大部分恶性肿瘤延迟后摄取增加，良性病变则摄取减少、不变。

【诊断要点】

正确分析^{18}F-FDG PET 图像的首先要掌握^{18}F-FDG 在全身的正常分布。在不同的生理状况下，人体各个组织及器官对^{18}F-FDG 的摄取存在较大差异。眼球的非自主和随意运动，导致眼肌的摄取。吞咽动作、讲话导致咽喉部肌肉及腺体的摄取等。对称性的摄取往往是良性病变的表现，包括颈部、椎旁肌肉和脂肪组织，双侧肺门的^{18}F-FDG 浓聚。恶性肿瘤多为球形或类球形结节状和团块状浓聚，边界较清，少数呈不规则影像；延迟显像后多数浓聚更高。恶性程度高、生长速度快的肿瘤，其内部代谢多不均匀，中心坏死区常伴代谢缺损。对于在同一个器官内的多个浓聚影，一般以最浓最大的病灶为原发灶。邻近相连组织的浓聚常为浸润，淋巴引流区的浓聚多为转移，可表现为结节状，融合淋巴结可不规则但边缘尚光滑。胃肠道的局灶性生理性摄取在进餐或排便后行延迟显像，其形态、位置均有不同程度的改变，有助于与恶性肿瘤鉴别。小病灶（直径小于分辨率的 2 倍）肿瘤，支气管肺泡癌，黏液腺癌，印戒细胞癌、分化比较好的肝癌、前列腺癌、甲状腺癌、泌尿生殖器肿瘤以及肿瘤放化疗后等常不表现为异常高代谢灶，易造成假阴性。应详细询问病史，充分结合 CT 及其他影像特征。

1. **脑肿瘤**　葡萄糖是脑组织唯一的能量来源,FDG 作为葡萄糖的类似物在脑组织的摄取最高。FDG PET 对脑肿瘤的诊断最早被人们所认识。脑肿瘤的恶性程度与局部[18]F-FDG 的摄取率呈正比,测定肿瘤[18]F-FDG 摄取量能鉴别其恶性程度,合理制定有效的治疗方案并评价预后。研究表明 FDG 摄取高于周围正常组织 1.4 倍,患者的生存期明显低于比值小于 1.4 的患者。另外,脑肿瘤治疗后,由于血脑屏障受到破坏,瘢痕与复发肿瘤在 CT 和 MRI 上均强化,不能准确的鉴别肿瘤复发或放疗引起的瘢痕。复发的活性肿瘤[18]F-FDG PET 表现为异常高代谢(图 15-6),而瘢痕坏死低摄取或不摄取 FDG,表现为低代谢或代谢缺损。但对于脑部小转移灶和薄壁环状强化的转移灶,误诊及漏诊的几率较大,应密切结合诊断 CT 或 MRI。新型的示踪剂如[11]C-MET在正常脑组织摄取低,肿瘤/本底比值高,可更清晰的显示肿瘤的边界,有助于优化肿瘤放疗照射野及放射剂量分布的设计,提高肿瘤放疗效果。

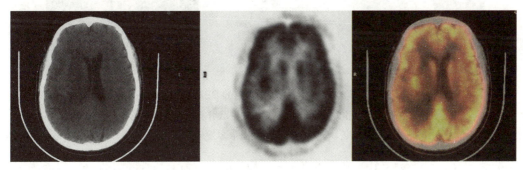

图 15-6　恶性脑胶质瘤复发的 PET/CT 图像表现:
右颞顶复发的高度恶性胶质瘤 FDG PET/CT 表现为异常高代谢灶

2. **肺癌**　肺癌是我国最常见的恶性肿瘤,治愈率低,死亡率高居恶性肿瘤的首位。临床上中晚期肺癌借助传统的 X 线胸片、CT、MRI 诊断并不困难。然而肺癌的早期诊断及准确分期仍是临床面临的难题。FDG PET 通过观察肿瘤的糖代谢改变可准确地鉴别肺部孤立性结节的良恶性(图 15-7)并对其分期,有效地指导临床制定治疗方案,避免不必要的创伤性手术。对孤立性肺结节,诊断的灵敏度和特异性可达到 90% ~ 100% 和 82% ~ 90%。[18]F-FDG PET 也可准确评价肺癌的治疗效果,判断预后。原发性肺类癌、支气管肺泡细胞癌因肿瘤生长缓慢,增殖活力较弱,摄取 FDG 较低,易造成假阴性。炎性假瘤、活动期结核、感染等也可摄取 FDG 增高,是造成假阳性的主要原因,应密切结合病史。

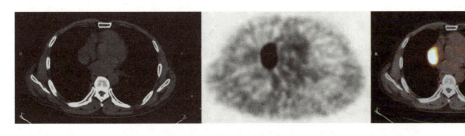

图 15-7　肺癌的 PET/CT 图像表现
FDG PET/CT 显示右肺中叶团块状异常高代谢灶,提示恶性肿瘤

3. **乳腺癌**　乳腺癌是妇女最常见的恶性肿瘤之一。早期诊断,早期治疗是治愈的关键。[18]F-FDG PET 对乳腺肿块的探测具有较高的灵敏度(93%)和特异性(75%)。并可以准确地探测乳腺癌腋窝、乳腺内侧和远处淋巴结转移,正确对其分期(图 15-8)、分级,指导临床进行优化治疗。研究表明治疗前后[18]F-FDG PET 显像,在乳腺癌化疗后第一个疗程就可区别出治疗明显有效的患者。早期准确的评价治疗效果,指导临床制定下一步的治疗方案,从而避免不必要的治疗,减少由此带来的经济花费和并发症。

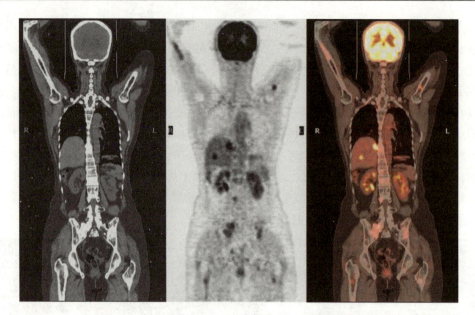

图 15-8　乳腺癌多发肝脏、骨转移的 PET/CT 图像表现

右乳腺癌术后放化疗后，FDG PET/CT 显示肝脏、骨骼多发结节状、
条状异常高代谢灶，提示多发转移

4. 淋巴瘤　霍奇金病(HD)和非霍奇金淋巴瘤(NHL)占所有恶性肿瘤的 8%，有治愈的可能。研究表明[18]F-FDG PET 显像对淋巴瘤的诊断、分期明显高于[67]Ga 显像，在化疗过程中和化疗后持续[18]F-FDG 浓聚提示复发率高，化疗结束时[18]F-FDG PET 阴性提示预后好。与其他常规显像比较，[18]F-FDG PET 在监测淋巴瘤疗效、判断治疗反应方面有独特优势。

5. 头颈部肿瘤　FDG PET 显像在头颈部肿瘤的诊断分期、鉴别治疗后的复发和瘢痕、勾画生物靶区方面发挥着重要的作用。对原发肿瘤 FDG PET 探测的灵敏度和特异性分别为 95%、92%，明显高于传统 CT 的 68%、69%。头颈部肿瘤手术或放疗后，局部组织解剖结构扭曲，给复发和瘢痕的鉴别带来困难。FDG PET 在鉴别治疗后复发和监测疗效方面有独特优势（图 15-9）。FDG PET 鉴别复发的灵敏度、特异性分别为 86% ~ 100%、84% ~ 93%，明显高于 CT73%、78%。利用 FDG PET 勾画生物靶区改变了患者的放射治疗计划，减少了肿瘤周围正常腮腺的受照剂量及由此带来的口干等并发症，提高了患者的生活质量。

6. 消化系统肿瘤　消化道肿瘤是我国常见肿瘤之一。气钡双重造影、内镜检查、B 超、CT、MRI 是当前诊断分期的主要手段，但都存在局限性。FDG PET 在评价胃肠道肿瘤治疗后复发、监测治疗效果、寻找远处转移方面明显优于传统影像手段。尤其对于肿瘤标记物阳性的隐匿性病灶，FDG PET 显示了独特的优势（图 15-10）。文献报道，对 CEA 升高的结直肠癌术后患者行 FDG PET 显像，PET 诊断复发的灵敏度可达 94%。为肿瘤的定位及进一步治疗提供了重要价值。胰腺癌的术前诊断、分期和处理在临床上相对困难，预后很差。CT/MRI 对其诊断准确率很低，[18]F-FDG PET 显像可以在术前正确诊断胰腺癌，灵敏度可达 85% ~ 100%，特异性为 67% ~ 99%，准确性为 85% ~ 93%，且能有效区分原发灶治疗后组织的复发和术后或化疗后形成的纤维化。原发肝脏肿瘤 FDG PET 诊断的灵敏度可达 60% ~ 70%。分化好的肝细胞肝癌因细胞内葡萄糖六磷酸酶含量高，加速了 6-磷酸-FDG 的去磷酸化，常表现为等代谢灶，易漏诊。正常胃肠道存在生理性 FDG 摄取，给肿瘤良恶性的鉴别造成困难，仔细分析三个断面图像不难分辨。胃部肿瘤，进食后延迟显像，位置可有改变，但形态改变不明显。肠道摄取常沿着肠道走行且有连续性。延迟显像后，大部分浓聚影的形态、位置均有明显改变，而肿瘤则不变。因此原发肝细胞肝癌及胃肠道肿瘤的诊断，FDG PET 不作为首选检查。

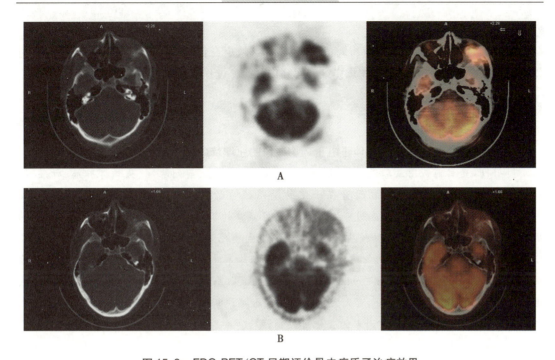

图 15-9　FDG PET/CT 早期评价骨肉瘤质子治疗效果

治疗前(A)，颧骨代谢明显增高伴骨质溶骨性破坏；质子放射治疗 50Gy 后(B)，代谢明显抑制

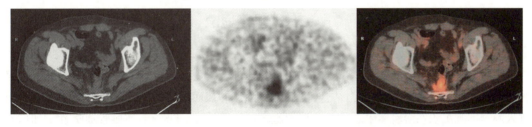

图 15-10　直肠癌治疗后复发的 PET/CT 图像表现

直肠癌术后 CEA 升高，FDG PET/CT 表现为异常高代谢灶，提示复发

7. 泌尿系统肿瘤　^{18}F-FDG 主要通过泌尿系统排泄，正常情况下，泌尿道有大量的 FDG 浓聚，给肿瘤的诊断造成困难，注射药物后大量饮水排尿或给予呋塞米、膀胱冲洗，加延迟显像，有利于提高诊断的准确性。肾细胞癌^{18}F-FDG PET 可见 FDG 浓聚，但多数摄取较低，部分肾透明细胞癌不摄取 FDG，故对于诊断原发肿瘤不宜首选，但对转移灶的探测有明显优势。^{18}F-FDG PET 应用原发性膀胱癌的诊断较少，可用于转移灶的探测。

8. 其他肿瘤　骨骼软组织肿瘤、黑色素瘤、甲状腺癌、卵巢肿瘤、不明原发灶的转移瘤等绝大多数肿瘤可表现为放射性浓聚。FDG PET 在肿瘤的诊断、分期、监测疗效、鉴别复发等方面均发挥了重要的作用。

【注意事项及失误防范】

1. 局部断层显像时应注意将可疑病灶位于采集视野中心。

2. 放射性药物注射时应选择病灶对侧肘静脉进行注射。

3. 透射显像与发射显像间患者位置应保持完全一致。

4. ^{18}F-FDG 摄取增加并非肿瘤的特异性表现，部分正常组织可见生理性摄取（如排卵期前后，贲门食管交界处，注射后谈话导致喉部摄取等）；局部炎症和手术伤口等也可浓聚^{18}F-FDG。

5. ^{18}F-FDG 摄取减少可发生在肿瘤组织化疗或放射治疗后。

6. 部分肿瘤可无^{18}F-FDG 浓聚，如：部分原发性肝细胞性肝癌、肺部小的转移灶，印戒细胞癌等。

7. 显像近期化疗或注射过生长因子类药物,可导致全身骨髓的弥漫性放射性摄取增高,对骨转移灶的检出有一定影响,应注意详细询问病史及治疗过程。

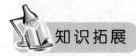 **知识拓展**

其他正电子药物显像的原理及应用

^{18}F-FDG 是目前应用最广泛的 PET 示踪剂。但在脑肿瘤、前列腺癌、头颈部肿瘤、肝癌、泌尿系统肿瘤及高分化肺癌等方面存在一定的局限性。新型示踪剂如^{11}C-MET、^{11}C-Choline、^{11}C-Acetate、^{18}F-FLT 等的开发应用可弥补单一 FDG 显像的不足。^{11}C-MET 反映肿瘤细胞加速的蛋白质合成与氨基酸转运,在脑胶质瘤、头颈部肿瘤生物靶区勾画方面明显优于 FDG PET。^{11}C-Choline 反映了肿瘤细胞加速的细胞膜合成,且不经泌尿系统排泄,在前列腺癌的诊断与复发方面比 FDG 有更高的灵敏度。^{11}C-Acetate 在肿瘤细胞的摄取基于加速的脂质合成和减弱的氧化代谢;与 FDG 联合应用,优势互补,可大大提高高分化肝癌诊断的灵敏度。定量分析^{11}C-Acetate 在头颈部肿瘤放疗过程中氧化代谢率的变化可预测预后。

第二节 非特异性肿瘤显像

一、^{67}Ga 肿瘤显像

【原理】

肿瘤组织积聚^{67}Ga 的机制至今尚未完全清楚,一般认为无载体的^{67}Ga 类似 3 价铁离子,静脉注入后,先与血液中的转铁蛋白结合,然后与肿瘤细胞表面的转铁蛋白特异性受体结合,部分进入肿瘤细胞沉积在溶酶体中。另外肿瘤细胞增殖活跃、血运丰富、毛细血管通透性增加以及局部 pH 降低也是肿瘤摄取的重要原因。^{67}Ga 只能被生长旺盛有活力的肿瘤组织摄取,而坏死或纤维化的瘢痕组织不摄取。

【适应证】

^{67}Ga 广泛的应用于诊断各种肿瘤,对霍奇金病、非霍奇金淋巴瘤、转移性黑色素瘤和肝细胞癌有很高的特异性。近几年来,对霍奇金病、非霍奇金淋巴瘤进行治疗前分期和治疗后评价成为^{67}Ga 肿瘤显像主要的临床适应证。^{67}Ga 还可被其他许多肿瘤如肺部、头颈部和软组织肿瘤摄取。^{67}Ga 目前主要用于:

1. 良恶性肿瘤的鉴别诊断。
2. 肿瘤及转移灶定位诊断,寻找原发部位不明的可疑肿瘤。
3. 肿瘤与结节病的鉴别诊断。
4. 肿瘤的辅助分期及术后随访。
5. 对有胸水和肺不张的患者确定肿瘤扩散的范围及放疗的照射野。
6. 放疗和化疗效果的评价及复发或转移的判定。
7. 淋巴瘤 ①治疗前观察肿瘤是否亲和^{67}Ga,辅助分期;②治疗中早期预测治疗反应,优化个体化疗方案;③评价治疗反应,诊断残留病灶。

【检查方法】

1. 患者准备

(1)受检者于检查前 1 周停用铁制剂。

(2)接受腹部检查患者在检查前 1 天服用缓泻剂并于检查前 1 小时清洁灌肠。

2. 放射性药物 ^{67}Ga 的物理半衰期 78 小时,目前大多应用的是 ^{67}Ga-枸橼酸。肿瘤显像的常规剂量 296 ~ 370MBq。剂量增大可得到较高的计数率从而得到高质量的图像,提高肿瘤的探测效率。常规剂量下大肠所受辐射量最大,为 9rad;脾和骨髓为 5 ~ 6rad,肝脏为 4.6rad。^{67}Ga 的清除速度很慢,生物半衰期为 25 天,给药后两天仍有 75% 残留体内。

3. 图像采集   静脉注射后 48 ~ 72 小时进行显像。选用中能或高能平行孔准直器,选择 93、185 和 300keV 三个能峰,窗宽 20%。平面显像矩阵 128 × 128 或 256 × 256,采集 500k 计数;全身显像矩阵 256 × 1024,走速 15cm/min;断层显像矩阵 64 × 64 或 128 × 128,探头旋转 360°,6°/帧,采集 30 秒/帧,必要时加作衰减校正。5 ~ 6 天后行断层延迟显像,7 ~ 10 天后行平面延迟显像。延迟显像可减少肠道和本底计数,提高靶/本底比值,得到较好的高质量的腹部图像。

纵隔肿瘤检查应行斜位平面显像或断层显像。腹部断层显像比平面显像更好地探测和定位主动脉旁淋巴结病变。

4. 图像处理   根据仪器正确选用适当的滤波进行图像处理。

【图像分析】

^{67}Ga 的正常分布:^{67}Ga 在肝脏摄取最高,其次为骨、骨髓和脾(图 15-11)。肾脏在 6 ~ 24 小时显影明显,48 ~ 72 小时影像变淡。唾液腺、泪腺和鼻黏膜也有摄取。女性乳腺摄取随激素水平变化,产后摄取尤其明显。软组织本底较高,与体型相关,延迟显像可降低本底,提高靶/本底比值。头颈部放疗后唾液腺摄取增加,且会持续多年。

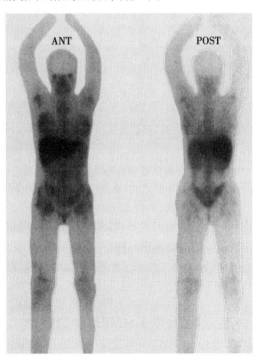

图 15-11 ^{67}Ga 的正常人体分布

【诊断要点】

正常情况下,肺门可见少许对称摄取,非对称性明显的淋巴结摄取为异常影像。肿瘤广泛转移或良性病变引起的肝功能不全可导致肝摄取减少或不摄取。注射 ^{67}Ga 后 24 小时内给予化疗药物,能减少肝摄取,增加肾脏排泄。由于化疗或肾脏毒性,抗生素引起间质性肾炎也会导致肾脏摄取增加,肾衰竭也可引起本底持续增高。

^{67}Ga 肿瘤显像检测的敏感性与肿瘤的组织学、大小、部位和扫描技术有关。直径为 2 ~ 5cm

的肿瘤一般都能被探测到(图15-12);浅表部位病变较深部病变、周围型肺癌较中央型肺癌易于检出,腹部和盆腔由于受肝脏和结肠的放射性干扰,检出率较低;断层显像较平面显像检出率高。另外,正常软组织、胸骨和脊柱也会影响肿瘤检出。^{67}Ga 在正常肝、脾的摄取会影响该处肿瘤的探测,可先行^{99m}Tc-硫胶体显像予以鉴别。由于^{67}Ga 不是特异性肿瘤组织显像剂,在炎症及其他非肿瘤病灶中也可有积聚。另外骨髓活检引起局部摄取;手术后2~3周伤口部位摄取增加;治疗注射位点软组织摄取增加;淋巴管造影可导致化学性肺炎使肺摄取增强;因此应先行^{67}Ga 显像检查。显像前注射过磁共振造影剂钆、放疗和铁制剂饱和可导致^{67}Ga 生物分布和摄取的改变,因为铁和^{67}Ga 会与转铁蛋白发生竞争性结合,所以铁过量综合征(如反复输液)易使转铁蛋白受体结合达到饱和,导致肝和骨髓摄取减少而肾脏摄取增加。

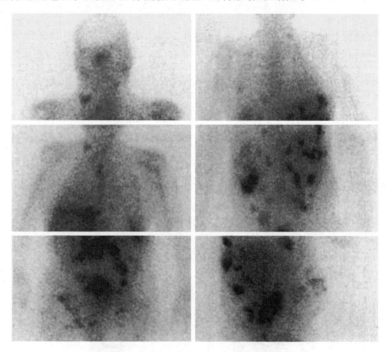

图 15-12　非霍奇金淋巴瘤腹部肠系膜和腹膜后淋巴结显影

【注意事项】

1. ^{67}Ga-枸橼酸显像必须在淋巴造影前进行;检测腋窝淋巴结有否转移时应上抬胳膊;鉴别乳腺摄取和胸廓疾病要采用斜位、侧位或断层显像。

2. 轻泻药和灌肠剂能加速大肠排泄,必要时需进行延迟显像来鉴别腹部肿瘤和肠道的正常放射性摄取。

二、^{201}Tl、^{99m}Tc-MIBI 肿瘤显像

【原理】

^{201}Tl 的生物学特性与钾离子相似,通过细胞膜上的 Na$^+$-K$^+$-ATP 酶的主动转运过程进入肿瘤细胞。^{201}Tl 主要被存活的肿瘤细胞摄取,结缔组织也有少量摄取,坏死组织无摄取。故肿瘤细胞对^{201}Tl 的摄取同时反映其代谢活力和存活情况。

^{99m}Tc-MIBI 是一种亲脂性的阳离子化合物,临床特性类似^{201}Tl,但其摄取机制完全不同,带正电荷的 MIBI 与带负电荷的线粒体内膜之间的电位差促使 MIBI 通过被动扩散进入肿瘤细胞,并和低分子蛋白质结合,最终90%进入肿瘤细胞并在线粒体内浓聚。

【适应证】

此类显像剂主要用于肿块定性和定位辅助诊断,淋巴结转移的检出以及辅助临床分期。其

次还用于肿瘤的分级、疗效分析评估,诊断术后残留,鉴别放射治疗后的改变或肿瘤复发。

1. 颅脑肿瘤

(1)定性和定位诊断以及判断恶性程度。

(2)术后探测残留病灶,评估疗效和鉴别照射后坏死和复发。

2. 甲状腺肿瘤

(1)甲状腺肿瘤良恶性的鉴别,可不停用甲状腺激素或 CT 造影后进行。

(2)探测和定位诊断甲状腺癌转移灶。

(3)分化型甲状腺癌^{131}I 治疗后随访和疗效评估。

3. 甲状旁腺肿瘤

(1)高血钙症甲状旁腺腺瘤的定位诊断。

(2)甲状旁腺腺瘤异位灶的探测。

(3)甲状旁腺肿瘤手术后疗效评估。

4. 乳腺肿瘤

(1)X 线乳腺摄片及超声检查呈高密度影,而难于鉴别其病变性质的乳腺肿块。

(2)乳腺癌淋巴结转移的探测和辅助判断分期。

(3)高危人群的乳癌筛检。

5. 肺部肿瘤

(1)辅助鉴别肺部肿块的良恶性。

(2)寻找纵隔淋巴结转移灶。

(3)判断肺癌化疗耐药情况。

6. 其他肿瘤 对骨骼病灶、恶性软组织肿瘤以及多发性骨髓瘤的定性诊断有一定帮助。

7. 肿瘤化疗临床耐药的判定和研究。

【检查方法】

1. 患者准备 受检者事先无需特殊准备。

2. 放射性药物 ^{201}Tl 系一价阳离子,物理半衰期 73 小时,静脉注射剂量 111 ~ 185MBq,^{201}Tl 主要通过肾脏清除,少量经肠道排泄。^{99m}Tc-MIBI 是一种亲脂性的阳离子化合物,物理半衰期 6 小时,用量通常为 740 ~ 1110MBq,经肠道和泌尿系统排泄。

3. 图像采集 采用低能通用型或低能高分辨率平行孔准直器,^{201}Tl 显像能峰 70keV,窗宽 20%,^{99m}Tc-MIBI 显像能峰 140keV,窗宽 15%。早期相和延迟相分别于注射后 10 ~ 20 分钟、2 ~ 3 小时采集。不同脏器采取不同采集体位,以充分暴露检测部位和避免周围组织脏器干扰为原则。

4. 图像处理 按常规摄平片及断层图片。

【图像分析】

1. 正常分布 正常可见心脏、肝、肾、肌肉及软组织的摄取。^{201}Tl 注射后在体内的分布与血流量成正比。心脏摄取注射剂量的 3% ~ 5%、肝脏 15%、肾脏 3.5%,脾、骨骼、肌肉和脑也有少量摄取(图 15-13)。^{99m}Tc-MIBI 在心脏的摄取相比^{201}Tl 少,约为注射剂量的 2%,注射后从血中迅速清除,分布于骨骼、肌肉、肝和肾(图 15-14)。

2. 异常影像 病灶区浓聚的放射性明显高于对侧正常组织为阳性,反之为阴性(图 15-15)。

【诊断要点】

通常采用目测法判读组织的放射性分布。心肌的摄取可影响肺部和乳腺肿瘤的诊断,应注意鉴别;病灶 <1cm 容易漏诊。半定量分析勾画感兴趣区,分别计算早期相和延迟相肿瘤(T)与相对应正常组织(N)的放射性摄取比值及肿瘤滞留指数(RI)

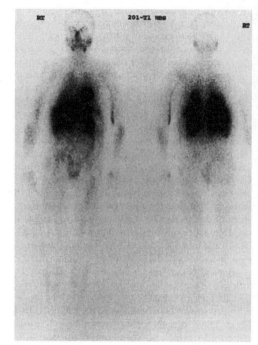

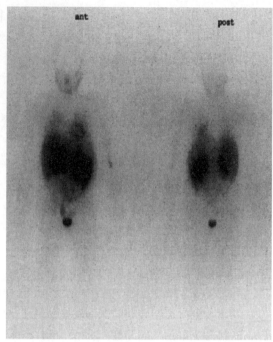

图 15-13 ^{201}Tl 在人体的正常分布   图 15-14 ^{99m}Tc- MIBI 在人体的正常分布

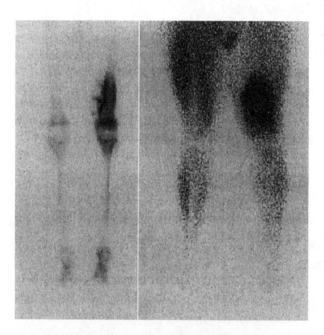

图 15-15 ^{201}Tl 在骨肉瘤患者中的异常浓聚

$$RI\% = \frac{延迟相摄取比值(T/N) - 早期相摄取比值(T/N)}{早期相摄取比值(T/N)} \times 100\%$$

早晚期显像 RI 呈正值多符合恶性肿瘤的表现。而早晚期均为负值,或早期相有放射性浓聚而延迟相减少或消失则符合良性病变的表现。

【注意事项】

1. ^{201}Tl、^{99m}Tc- MIBI 在肿瘤内的浓聚与清除受多种因素影响,有一定的假阳性和假阴性。应密切结合病史、体征和其他相关检查进行综合分析。

2. 分析结果时,还应充分考虑体位、注射途径、注射技术或肿瘤的病理情况所致的伪影;如乳腺导管癌、硬癌或并发出血呈假阴性,纤维瘤则呈假阳性。

三、^{99m}Tc(Ⅴ)-DMSA 肿瘤阳性显像

【原理】

^{99m}Tc(Ⅴ)-DMSA 是一个单核化合物,被肿瘤细胞浓集的确切机制尚不清楚。有人认为 $[^{99m}TcO(DMSA)_2]^-$ 在血浆内可稳定存在,它到达肿瘤细胞后发生水解反应产生磷酸根(PO_4^{3-})样的锝酸根($^{99m}TcO_4^{3-}$),参与细胞磷酸代谢,被肿瘤细胞摄取,故属亲肿瘤显像剂。

【适应证】

1. 甲状腺髓样癌(MTC)的诊断,确定手术范围、探查残留病灶、随访疗效、寻找复发和转移灶。

2. 软组织肿瘤定性和定位,探测转移灶和骨骼浸润的累及范围以及放化疗的疗效评估。

3. 肺部肿块的辅助定性定位诊断。

4. 甲状腺以外的头颈部恶性肿瘤的定性定位诊断。

【检查方法】

1. 患者无须特殊准备,向患者解释检查全过程,接受检查前应排尿。

2. 放射性药物　^{99m}Tc(Ⅴ)-DMSA 可由商品试剂盒标记获得。静脉注射显像剂 740～925MBq;儿童酌减。

3. 图像采集　采用低能通用型或低能高分辨平行孔准直器,能峰 140 keV,窗宽 20%,矩阵 128×128 或 256×256。根据不同脏器采取不同探查采集部位,静脉注射后 5～10 分钟和 2 小时进行仰卧平面显像,必要时加侧位和断层采集。如有阳性摄取,应加做远处静态显像或全身前后位扫描;可疑时,加做 24 小时后局部复查。

【图像分析】

采集后选择最清晰图像,熟悉了解各器官生理性摄取,根据目测法判读病灶的放射性分布。^{99m}Tc(Ⅴ)-DMSA 主要经肾脏排泄,膀胱以外的其他脏器中,肾脏放射性最高。脑实质、腮腺、甲状腺无放射性摄取,鼻咽部放射性摄取较强。胸部早期心血管影较强,青年人肋软骨结合部放射性摄取明显,女性乳腺可有片状摄取。腹部放射性摄取较高,胃肠道无放射性分布。四肢大关节附近放射性较强,可分辨大血管及长骨。病灶放射性分布高于对侧或邻近正常组织者、骨骼放射性分布局灶性降低者视为异常。半定量分析勾画感兴趣区计算 T/N 比值,可提高检出率。

【诊断要点及注意事项】

1. 甲状腺髓样癌(MTC)　甲状腺肿瘤中只有分化好、能大量分泌降钙素的 MTC 能明显浓集 ^{99m}Tc(Ⅴ)-DMSA,诊断的灵敏度 >80%,特异性可达 100%,病灶检出率 65% 以上。甲状腺肿块伴颈部淋巴结肿大,病灶高度浓集,T/N 比值 >2 者可诊断 MTC。如同时有血液降钙素明显升高,面色潮红,大便次数增多,可以确诊。术后或局部邻近部位,上纵隔仍有局灶性放射性浓集,可诊断为残留、复发或转移,但如骨骼手术断端部位放射性浓集应首先考虑为创伤所致。

2. 软组织肿瘤　^{99m}Tc(Ⅴ)-DMSA 除对 MTC 有特异性的诊断价值,对软组织恶性肿瘤的定性诊断也有帮助。原发性软组织肉瘤的灵敏度 >90%,特异性、准确性均可达 80% 左右,其中滑膜肉瘤、血管肉瘤、成骨肉瘤等原发及转移灶灵敏度几乎达 100%。四肢或躯干软组织肿块高度摄取者一般考虑恶性。放射性弥漫高于本底者,不能除外炎症可能性。恶性软组织肿瘤术后检查见局部、邻近或近端放射性明显异常浓集,可诊断残留、复发或转移,优于 ^{67}Ga 显像。手术瘢痕部位可见轻度条索状放射性摄取,应慎重鉴别。

3. 其他肿瘤　^{99m}Tc(Ⅴ)-DMSA 对头颈部原发性鳞癌及淋巴结转移性肿瘤的灵敏度分别达

83%、92%,特异性分别为 75%、100%;肺癌、骨转移性肿瘤也可呈阳性,特异性明显高于 ^{99m}Tc-MDP,特别是 ^{99m}Tc-MDP 骨显像放射性分布稀疏缺损区,若 ^{99m}Tc(V)-DMSA 呈高度浓集者,可明确诊断为恶性肿瘤。对脑瘤的定性和分级诊断也有一定临床价值。其延迟摄取值、滞留指数在 Ⅱ 级星形细胞瘤、脑膜瘤和神经鞘瘤等良性肿瘤中较低,而在 Ⅲ 级星形细胞瘤、脑恶性胶质瘤和转移性脑瘤中则较高,两者有显著性差异。

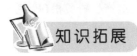

知识拓展

其他诊断要点

不管 ^{67}Ga-枸橼酸肿瘤显像,还是 ^{201}Tl、^{99m}Tc-MIBI、^{99m}Tc(V)-DMSA 肿瘤显像,获得较好的图像质量是正确诊断的前提。首先要保证显像剂的质量,注射剂量要充足,其次要选择合适的显像时间和采集条件。^{67}Ga 肿瘤显像评价治疗效果时,至少应在化疗后 3 周进行。另外显像的阳性率受仪器的分辨率影响也较大,小于 1cm 的肿瘤及其转移灶常难以发现。^{99m}Tc-MIBI 及 ^{201}Tl 双核素 SPECT 肿瘤显像、半定量分析比较早期相与延迟相 RI,有助于提高诊断的准确性。

第三节 特异性肿瘤显像

一、肿瘤放射免疫显像

【原理】

单克隆抗体与相应的抗原决定簇具有高度特异性结合的特点。肿瘤放射免疫显像(RII)是将放射性核素标记的抗体引入人体后与其肿瘤相应抗原特异结合,使肿瘤组织内浓聚大量放射性核素,通过体外射线装置探测放射性活度在体内的分布,对肿瘤进行定位、定性诊断、评价治疗反应、鉴别肿瘤复发与炎症或纤维化组织。

【适应证】

1. 肿瘤的早期诊断与鉴别诊断。

2. 肿瘤及转移灶的定性与定位。

3. 肿瘤治疗疗效监测。

4. 诊断肿瘤残留或复发。

【检查方法】

1. 患者准备

(1) ^{131}I 标记抗体注射前应口服复方碘液封闭甲状腺。

(2) 使用 ^{99m}Tc 标记抗体时,给药前应口服过氯酸钾 400mg。

(3) 给药前需皮试,血清人抗鼠抗体阳性者忌用。

2. 放射性药物 目前用于标记抗体的放射性核素 SPECT 显像主要有 ^{131}I、^{123}I、^{111}In、^{99m}Tc,PET 显像可用 ^{64}Cu 和 ^{124}I。RII 使用的抗体很多,不同的肿瘤诊断需选择不同的抗体,一般选择单克隆抗体或抗体片段。多为静脉注射给药,也可经体腔内、动脉插管、皮下及内腔镜黏膜下局部给药。

3. 图像采集 抗体的动力学特性和标记核素的半衰期决定显像的最佳时间,以取得最大的靶/非靶比值。^{131}I、^{111}In 标记的抗体显像在注射后 48~72 小时进行,^{99m}Tc 标记的完整抗体或抗体片段显像时,给药后 6~24 小时显像。显像部位根据病灶部位和检查目的而定。平面显像每帧采集 500k~800k;断层显像采用矩阵 64×64 或 128×128,360° 旋转采集 60 或

64 帧。

【图像分析】

正常早期心血池、大血管放射性较高,随时间延长放射性逐渐减低。骨骼一般不显影。[111]In 标记抗体显像时,肝、脾放射性摄取较多;标记抗体片段 RII 时,肾放射性较早出现高峰,[131]I 标记的抗体显像,可出现甲状腺及胃肠道的放射性摄取。

异常影像主要表现为病灶区局灶性异常放射性浓聚、且形态位置不随时间延长而改变。

【诊断要点】

放射免疫显像属特异的靶向亲肿瘤阳性显像,可与 CT、MRI 和超声等常规检查起互补作用。尤其对微小或弥散肿瘤病灶的检测,敏感性和特异性均较高,能发现一些常规检查阴性的亚临床病灶,并可协助肿瘤标志物检查对肿瘤进行定位诊断和分期。

目前 RII 已被用于淋巴瘤、肺癌、前列腺癌、脑肿瘤、结直肠癌、卵巢癌、胃癌、肝癌等肿瘤的早期诊断、定位、分期;并能显示治疗后存活的肿瘤细胞及其转移灶;在鉴别肿瘤手术或放疗后的复发与瘢痕有独特的优势。还可用于自身免疫性疾病、器官移植、神经系统疾病、心脏和循环系统疾病、传染病以及艾滋病的诊断;预示和预防移植物急性排斥反应。在放射免疫治疗前先行 RII,可更准确灵敏地显示原发和转移病灶,检测出微小转移灶,对进一步的治疗起指导作用。

【注意事项】

虽然已对 RII 进行了长期大量的基础和临床研究,但距临床常规应用还存在较大距离。主要存在以下问题:T/NT 比值低。特异性抗体到达靶组织的量太少或血液清除速度慢,造成靶与非靶组织的对比度差。其次是肿瘤抗原的异质性。多次使用鼠源性抗体后可能产生人抗鼠抗体反应,增加了不安全因素。近年来,引入减本底技术、单抗片段、基因工程抗体等方面的工作,部分解决了上述问题。

二、肿瘤受体显像

【原理】

肿瘤细胞的变异分化过程中,受多种内源性肽的调节。这些肽与肿瘤细胞膜表面的特异性受体结合,在肿瘤的生长和特性表达等方面发挥着重要作用。这些肽包括生长抑素,血管生成因子,肿瘤坏死因子等。受体显像是利用放射性核素标记的肽、受体配体或配体的类似物为显像剂,将配体受体与靶组织结合的高特异性和放射性探测的高敏感性相结合建立的一种显像技术,显示肿瘤受体的空间分布、密度表达与亲和力。它具有特异性高、放射性标记配体到达靶点和血液清除速度快、穿透能力强等显著优点,能在较短时间内获得肿瘤与正常组织高对比度的图像。

【适应证】

1. 定位诊断各种受体阳性的肿瘤,寻找其转移灶,以利正确分期。

2. 评价治疗效果,指导治疗方案。

3. 评价预后。

【检查方法】

1. 患者准备 [111]In-奥曲肽腹部检查者注射后应服用缓泻剂清肠。其他显像无须特殊准备。

2. 放射性药物 用于肿瘤受体显像的放射性药物主要有[111]In 或[99m]Tc 标记的生长抑素受体——奥曲肽(一种人工合成的生长抑素类似物),[18]F 或[123]I 标记的类固醇受体、[123]I 或[131]I 标记的肾上腺素能受体等。

3. 图像采集与处理 根据不同的检查部位和检查目的设置采集时间和体位。

【图像分析】

^{111}In-奥曲肽迅速通过肾脏排出，仅2%通过肝胆系统排泄。正常情况下，肾脏、膀胱可见持续放射性浓聚，甲状腺、肝、胆囊、脾存在放射性摄取。异常影像主要表现为病灶区局灶性异常放射性浓聚。

【诊断要点】

肿瘤受体显像是利用放射性核素标记的受体配体与肿瘤中某些过度表达的靶受体特异性结合，从而获得高对比度的肿瘤影像。为肿瘤的早期诊断、疗效检测和预后判断提供了一种无创的方法。

1. 神经多肽受体显像　神经多肽主要包括胃肠道、垂体、下丘脑、脑干释放的多肽激素。它作为神经递质能够抑制神经内分泌细胞产生和分泌激素。另外还具有抗肿瘤增生和调节免疫活性的作用。许多神经内分泌肿瘤、胃肠道肿瘤及神经系统肿瘤过度表达神经多肽受体。目前神经多肽受体显像已用于上述多种肿瘤的诊断。研究与应用最广泛的有生长抑素（SST）与血管活性肠肽（VIP）受体显像。

（1）肿瘤 SST 受体显像：常用的显像剂为^{111}In 或^{99m}Tc 标记的奥曲肽。神经内分泌肿瘤如垂体瘤、胃肠道内分泌腺瘤（胰岛素瘤、胰高血糖素瘤、胃泌素瘤）以及非神经内分泌肿瘤中的脑膜瘤、星形细胞瘤等均含有丰富的 SST 受体。SST 受体显像对上述肿瘤有着较高的灵敏度，是目前胃泌素瘤、胰岛素瘤、胰高糖素瘤等肿瘤术前定位的首选方法。SST 受体显像不仅用于肿瘤的定位诊断、分期与预后评价，而且在肿瘤导向手术及奥曲肽治疗的疗效评价中也具有重要价值。还可以定位诊断小细胞肺癌、乳腺癌、淋巴瘤等其他富含 SST 受体的肿瘤。

（2）肿瘤 VIP 受体显像：VIP 受体在肠道及胰腺肿瘤、无功能垂体瘤等神经内分泌肿瘤、乳腺癌、前列腺癌、膀胱癌、结肠癌、食管癌等非神经内分泌肿瘤中均有高度表达，因此应用放射性核素标记的 VIP 受体显像可用于上述肿瘤的诊断，其中对胃肠道肿瘤的灵敏度明显优于 SST 受体显像。

2. 肾上腺能受体显像　^{123}I 或^{131}I-MIBG 能与肾上腺素能受体特异性结合，因此可使富含肾上腺素能受体的神经内分泌肿瘤，如嗜铬细胞瘤和神经节细胞瘤及其异位或转移灶显影，从而对肿瘤做出定位和定性诊断，是目前既灵敏又特异的方法。

3. 类固醇激素受体显像　乳腺癌和前列腺癌的癌细胞常保留有类固醇激素受体，并接受相应类固醇激素的调节，临床常采用类固醇激素的拮抗剂或激动剂来抑制肿瘤生长，但治疗的效果取决于癌细胞的受体水平。因此，监测癌组织中类固醇受体水平将有利于指导患者治疗方案的选择。

^{123}I 或^{18}F-16α-雌二醇已成功地用于乳腺癌患者原发灶及转移灶的雌激素受体显像。研究结果表明乳腺癌原发灶对^{123}I 或^{18}F-16α-雌二醇受体显像剂的摄取率，与肿瘤组织活检测定的受体含量之间呈良好的相关性。乳腺癌及转移灶雌激素受体显像阳性者，三苯氧胺治疗效果好；显像阴性者则不适合抗雌激素治疗。为体内测定乳腺癌及其转移灶的雌激素状态提供了有效手段，对评价乳腺癌的预后及治疗方案选择有重要价值。

放射性核素标记的雄激素受体显像剂可用于前列腺癌的诊断、分期、预后及激素治疗效果的评价。通过雄激素受体显像可全面了解体内所有前列腺癌病灶的雄激素受体分布。此外，前列腺癌在经过多种雌激素或雄激素生成抑制剂治疗后，内源性配体数量降低，从而导致未结合态雄激素受体数量增加，对显像剂的摄取增加，因此雄激素受体显像也可用于疗效监测。

案例分析1

临床资料:患者男性,65 岁,咳嗽咳痰 3 月余,痰中带血丝,无发热。查体左肺呼吸音弱。肺肿瘤标记物阴性。CT 诊断为左上肺中心型肺癌伴肺不张。为进一步分期行 PET/CT 显像(图 15-16)。

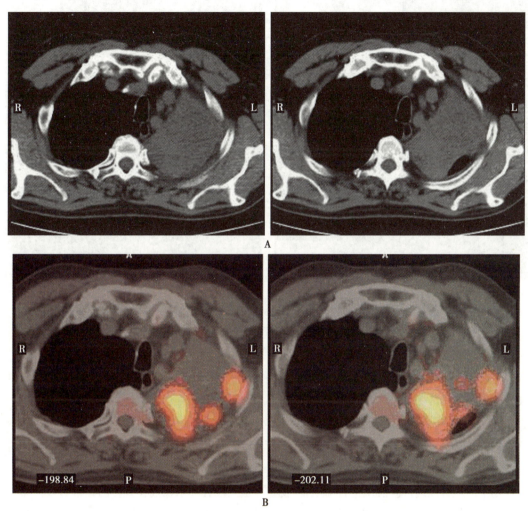

图 15-16 左肺癌伴肺不张、肺内、胸膜转移 PET/CT 图像

A:CT 显示左肺上叶软组织密度影,与实变不张的肺组织分界不清;同侧侧壁胸膜结节状增厚

B:融合的 PET/CT 图像清楚地显示了左上肺软组织肿块呈异常代谢增高,最大 SUV14.6,与不张肺组织呈轻度代谢增高(最大 SUV2.1)分界清楚,提示肺癌伴肺不张。侧壁胸膜、实变肺组织内结节状异常代谢增高,最大 SUV 分别为 10.3、13.9,提示转移。PET/CT 比单纯 CT 多显示了等密度的肺内转移灶

问题 1:上述图像显示了正电子显像适应证的哪几方面?

问题 2:如果患者要进行立体定向放射治疗,哪幅图像可以为病灶生物靶区的勾画提供更有价值的信息?

案例分析2

临床资料:患者男性,66 岁,咳嗽咳痰 1 月余,PET/CT 检查示右上肺癌并锁骨区肾上腺转移如图(图 15-17)。

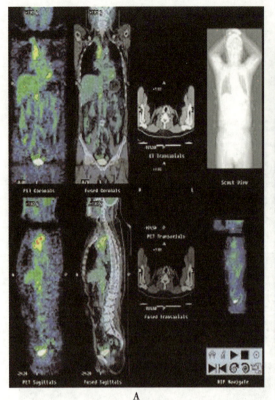
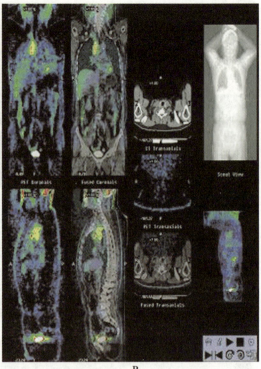

图 15-17　摆位不准造成的 PET/CT 图像伪影

A：CT 衰减校正后的横断、冠状、矢状 PET 图像显示了颈部条形的代谢缺损

B：无衰减校正的横断、冠状、矢状 PET 图像显示了颈部的正常摄取

问题： 图 15-17A 显示的颈部条形缺损是正常影像？还是 PET/CT 硬件设备故障造成的计数缺失或是重建问题导致？

 本章小结

　　本章介绍了正电子放射性药物[18]F-FDG、各种单光子放射性药物及其标记受体在肿瘤应用中的显像原理、适应证、检查前准备，检查方法以及各种示踪剂在人体的正常影像分布和异常影像表现。着重介绍了显像原理、适应证、诊断要点以及容易误诊的因素。尤其是图文并茂地讲述了 FDG PET 在各种肿瘤中的应用和典型异常表现。简单介绍了其他新型正电子示踪剂的基本成像原理和新进展。

思考题

1. 简述 FDG PET 的成像原理及在人体的正常分布。

2. FDG PET 在肿瘤应用的适应证是什么？

3. 简述[67]Ga 肿瘤显像的诊断要点。

4. 简述放射免疫显像的优缺点。

（孙爱君）

第十六章　放射性核素治疗

学习目标

1. 掌握:甲状腺功能亢进症、分化型甲状腺癌、功能自主性甲状腺瘤[131]I治疗原理,熟悉治疗方法、适应证、治疗前的准备和治疗后的注意事项。
2. 熟悉:转移性骨肿瘤放射性核素治疗的原理,熟悉治疗方法、适应证、治疗前的准备和治疗后的注意事项。
3. 了解:核医学核素治疗的特点和临床价值;其他放射性核素治疗的原理与方法、适应证、治疗前的准备和治疗后的注意事项。

第一节　放射性核素治疗学基础

1936年Lawrence用^{32}P治疗白血病,1942年Hertz和Roberts用^{131}I治疗甲亢,放射性核素治疗(radionuclide therapy)迅速发展。经过60多年的临床实践与研究,使核素治疗的应用领域不断扩大,核素治疗的方法学不断丰富和完善,特别是在治疗内分泌系统疾病和肿瘤等方面发挥越来越重要的作用,已成为临床最主要的治疗方法之一,并展示出广阔的发展前景。核医学是物理、化学、数学、电子技术、材料科学、生物科学和技术等多学科交叉融合而形成的学科,所以这些学科的任何新进展都会推动核医学的发展。分子生物学的发展有力地促进了分子核医学、核医学分子影像的发展,进而促进核素靶向治疗的发展。如放射免疫显像与放射免疫治疗、受体显像与受体介导放射性核素靶向治疗、基因显像与放射基因治疗等,核医学的分子影像技术是核素靶向治疗的基础,已成为核素治疗发展的主要模式之一。

一、放射性核素内照射治疗的原理

放射性核素治疗是将放射性核素及其化合物通过口服或注射引入体内,使之高度选择性聚集于病变组织,或通过穿刺、介入或植入直接置于病灶部位,利用放射性核素在衰变过程中发射出来的射线(主要是β^{-}射线)的辐射生物效应来抑制或破坏病变组织的一种治疗方法,照射剂量主要集中于病灶内,发挥最大的治疗作用,尽可能减少对周围正常组织的损伤。

放射性核素衰变发出射线,射线粒子在组织中运动,发生能量传递和电离作用。射线直接作用于核酸、蛋白质等生物大分子,使其化学键断裂,导致分子结构和功能改变,特别是DNA的断裂和合成障碍可造成细胞周期阻滞或细胞凋亡,发挥治疗作用。射线还可引起水分子的电离和激发,形成多种活泼的自由基,自由基的细胞毒性导致被照射部位的神经体液失调、生物膜和血管壁通透性改变等,是内照射发挥治疗作用的机制之一。辐射引起的生物学效应是物理、化学和生物学综合反应的复杂过程,其作用机制还未完全阐明。

二、放射性药物浓聚的机制

使放射性核素主要浓聚在病变部位,并滞留较长时间,获得较高的靶/非靶比值,内照射治疗才可获得较好疗效,可避免或尽量降低对正常组织和器官的损伤。

1. 合成代谢 ^{131}I 治疗甲亢,就是利用甲状腺滤泡细胞合成甲状腺素需要碘,具有主动摄取碘的功能,甲状腺能浓聚大量的^{131}I,^{131}I 衰变发出 β 射线发挥治疗作用。

2. 受体与配体结合 如神经内分泌肿瘤细胞过度表达生长抑素受体,通过受体与配体的特异结合,使放射性药物浓聚于病灶,达到内照射治疗目的。

3. 抗原与抗体结合 放射免疫治疗就是利用放射性核素标记的抗体与相关抗原结合,发挥治疗作用。如非霍奇金淋巴瘤表达 CD20,可用放射性核素标记抗 CD20 的单克隆抗体进行治疗。

4. 寡核苷酸链互补结合 利用放射性核素标记与肿瘤细胞过度表达的 mRNA 或 DNA 的特定序列互补的寡核苷酸链,形成特异结合,如放射反义治疗。

5. 介入内照射 如利用放射性胶体治疗癌性胸水和腹水,放射性微球介入治疗原发性肝癌。通过介入手段,可明显提高病灶局部的辐射剂量,降低对全身其他部位的照射。特别是首次通过摄取率高的放射性药物,通过高选择动脉插管给药,可明显提高疗效,降低毒副作用,放射免疫治疗就经常采用高选择动脉插管给药。

三、评价治疗用放射性核素的主要指标

主要根据核素和其发射射线的生物学和物理学特性选择或评价治疗用放射性核素,目前常用的几项指标为:

1. 传能线性密度(linear energy transfer,LET) 它是最常用和最重要的指标,其定义为射线粒子在其运动径迹上的单位长度消耗的平均能量,常用单位为 keV/μm。LET 决定于粒子能量和射程。高 LET 射线的电离能力强,杀伤病变细胞能力强;低 LET 射线电离能力弱,不能有效杀伤病变细胞。α 粒子和俄歇电子都是高 LET 射线,分别为 100～200keV/μm 和 10～25keV/μm,而 β 粒子是低 LET 射线(<1keV/μm),如使用 α 射线,仅需 1～2 个 α 粒子穿过细胞核,就可导致细胞死亡。如用 β 射线,则需 2000～3000 个 β 粒子穿过细胞核才能导致细胞死亡。

2. 相对生物效应(relative biological effectiveness,RBE) 常用低 LET X 射线或 γ 射线外照射为参照,评价放射性核素发出射线的生物效应,使不同核素或射线之间有可比性。RBE 主要决定于 LET、肿瘤细胞生长状态和病灶大小等。

3. 物理半衰期($T_{1/2}$) 核素的物理 $T_{1/2}$ 应与放射性药物在体内的生物 $T_{1/2}$ 相匹配,使病灶能浓聚足够的放射性药物,让尽可能多的放射性核素在病灶部位衰变。

4. 作用容积(volume of interaction) 放射性核素衰变可向 4π 空间的任一角度发送射线,射线粒子的能量必然释放在以最大射程为半径的球形空间内,这就是作用容积。作用容积越小,射线杀伤细胞的效率越高。如^{149}Tb(铽)发射的 α 射线的作用容积为 1,^{131}I 和^{153}Sm 发射的 β 射线分别为 7100 和 12 300。

四、治疗用放射性核素

1. 目前临床应用最广泛是发射 β 射线的核素,如^{131}I、^{32}P、^{89}Sr、^{90}Y 等。

2. 发射 α 射线的核素,如 ^{211}At(砹)和^{212}Bi(铋),目前主要用于动物实验。其他可能用作治疗的发射 α 射线的核素有^{223}Ra(镭)和^{225}Ac(锕)。

3. 通过电子俘获或内转换发射俄歇电子或内转换电子,在生物组织内射程约 10nm,当放射性核素的衰变位置靠近 DNA 才能发挥治疗作用。如^{125}I 衰变位置在 DNA 附近的疗效比在细胞膜上高 300 倍。

五、放射性核素内照射的特点

1. 靶向性 病变组织能高度特异性浓聚放射性药物,疗效好,毒副作用小。

2. 持续性低剂量率照射 浓聚于病灶的放射性核素在衰变过程中发出射线对病变细胞进行持续的低剂量率照射,使病变组织无时间进行修复。

3. 高吸收剂量 内照射治疗的吸收剂量决定于病灶摄取放射性核素的多少和放射性药物在病灶内的有效半衰期。

第二节 ^{131}I 治疗甲状腺功能亢进症

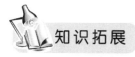

各种甲亢治疗方法的权威评价

1995 年版国际权威性的医学巨著《西氏内科》在论述 Graves 病甲亢采用抗甲状腺药物、手术和^{131}I 治疗时的结论是:"总的来讲,由于放射性碘无短期并发症及其有效性,它是目前最佳的治疗方法"。美国报道一组 35 593 例甲亢患者,65% 应用^{131}I 治疗,经随访 26 ~ 40 年后,分析结果提示^{131}I 可能是成本效益最高的治疗方法。放射性核素治疗已有几十年历史,大量临床资料证明其简便、有效,已被患者所接受,且近年来越来越受到临床医师的关注和重视。

一、概 述

由于甲状腺腺体本身功能亢进,合成和分泌甲状腺激素增加所导致的神经、循环、消化等系统兴奋性增高和代谢亢进为主要表现的一组临床综合征称为甲状腺功能亢进症(hyperthyroidism,简称甲亢)。引起甲亢的疾病主要包括:Graves 病(Graves' disease, GD)、毒性多结节性甲状腺肿(toxic multinodular goiter, TMNG)、甲状腺毒性腺瘤(toxic adenoma, TA)、碘甲亢、垂体性甲亢、绒毛膜促性腺激素(hCG)相关性甲亢。我国甲亢的患病率为 3%,女性为 4.1%,男性为 1.6%。其中以 GD 最为常见,占所有甲亢的 85% 左右,可发生于任何年龄,但多见于青年和中年女性。

目前临床治疗甲亢的一线方法包括:^{131}I 治疗、抗甲状腺药物治疗和外科手术治疗,各有优缺点。抗甲状腺药物疗效肯定,安全,但疗程长,复发率高。外科手术治疗复发率低,但可能导致一些并发症,如喉返神经、甲状旁腺损伤,术后瘢痕影响美观。^{131}I 治疗甲亢已有 60 多年历史,国内外大量临床应用证明该方法简便安全、疗效确切、复发率低,并发症少和费用较低等优点,是放射性核素治疗学中最成熟和应用最广泛的方法。

甲亢患者的治疗方法选择要全面考虑和权衡患者的甲状腺大小、病情轻重、病程长短、有无并发症、是否在妊娠或哺乳期、生育计划等因素,及治疗费用和医疗条件。GD 可选择上述 3 种方法中的任何一种方法治疗,TA 和 TMNG 可选择手术或^{131}I 治疗。大夫应如实地向患者介绍各种方法的优缺点,并根据患者的病情和意愿及医疗条件提出适当的建议,由患者选择和决定使用哪一种治疗方法,并签署知情同意书。

二、^{131}I 治疗甲亢的原理

碘是合成甲状腺激素的物质之一,甲状腺细胞通过钠/碘共转运子(Na +/I- symporter, NIS)逆电化学梯度从血液循环中浓聚^{131}I。GD 患者甲状腺滤泡细胞的 NIS 过度表达,对^{131}I 的摄取明显高于正常甲状腺组织。^{131}I 衰变发射的 β 射线在组织内平均射程为 1mm,所以 β 粒子的能量几乎全部释放在甲状腺组织内,对甲状腺周围的组织和器官影响较小。β 射线在组织内有一定的射程,由于"交叉火力"(cross fire)效应,使甲状腺中心部位接受的辐射剂量大于腺体边缘部位,如给予适当剂量的^{131}I,则可利用放射性"切除"部分甲状腺组织而又保留一定量的甲状腺组织,

达到治疗目的,使甲状腺功能恢复正常。

口服[131]I后2~4周,甲状腺组织可见水肿、变性、上皮肿胀并有空泡形成和滤泡破坏等病理改变,腺体中心部分的损害更加明显。2~3月,甲状腺内有淋巴细胞浸润、滤泡上皮脱落、纤维组织增生等改变。[131]I治疗甲亢疗效约于2周后开始出现,其治疗作用可持续2~3月,甚至更长时间,所以一般应在治疗3~6月后才能对疗效作出评价。

三、[131]I治疗甲亢的适应证和禁忌证

1. [131]I治疗甲亢的适应证

Graves甲亢患者,尤其适用于:

(1)抗甲状腺药物过敏或抗甲状腺药物疗效差、或用抗甲状腺药物治疗后多次复发、或手术后复发的患者;老年患者

(2)合并心脏病;

(3)合并白细胞或血小板减少的患者;

(4)合并肝功能损伤;

(5)合并白细胞或血小板减少的患者;

(6)老年患者(特别是有心血管疾病高危因素者);

(7)Graves甲亢合并桥本氏病,摄碘率增高。

2. [131]I治疗甲亢的禁忌证

(1)妊娠和哺乳的甲亢患者;

(2)计划在6月内怀孕的患者。

四、治 疗 方 法

1. 患者准备

(1)与接受[131]I治疗的患者沟通,消除患者对核素治疗的恐惧心理,并交代[131]I治疗甲亢的注意事项、疗效、可能出现的近期反应及远期并发症,签署知情同意书。

(2)禁用影响甲状腺功能测定和显像的含碘食物、相关检查(碘油造影等)和抗甲状腺药物2周~1个月。

(3)进行常规体检:血清游离甲状腺激素(FT_3,FT_4)、TSH、TGAb、TPOAb、TRAb;血和尿常规;肝、肾功;甲状腺B超,心电图;测定甲状腺摄[131]I率,甲状腺显像,必要时进行胸部CT,心脏彩超等相关检查。

(4)通过触诊结合甲状腺显像和甲状腺B超检查结果,估计甲状腺重量。

(5)病情严重的甲亢患者,应先用抗甲状腺药物进行准备,最好选用甲巯咪唑,甲状腺激素控制在正常值高限两倍以下,症状改善后停药3~5天后进行[131]I治疗。如为PTU的患者,需停药1周后进行[131]I治疗。口服[131]I后2~3天尚可根据病情继续用抗甲状腺药物治疗,直到[131]I发生明显疗效为止;[131]I治疗前后,都可用β受体阻滞剂控制心率过快、肌肉震颤等症状和体征。有心脏、肝脏受损或合并感染等并发症患者,积极处理相关疾病,待病情相对平稳后考虑[131]I治疗。

2. 治疗用[131]I活度的确定　确定[131]I治疗活度的方法很多,主要的方法可分为固定活度法和计算活度法两大类。

(1)固定活度法:方法简便易行,一般推荐的治疗GD的[131]I活度为185~555MBq(5~15mCi)。

(2)计算活度法:计算治疗用[131]I活度的方法很多,如按甲状腺吸收剂量计算或按每克甲状腺组织实际吸收的放射性活度计算。尽管使用的计算公式不同,但起主要作用的因素为甲状

摄^{131}I率、甲状腺重量和有效半衰期。以下是目前常用的计算公式：

$$^{131}I\ 活度(MBq\ 或\ \mu Ci) = \frac{计划量(MBq\ 或\ \mu Ci/g) \times 甲状腺重量(g)}{甲状腺最高(或24h)摄^{131}I率(\%)} \times 100$$

我国治疗 GD 每克甲状腺组织的常用^{131}I活度为 2.59～4.44MBq(70～120μCi)，美国核医学与分子影像学会 2012 年的指南推荐治疗 GD 每克甲状腺组织的常用^{131}I活度为 3～8MBq(80～220μCi)。国内外治疗 GD 使用^{131}I 的活度跨度范围都较大，这主要与治疗的目标不同相关。如以甲减为目标，可明显提高一次治疗成功率，降低复发率，则使用的^{131}I 活度应偏高；如以达到正常甲状腺功能状态为目标，一般使用的^{131}I 活度偏低，但是一次治疗的成功率低，只能降低早发甲减的发生率，而且不能对患者进行预测其甲减是否发生及什么时候发生。治疗 TMNG 应高于 GD 使用的活度。这一公式是基于有效半衰期为 5 天设计，如有效半衰期差异较大，应调整计算的^{131}I 活度。

3. ^{131}I 活度的修正　多因素都可能影响^{131}I 治疗甲亢的疗效，所以在计算出^{131}I 的活度后，应根据患者的具体情况对^{131}I 活度进行增或减。

(1)甲状腺较大或质地较硬，可适当增加^{131}I 活度。反之，甲状腺较小和较软，可考虑适当降低^{131}I 活度。

(2)有效半衰期较短者可增加^{131}I 活度，有效半衰期较长者可降低^{131}I 活度。

(3)年老、病程较长、长期用抗甲状腺药物治疗者可考虑增加活度。病程短、未经抗甲状腺药物治疗，术后复发，第一次治疗后已明显好转但未痊愈的患者应适当降低活度。

4. 给药方法　为保证充分吸收，应空腹口服^{131}I，服^{131}I后 2h 才可以进食。

5. 重复治疗　^{131}I 治疗 3 月后确定为无明显疗效或加重的患者，^{131}I 治疗 6 个月后有好转而未痊愈的患者，都可进行再次^{131}I 治疗。再次治疗时，对无效或加重的患者应适当增加^{131}I 活度，少数患者需经多次^{131}I 治疗后才获痊愈。

6. ^{131}I 治疗的注意事项　嘱病员注意休息，避免感染、劳累和精神刺激。不要揉压甲状腺。戒烟，避免吸烟环境。服^{131}I 后一周内避免与婴幼儿密切接触，女患者治疗后半年内不可怀孕，男性患者治疗后半年内应采取避孕措施。应告诉患者^{131}I 治疗发生疗效的时间及治疗作用可能持续的时间。一般情况下^{131}I 治疗后 2～3 个月复查，如病情需要可每月随访一次。

五、疗效评价

口服^{131}I后，一般要 2～3 周才逐渐出现疗效，症状缓解，甲状腺缩小，体重增加。随后症状逐渐消失，甲状腺明显缩小。临床可见部分病例^{131}I 的治疗作用持续到半年以上。GD 一个疗程的治愈率为 52.6%～77.0%，有效率 95% 以上，无效率 2%～4%，复发率 1%～4%。如甲状腺较大较硬，常需多个疗程才能治愈。^{131}I 治疗甲亢评价疗效的标准如下：

1. 痊愈　随访半年以上，患者甲亢症状和体征完全消失，血清 TT_3、TT_4、FT_3、FT_4 恢复正常；发生甲减通过补充甲状腺激素达到正常水平的患者。

2. 好转　甲亢症状减轻，体征部分消失或减轻，血清 TT_3、TT_4、FT_3、FT_4 明显降低，但未降至正常水平。

3. 无效　患者的症状和体征无改善或加重，血清 TT_3、TT_4、FT_3、FT_4 水平无明显降低。

4. 复发　^{131}I 治疗的患者，已达痊愈标准之后，再次出现甲亢的症状和体征，血清甲状腺激素水平再次升高。

六、^{131}I治疗后甲状腺功能减退

^{131}I 治疗甲亢后发生甲减可能与患者对射线的个体敏感性差异和自身免疫功能紊乱有关，目前没有有效的预防措施。使用较低活度^{131}I 治疗，仅能降低早发甲减的发生率，而且是以降低

一次性治愈率为代价,并不能阻止晚发甲减每年以2%~3%的比例增加,因晚发甲减与^{131}I活度无关。早发甲减、晚发甲减和亚临床甲减,都应及时给予甲状腺激素制剂治疗,部分患者的甲状腺功能可能恢复,部分患者需长期甚至终身甲状腺激素替代治疗。

第三节 高功能甲状腺腺瘤的^{131}I治疗

一、^{131}I治疗原理

功能自主性甲状腺腺瘤是指甲状腺内单个或多个腺瘤自主产生甲状腺激素释放入血后导致甲状腺毒性症状,也可称作毒性功能自主性甲状腺结节、毒性甲状腺腺瘤或Plummer病。其病因主要是甲状腺腺瘤细胞TSH受体基因发生突变,而不受下丘脑-垂体轴调节。当口服或局部给予较大剂量放射性^{131}I时,功能自主性甲状腺腺瘤或毒性结节组织具有绝对优势选择性摄取^{131}I,而正常甲状腺组织受抑制,几乎不摄取或摄取极少,利用β¯射线所致的电离辐射生物效应,达到抑制和破坏病变组织的目的。

二、适应证

1. 甲亢、甲状腺显像为高功能热结节,周围正常甲状腺组织完全或基本受抑制。
2. 有手术禁忌或拒绝手术者。

三、禁忌证

1. 妊娠期和哺乳期患者。
2. 严重肾功能不全者。

四、治疗方法

1. 治疗前患者准备 基本与^{131}I治疗Graves病相同。甲状腺显像示毒性结节有明显摄碘功能,结节外周围正常甲状腺组织呈不同程度显影时,应给予外源性甲状腺激素1~2周后再次显像,其目的是抑制周围正常甲状腺组织的功能,使之免受辐射损害和进一步对功能自主性甲状腺腺瘤确诊。^{131}I治疗TA的计算方法,是根据结节重量、^{131}I摄取率和有效半衰期进行计算,使每克结节组织的吸收剂量达200~300Gy。

$$^{131}I活度(kBq) = \frac{cGy/g × 结节重量(g) × 247}{Teff(天) × ^{131}I摄取率(\%)}$$

$$结节重量(g) = 4/3\pi · X · Y^2$$

$$X = 1/2结节长径$$

$$Y = 1/2结节短径$$

2. 剂量确定 根据患者情况,功能自主性甲状腺腺瘤或毒性结节功能状态、大小以及有效半衰期,多采用一次标准剂量法,结节直径小于3cm,用555~740MBq(15~20mCi),结节大于3cm,用740~1480MBq(20~40mCi)。

3. 给药方法 一次性空腹口服。

五、治疗评价

TA结节可在^{131}I治疗后2~3月逐渐缩小,甲亢的症状和体征也随之逐渐改善。3~4月后甲状腺显像可能的改变是:热结节消失,被抑制的结节外甲状腺组织功能恢复;或结节变小,周围甲状腺组织功能未完全恢复,这时可严密观察,如6月后还未痊愈者,结合临床症状、体征及相关的实验检查结果,可考虑进行再次[131]I治疗。[131]I治疗TA的治愈率为67%,好转率32%,无效率仅1%。

六、注 意 事 项

1. 基本同[131]I治疗Graves病的注意事项。

2. 住院患者应有具有符合防护要求的病房。

3. 少数患者由于一次口服[131]I剂量大,服药几天后出现颈前甲状腺胀痛、食欲下降以及胃肠道反应,可自行缓解。

4. 随访[131]I治疗功能自主性甲状腺腺瘤后的随访主要是观察患者的临床症状与体征的变化、自主性甲状腺腺瘤经治疗后缩小的变化情况,并在[131]I治疗后3个月进行甲状腺显像以及复查血清甲状腺激素水平,以观察和判断疗效。

第四节　[131]I治疗分化型甲状腺癌

甲状腺肿瘤在各种人类肿瘤类型中并不常见,但为内分泌系统中是最常见的肿瘤。其中90%为分化型甲状腺癌(differentiated thyroid cancer,DTC)。DTC主要包括甲状腺乳头状癌(papillary thyroid cancer,PTC)和甲状腺滤泡状癌(follicular thyroid cancer,FTC)。PTC最为多见,占85%左右。具有中度或高度复发危险的DTC患者,其治疗方案为甲状腺癌全切/近全切术或淋巴结清扫术+[131]I治疗+促甲状腺激素的抑制治疗。

一、[131]I治疗分化型甲状腺癌的原理

1. 残留甲状腺组织能摄取[131]I,所以可用[131]I清除DTC术后残留甲状腺组织,同时也消除了隐匿在残留甲状腺组织中的微小DTC病灶,降低DTC的复发率和发生转移的可能性;残留甲状腺组织完全清除后,由于TSH升高可促使DTC转移病灶摄碘能力增强,有利于用[131]I显像发现DTC转移灶和用[131]I对转移灶进行治疗;残留甲状腺组织被完全清除后,体内无Tg的正常来源,有利于通过检测血清Tg水平的变化,对DTC的复发或转移进行诊断;给予清除或治疗活度[131]I后进行的全身显像,常可发现诊断活度[131]I全身显像未能显示的DTC病灶,这对制定患者随访和治疗的方案有重要意义。

2. 残留的正常甲状腺组织被完全清除后,因DTC细胞的分化程度较高,具有摄取[131]I的功能,所以能用[131]I进行内照射治疗复发和转移DTC病灶。

二、适应证和禁忌证

1. 清甲适应证

(1)DTC发生任何远处转移、甲状腺外明显侵犯或原发病灶>4cm,强烈推荐[131]I清甲。

(2)原发灶1~4cm且无甲状腺外侵犯,根据危险度分层选择性[131]I清甲。中度和高度危险性或病理学证实淋巴结转移DTC患者推荐[131]I清甲。

(3)DTC单发灶直径<1cm,或多发性DTC病灶的直径均<1cm,且无其他危险因素,不推荐[131]I清甲。

2. DTC复发或转移[131]I治疗的适应证　DTC患者经手术切除原发灶,[131]I清除残留甲状腺组织以后,复发灶或转移灶不能手术切除,经[131]I显像显示病灶浓聚[131]I。

3. 禁忌证　妊娠和哺乳的DTC患者;术后创口未愈合者;WBC在3.0×10^9/L以下的患者;计划在6月内怀孕的患者。

三、治疗方法

应告知患者治疗的目的、治疗的方法及过程、治疗可能产生的副作用及应遵守的相关辐射防护规定,患者对治疗应理解和配合,并签署知情同意书。

1. 患者准备 停止服用 L-T_4 2~3 周,目的是使 TSH 水平升至 30mU/L 以上。也可停服 L-T_4 后改为服用 T_3 3 周,然后停用 T_3 2 周,这一方案可缩短患者处于甲减的时间。或者可用人基因重组 TSH(recombinant human thyroid stimulating hormone, rhTSH),肌注 0.9mg/天,连续两天,第三天行 ^{131}I 清甲。如为最近手术的患者,可于术后 4~6 周,等手术创伤痊愈后行 ^{131}I 清甲。低碘饮食 1-2 周,这样可提高残留甲状腺组织或病灶对 ^{131}I 的摄取。测定甲状腺激素、TSH、Tg、TgAb,测定甲状腺摄 ^{131}I 率,作胸部 CT、心电图、肝功和肾功检查。可行 ^{99m}TcO_4^- 甲状腺显像,了解残留甲状腺组织的多少。

2. ^{131}I 清除 DTC 术后残留甲状腺组织

(1)注意事项:服用 ^{131}I 后,宜多饮水,及时排空小便,减少膀胱和全身的照射。嘱患者每天至少排大便一次,减少放射性对肠道的损害。服用清除活度 ^{131}I 后,嘱患者用酸性饮料或食物促进唾液分泌,预防或减轻辐射对唾液腺的损伤。^{131}I 治疗后半年内须避孕。

(2)清除使用的 ^{131}I 活度:一般给予 ^{131}I 1110MBq~3.7GBq(30~100mCi)。如在清除前已发现有转移病灶,则 ^{131}I 活度可达 5.55~7.40GBq(150~200mCi),起到清除残留甲状腺组织并同时治疗转移灶的作用。低危患者使用的 ^{131}I 活度可偏低,高危患者使用 ^{131}I 活度可偏高。

(3)服 ^{131}I 后 5~7 天行全身显像,有可能发现之前未发现的 DTC 转移灶,为进一步随访和治疗方案的制定提供依据。

(4)经清除治疗后的患者,应常规给予甲状腺激素,一是起到替代作用,使机体处于正常的代谢状态,另一方面外源性甲状腺激素可抑制体内 TSH 的分泌,进而达到抑制 DTC 细胞生长的作用。可于服 ^{131}I 后 24~48 小时开始给予甲状腺激素。剂量一般为 L-T_4 1.5~2.5μg/kg 体重,空腹顿服。可根据血清甲状腺激素水平与 TSH 水平对剂量进行调整。

3. ^{131}I 治疗 DTC 转移灶

(1)注意事项及患者准备同 ^{131}I 清除 DTC 术后残留甲状腺组织。

(2)^{131}I 活度的确定:目前确定治疗用 ^{131}I 活度的方法有三种:①经验性固定活度法,一般情况下颈部淋巴结转移者给予 3.7~5.55GBq,肺转移者给予 5.55~7.4GBq,骨转移者给予 7.4~9.25GBq;②将 ^{131}I 活度控制在不超过血液吸收剂量安全限值(200cGy)的方法,或身体接受 ^{131}I 活度的安全限值(给予 ^{131}I 后 48 小时体内存留 ^{131}I 低于 4.44GBq,弥漫性肺转移患者低于 2.96GBq);③以肿瘤吸收剂量高于 80Gy 决定 ^{131}I 活度的方法。目前还无足够的证据说明哪一种方法更好。由于经验性固定活度法简单方便,目前临床多采用这一方法。但随着个性化医疗的发展,以吸收剂量指导的 ^{131}I 治疗是发展方向。老年患者,特别是 70 岁以上的患者,由于肾功能降低,应考虑适当降低治疗用 ^{131}I 的活度。

(3)服用治疗活度 ^{131}I 后 5~7 天,行全身显像,可能发现诊断活度 ^{131}I 显像未发现的转移灶,为制定以后的随访和治疗方案提供依据。

(4)DTC 转移的患者,可于服治疗活度 ^{131}I 后 48 小时开始给予甲状腺激素。如 L-T_4 1.5~2.0μg/kg 体重,空腹顿服。逐步调整甲状腺激素的剂量,使 TSH 达抑制治疗的目标水平。

(5)DTC 脑转移的治疗:DTC 发生脑或脊髓等部位转移,多见于病变侵袭性较强的老年患者,预后差。如转移灶不能手术切除,应考虑行外照射治疗,特别是立体定向放射治疗(如 γ 刀)可减少对病灶周围正常脑组织的损害。如多发的较广泛分布的中枢神经系统转移,必要时可考虑行全脑或脊髓照射治疗。如不能手术切除的脑转移灶摄取 ^{131}I,可考虑进行 ^{131}I 治疗。为防止或减轻由于 TSH 升高导致肿瘤病灶长大及随后 ^{131}I 内照射导致的局部炎症反应使病情加重,应在^{131}I治疗前先进行外照射治疗,^{131}I治疗时联合应用糖皮质激素。

4. 辐射防护　由于治疗DTC患者使用^{131}I活度高,所以辐射防护应特别注意。病房内最好有单独的专用卫生间,坐式马桶可有效减少患者小便时尿液放射性造成的污染。患者的衣物被褥应作一定的放置衰变处理和单独洗涤。医护人员对患者的观察,特别是服^{131}I后3天内,应有防护设施(如铅衣、铅屏等),而且应尽量事先做好准备,这样可缩短与患者接触的时间。医护人员在注意放射防护的同时,也应注意减少对患者心理上造成的不良影响。一般情况下患者住院3～4天就可出院。

四、疗效评价

1. ^{131}I清除DTC术后残留甲状腺组织

(1)清甲成功的标准:一般应在^{131}I清甲治疗后3～6月对疗效进行评价。诊断活度的^{131}I显像甲状腺床无放射性摄取,或刺激状态下Tg<1μg/L,达到其中一条为清甲成功。

(2)随访:如患者甲状腺清除完全,未发现转移灶,则间隔1年以后随访。每次随访应进行常规的体检胸部CT、血清甲状腺激素、TSH、Tg、TgAb测定,颈部超声检查。低危患者,清甲活度^{131}I显像无异常影像,TgAb阴性,Tg<1μg/L,超声无异常发现,随访可不行诊断活度^{131}I显像;一般主张其他的患者在清甲后第一次随访时应进行诊断活度^{131}I显像。

(3)重复治疗:如发现残留甲状腺清除不完全,应进行再次清除治疗。如随访发现有功能性转移灶,则应用^{131}I进一步治疗转移病灶。

2. ^{131}I治疗DTC转移灶

(1)对于DTC转移的患者,一般应在^{131}I治疗3～6月后进行复查为宜。^{131}I全身显像如发现转移灶摄取^{131}I功能明显降低或完全消失,或发现的转移灶数目比治疗前减少,为治疗有效。与治疗前比较有新的转移灶被显示,或转移灶数目增加,或旧的转移灶长大或摄^{131}I功能增强,则为无效或加重。Tg和TgAb的水平降低或消失,是治疗有效的标志,反之,如Tg和TgAb水平增高,提示病情恶化。

(2)重复治疗:DTC转移患者在前一次^{131}I治疗后3～6月,如^{131}I显像发现有异常浓聚灶,则应进行再次^{131}I治疗,直到转移灶完全消失为止。重复治疗使用^{131}I活度的原则与首次治疗相同,如首次治疗效果差,可考虑适当增加活度。重复治疗的次数和累积接受的^{131}I总活度没有严格的限制,主要视病情的需要和患者身体状况而定。由于^{131}I的累积活度增高,发生毒副作用和并发症的危险性也随之增高,所以对重复治疗的风险与效益应慎重地评估。

3. 临床治愈的标准

(1)无DTC存在的临床证据。

(2)无DTC存在的影像学证据:初次^{131}I清除残余甲状腺组织后进行的全身显像没有发现甲状腺床外异常放射性摄取,或在新近的诊断活度^{131}I全身显像和超声检查无肿瘤存在证据。

(3)无TgAb的影响下,TSH抑制和刺激时均未检测到Tg(低于1μg/L)。

第五节　转移性骨肿瘤的核素治疗

各种恶性肿瘤晚期都有可能发生骨转移,尤以前列腺癌、肺癌和乳腺癌的骨转移多见,发生率可达80%左右,70%以上的骨转移患者有骨疼痛,严重影响患者的生活质量和预后。这些患者的治疗目的就是要减轻和控制骨痛、提高生活质量、延长生存期。目前骨转移癌常用的治疗方法有药物止痛治疗、外科手术、外放射治疗、激素疗法、化学药物治疗、放射性核素内照射治疗。镇痛药长期使用产生成瘾等诸多不良反应,外放射治疗适用于单发病灶,但对多发骨转移应用受限,放射性核素内照射治疗通过一次静脉给药,可对全身多处骨转移进行治疗,现越来越广泛地应用于临床。

一、放射性核素治疗原理

治疗恶性肿瘤骨转移病灶的放射性药物都具有很好的趋骨性,骨肿瘤病灶部位由于骨组织的破坏,骨组织代谢、成骨修复非常活跃而浓聚大量的放射性药物。当静脉注射亲骨性放射性药物后,可以高度地浓聚在骨肿瘤(包括原发性与转移性骨癌)部位。利用放射性药物发射的 β 射线对病变组织的集中照射,产生辐射生物效应而达到止痛和抑制肿瘤的目的。尽管其治疗机制不十分清楚,但普遍认为与以下因素有关:①辐射生物效应的作用使瘤体缩小,减轻了受累骨膜和骨髓腔的压力;②辐射生物效应干扰了神经末梢去极化的过程,影响了疼痛信号的传导;③辐射生物效应抑制了缓激肽和前列腺素等疼痛介质的产生。

二、放射性药物

用于治疗骨转移瘤的放射性核素主要有钐[^{153}Sm]乙二胺四甲叉膦酸(^{153}Sm-ethylenediami-netetramethylene phosphonic acid,^{153}Sm-EDTMP)、氯化锶[^{89}Sr](^{89}Strontium chloride,^{89}SrCl$_2$)、氯化镭[^{223}Ra](223Radium chloride,^{223}RaCl$_2$)、铼[^{186}Re]羟乙基二磷酸盐[^{186}Re-(Sn)-hydroxyethyl-ene diphosphonate,^{186}Re-HEDP]和铼[^{188}Re]羟乙基二磷酸盐(^{188}Re-HEDP)。

1. ^{153}Sm-EDTMP　^{153}Sm-EDTMP 在体内非常稳定,静脉注射后主要聚集在骨及骨转移病灶,骨转移肿瘤病灶与正常骨组织摄取量比值可达 16:1,未被摄取的部分很快随尿液排出。^{153}Sm 的 $T_{1/2}$ 为 46.3 小时,发射 β 射线(平均能量为 0.725MeV)对病灶进行内照射治疗作用和 γ 射线(能量为 103keV)用于全身骨显像,以便对病灶大小、范围进行治疗前后对比观察。评价疗效;同时可以计算红骨髓吸收剂量,为确定个体化治疗剂量提供科学依据。

2. ^{89}SrCl$_2$　锶在元素周期表中与钙同族,其体内代谢特点与钙相似。发射纯 β 射线的核素,$T_{1/2}$ 为 50.5 天,最大能量为 1.49MeV。其特点是:①注射后 ^{89}Sr 在骨转移灶浓聚较高,是正常骨的 2~25 倍,骨转移灶部位与骨髓的吸收剂量之比为 10:1,身体其他部位的量很少,静注后 48h 尿中排泄量少于 10%;②骨转移灶内生物半衰期大于 50 天,明显大于正常骨的半衰期(14 天),能较持久地发挥治疗作用,对骨转移引起的疼痛有很好的镇痛效果;③^{89}Sr 与 ^{99m}Tc-MDP 在正常骨和骨转移灶中的分布相似,^{99m}Tc-MDP 骨显像可显示病变部位而同时预测 ^{89}Sr 在病灶中的摄取程度。^{89}SrCl$_2$ 是目前临床上治疗骨转移癌应用较多的一种放射性药物。

3. ^{188}Re-HEDP　^{188}Re 可通过钨-铼发生器获得,也可以由反应堆生产,目前临床上较多使用钨-铼发生器的新鲜淋洗液制备^{188}Re-HEDP。^{188}Re-HEDP 为一种稳定的络合物,其生物学特性与 ^{99m}Tc-MDP 相似,注射后迅速为骨组织摄取,24h 滞留量可达注射量的 50%,且大多数滞留在骨及转移瘤灶内,其余大部分通过肾脏排泄。该药的特点是①同时具有 β 射线和能量为 155keV 的 γ 射线,^{188}Re-HEDP 既可用于治疗,也可进行显像;②半衰期短,外辐射影响小,使用时可适当增大剂量,也有利于与其他治疗方法联合应用;③钨-铼发生器可连续使用半年之久,方便边远地区使用。^{188}Re-HEDP 是一种比较理想的治疗骨转移癌的放射性药物。^{186}Re-HEDP:化学性质与 ^{188}Re 相同,^{186}Re 由反应堆生产,价格高,不宜长时间储备,不如 ^{188}Re-HEDP 方便。

4. ^{223}RaCl$_2$　镭在元素周期表中与钙同族,其体内代谢特点也与钙相似,发射 α 射线,$T_{1/2}$ 为 11.4 天,最大能量为 5.64MeV,射程 50~80μm,相当于 5~8 个细胞直径大小,属于高 LET,相比于 ^{89}SrCl$_2$,辐射效应强而对周围组织影响小,而骨髓抑制比 ^{89}SrCl$_2$ 轻。^{223}RaCl$_2$ 发射 γ 射线,因此也可通过显像评估病灶摄取。美国 FDA 于 2013 年 5 月 15 日批准拜耳(Bayer)制药公司的二氯化镭[223Ra](通用名:Radium Ra 223 Dichloride;商品名:Xofigo)注射液上市,用于治疗有骨转移症状但无已知内脏转移的雄激素抵抗性前列腺癌患者。该药物的通过基于 2013 年发表在美国新英格兰杂质上一项随机、双盲、安慰剂对照的Ⅲ期临床试验,^{223}RaCl$_2$ 组除疼痛缓解外,中位总体生存率较安慰剂组延长了2.8个月,出现骨骼症状、PSA和碱性磷酸酶升高时间都较安慰剂组晚。常见的不良反应包括恶心、腹泻、呕吐和外周水肿,低毒性骨髓抑制。

三、适 应 证

1. 多发疼痛性骨转移病灶,镇痛药无效,或不能耐受镇痛药物。

2. MDP骨扫描证实疼痛性骨转移病灶处有放射性药物浓聚。

四、禁 忌 证

1. 绝对禁忌证

(1)妊娠或哺乳。

(2)急性脊髓压迫。

(3)负重骨可能或已出现病理性骨折。

(4)急性或慢性肾功能衰竭,如肾小球滤过率(GFR)<30ml/min、肌酐(Crea)>200mmol/L、尿素氮(BUN)>12mmol/L。

(5)血常规:WBC<3.5×10^9/L,PLT<60×10^9/L。

2. 相对禁忌证

(1)无痛性多发骨转移。

(2)骨转移部位少于三个。

(3)单纯溶骨性骨转移。

五、治 疗 方 法

1. 治疗前患者准备

(1)与最后一次化疗或放疗时间间隔6周为宜。

(2)血常规及肝肾功能检查。

(3)CT或MRI检查、全身骨显像。

2. 给药方法和剂量确定　治疗转移性骨肿瘤的几种放射性药品均采用静脉注射给药,注射前必须对药品及剂量核对清楚。[153]Sm-EDTMP常用剂量为18.5~37MBq(0.5~1.0mCi)/kg体重,必要时每月1次。[89]SrCl₂治疗剂量一般按1.48~2.22MBq/kg体重给药为宜,成人一般每次111~185MBq(3~5mCi),148MBq(4mCi)是最常用的剂量,过大的剂量并不明显提高疗效,而且加重经济负担和毒副作用。[188]Re-HEDP常用剂量为925~1295MBq(25~35mCi)。[223]RaCl₂,每周注射一次,每次剂量50kBq(1.35μCi/kg),共六周。

六、疗 效 评 价

临床上用[89]SrCl₂治疗多种恶性肿瘤骨转移均有效,总体有效率可达70%,而以前列腺癌和乳腺癌骨转移的疗效最好,有效率分别为80%和89%。一般情况下,在给药后2~14天左右疼痛开始缓解,大约6周内疼痛症状明显减轻,一次用药止痛效果可维持3~12个月(平均6个月)。重复治疗可使疼痛缓解的时间或疼痛消失的时间延长;有学者用[89]SrCl₂治疗不伴疼痛的骨转移癌患者,可预防和延缓骨痛的发生和推迟新的骨转移病灶的出现;[89]SrCl₂治疗前后的骨显像和X线检查对比研究发现在同一病灶部位中的放射性明显减少,一些病灶治疗后转变为硬化型,有钙化的征象;相关的肿瘤标志物如PSA和酸性磷酸酶等均有降低。部分患者在用药后的早期可能出现反跳痛或称闪烁(flare)现象,即有5%~10%的患者在注射[89]Sr后出现短暂的疼痛加重,一般发生在注射后5~10天,持续约2~4天,通常预示有好的疗效。[153]Sm-EDTMP与[89]SrCl₂治疗比较,骨痛缓解率相似,骨痛缓解时间较短,暂时性骨髓抑制较明显。

七、重复治疗

要根据治疗后随访观察的具体情况决定是否进行重复治疗,重复治疗的指征是:骨痛减轻但未完全消失,或骨痛缓解后又复发;首次治疗骨痛缓解,重复治疗以进一步控制或消除病灶;首次治疗效果明显,但未达到红骨髓最大吸收剂量;虽达到红骨髓最大吸收剂量,随访中血象变化不明显(白细胞 $>3.0 \times 10^9/L$,血小板 $>80 \times 10^9/L$),仍有骨痛者,可考虑重复治疗。

第六节　其他放射性核素治疗

一、皮肤病的放射性核素敷贴治疗

【原理】

将放射性核素磷[^{32}P]均匀吸附在滤纸或银箔上或锶[^{90}Sr]均匀涂布在陶瓷等固体物质上,活性面上再敷以铝片或银箔制成一定形态、大小的敷贴器。使用时将敷贴器敷贴在病变局部表面,利用放射性核素产生 β 射线的辐射作用达到治疗目的。^{90}Sr 衰变的子核素^{90}Y 发出的 β 射线起主要治疗作用,其最大能量为 2.27MeV,$T_{1/2}$ 64.2 小时,其有效照射深度为 3~4mm。

【适应证与禁忌证】

1. 适应证

(1)局限性皮肤疾患:毛细血管瘤、慢性湿疹、神经性皮炎、瘢痕疙瘩等。

(2)黏膜疾患:口腔黏膜及女阴白斑等。

(3)眼部疾患:角膜和结膜非特异性炎症、溃疡、胬肉、角膜移植后的新生血管等。

2. 禁忌证

(1)日光性皮炎、过敏性皮炎等。

(2)泛发性皮肤病。

(3)照射野有厚痂时因射线难以达到病变组织,故不宜应用。

【治疗方法】

1. 治疗前准备

(1)治疗前详细询问病史和相关检查,确定受照射病变范围、大小。

(2)校准敷贴器现有的放射性活度剂量,估算拟给予的个体化剂量。

(3)剂量确定:血管瘤总剂量为 15~30Gy,一般皮肤疾患总剂量为 10Gy 左右,每次治疗 250cGy 左右。眼部疾患根据部位、病变的性质、治疗目的的不同采用不同的治疗剂量和方法,一般总剂量为 15~50Gy。

2. 治疗方法　一般采用分次疗法,间隔 1~2 天,分次敷贴,10 次为一疗程,如一次治疗未愈,间隔 3~6 个月行第二次治疗。

【疗效评价】

敷贴治疗疗效可靠、方法简便、无痛苦、安全、廉价,是非常受欢迎的治疗方法。综合文献报道,敷贴治疗局限性毛细血管瘤治愈率可达75%~100%,局限性神经性皮炎和慢性湿疹的治愈率分别为63.1%和51.8%,有效率分别为92%和87%,眼部疾患的治愈率为75%~90%。

【注意事项】

1. 治疗时应用薄铅皮等保护周围正常组织,但病损区边界外 5mm 内的皮肤应该包括在辐照范围内,避免漏掉肉眼未能发现的病变。

2. 由于连接部分的剂量难以控制,所以应尽量避免较大的病变区域用较小的敷贴器分段治疗。

3. 治疗时敷贴器应紧贴患处。

4. 皮肤病治疗期间注意保持照射野干燥,应避免接触水。皮肤疾患在达到预期剂量或出现干性皮炎反应时即可结束治疗。

二、放射性核素介入治疗

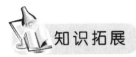 知识拓展

介入核医学简史

1905 年居里夫人用放射性镭针做了第一例插植治疗,这标志着放射性核素介入治疗的开始。1940 年以来,放射性核素^{131}I 和^{32}P 在临床上开始推广应用,临床介入核医学也得到相应的发展。1983 年,美国核医学界正式提出介入核医学(interventional nuclear medicine)。

放射性核素介入治疗是利用穿刺、插管、植入等手段,经血管、体腔、囊腔、组织间质或淋巴收集区,以适当的载体将高活度的放射性核素制剂引入病变部位,从而对病变组织进行直接照射治疗的一系列方法。可分为三种:①动脉介入治疗,将放射性药物经导管注入供应肿瘤血液的动脉内,形成永久性阻塞状态;②腔内介入治疗,是将放射性胶体直接注入体腔或器官腔内进行局部照射;③组织间质介入治疗,将放射性胶体、微球注入肿瘤组织内进行局部照射,从而使肿瘤组织接受集中照射,达到治疗目的。下面主要介绍放射性核素动脉介入治疗。

【原理】

通过动脉插管,将导管选择性的插入肿瘤的供血动脉,将放射性核素及其载体(微球、碘化油、快速凝缩剂或胶体等)经导管注入供应肿瘤血液的动脉内,形成永久性阻塞状态,从而使肿瘤组织接受集中照射,同时,肿瘤血供减少,使肿瘤缩小、坏死。治疗中,由于治疗是选择性的,因此正常组织、器官受到的辐射损伤很小,可以忽略,这也是放射性核素动脉内介入治疗的最大特点和优点。

【适应证】

1. 原发性肝癌及肝转移、肺癌及肺转移。

2. 肿瘤血管丰富,同时有明确的单一动脉供血者。

3. 肿瘤供血无动脉畸形或变异者。

4. 肿瘤无明显动-静脉分流,不影响疗效者。

5. 常规治疗无效或有禁忌证的难治性肿瘤患者。

【禁忌证】

1. 巨大肿瘤,供血极差者或坏死较广泛者。

2. 肿瘤有动-静脉分流,且分流量多者。

3. 妊娠及哺乳期妇女。

4. 血象低于正常者。

【方法】

常用的放射性核素有^{32}P-玻璃微球、^{90}Y-玻璃微球、^{90}Y-树脂微球、^{131}I-硼酸微球和^{131}I-碘油,近年来^{131}I-利卡汀用于肝癌动脉导管治疗。常规消毒、麻醉,经皮穿刺动脉插管,导管尽可能插入肿瘤或最接近肿瘤的供血动脉。若为表浅肿瘤可先经导管注入亚甲蓝,以观察亚甲蓝是否在肿瘤部位集中分布;若为深部肿瘤则应同时注入^{99m}Tc-SC,通过显像观察在肿瘤部位是否有放射性集中聚集;若亚甲蓝或放射性在肿瘤部位有集中分布或聚集,可通过导管将放射性治疗药物

如放射性微球或放射性碘油等注入,如采用^{90}Y-树脂微球,其密度为16g/ml,近于MAA颗粒,利用^{99m}Tc-MAA可为其分布提供良好的模拟效果。

【剂量】

剂量一般与肿瘤的大小有关,应依据肿瘤的大小而定,通常以保证肿瘤组织吸收辐射剂量达到60~100Gy(6000~10 000rad),一般放射性微球的治疗剂量为1850~3700MBq(50~100mCi),如肿瘤较大,最大治疗剂量可用到7400MBq(200mCi)。如进行肝肿瘤栓塞治疗,非瘤肝组织的安全耐受上限为80Gy,超过这一限度将导致放射性肝炎发生。常用的计算方法为:放射性活度(GBq)=吸收剂量(Gy)×肝脏质量(kg)/50,临床常用量为1.55~6.29GBq(40-170mCi)。

【疗效评价】

肿瘤经放射性核素动脉内介入治疗后,发挥动脉阻断和内放射治疗的双重作用。治疗区肿瘤组织开始肿胀,在5~7天可达高峰,同时可有假膜形成和坏死肿瘤组织脱落,肿瘤也就随之缩小。病理诊断证实肿瘤组织已变形、坏死,残留的肿瘤细胞主要为异常巨核瘤细胞。临床治疗中,肝癌疗效较佳。肝癌患者经治疗其寿命平均延长1年以上,有些患者动脉内介入治疗后肿瘤明显缩小,为手术彻底切除创造了条件。放射性核素和化疗药物比较副作用轻,药物作用持续时间长。

【其他放射性核素介入治疗】

放射性核素腔内介入治疗:放射性核素用于胸腔、腹腔、心包腔、关节腔和膀胱腔内介入治疗临床上应用已久。发射β$^-$射线的放射性胶体是一种不溶解的放射性小颗粒物质或悬浮液,属于惰性物质,其理化性质稳定,无化学毒性,颗粒大小均匀,注入体腔内很少被血液和体液吸收,基本都黏附在浆膜层表面,抑制肿瘤细胞的增长。常用的放射性胶体有^{32}P-胶体铬、^{90}Y-胶体和^{198}Au-胶体。但目前多使用^{32}P-胶体铬,它的优点是发射纯β$^-$射线,物理半衰期14.3天,β$^-$射线最大能量1.71MeV,最大射程8mm,平均射程4mm,对周围脏器及造血系统无损害,无须外照射防护,且治疗并发症和不良反应较小,治疗效果好,可反复多次治疗。

三、放射性核素粒子植入治疗

【原理】

把一定活度的放射性核素标记在胶体、微球或金属丝上,然后密封在钛合金外壳中制成体积很小的(微型)针状或颗粒状的放射源即放射性粒子。经手术或借助影像学的引导将放射性粒子种植入肿瘤实体内或受肿瘤侵犯的组织中,利用放射性粒子持续发射的射线,低剂量持续性照射,达到高吸收剂量杀死肿瘤细胞或抑制肿瘤细胞生长,以消除、控制肿瘤的发展,达到治疗或缓解,高度适形的内放射降低了正常组织损伤的发生率。常用的永久性植入的放射性粒子有^{198}Au、^{125}I、^{103}Pd。

【治疗方法】

1. 患者治疗前准备

(1)常规血象和肝肾功能检查;

(2)CT、MRI检查确定和组织病理学印证;

(3)剂量确定:实体肿瘤给予的剂量按18.5MBq(0.5mCi)/cm³计算,预计肿瘤组织的吸收剂量达40~60Gy;剂量根据使用的放射性核素的性质、肿瘤的大小、位置、病情及临床经验确定。

2. 植入方法

(1)模板种植:采用三维立体定向TPS,其由TPS、立体定向粒子植入治疗定位系统、射线防护与监测系统和选配件等组成,使射线形成的剂量场的"热区"与肿瘤的治疗区相配,而使正常组织尤其是重要敏感器官处于剂量场的"冷区"。

（2）B超和CT引导下穿刺植入：根据B超和CT扫描获得病灶图像进行模拟粒子植入的空间分布，决定粒子植入数目和靶区及周围危险器官的剂量分布，指导临床放射性核素籽粒源组织间植入；具备条件的单位优先使用使放射性药物更加均匀分布的方法，尤其是超声立体定向TPS，可将粒子精确植入瘤体，使具有放射性的籽粒源在肿瘤组织均匀分布。

（3）术中植入：对于术中残存肿瘤组织直接用穿刺针将籽粒源植入瘤体，手术中加用植入放射性籽粒源是治疗方法中最常用的途径，所起到的最大效果是整体杀灭肿瘤。

【疗效评价】

目前，肿瘤的综合治疗是医学界极为关注的焦点，放射性核素治疗的应用研究越来越受到国内外重视。近年来用^{125}I、^{103}Pd、^{198}Au放射性核素粒子治疗恶性肿瘤已引起人们关注，并取得了比较满意的效果。常规用于核医学诊断和治疗的放射性核素及其标记物都是属于开放型的，容易造成周围组织和环境的污染。通过直接穿刺植入，可使放射性粒子均匀地分布并滞留在肿瘤内，达到治疗的目的。放射性粒子植入治疗方法安全可靠，对正常组织损伤小，有利于减轻患者痛苦、提高和改善肿瘤患者的生活质量和延长生存期。

放射性核素粒子植入治疗主要用于前列腺癌、胰腺癌、肝癌、脑胶质瘤、乳腺癌、肺癌、胸壁肿瘤及头颈部肿瘤等，疗效肯定。患者表现为症状改善，肿瘤缩小甚至消失，生存率提高，尤其为前列腺癌的治疗，特别是对于那些预后不佳的患者，近距离核素照射疗法无论是单独使用还是与外照射放疗联合应用，疗效均好于单独外照射放疗法。

【注意事项】

1. 治疗中严密观察患者不良反应，防止穿刺部位大出血。

2. 超声引导直接注入法可根据肿瘤体积的大小采用多点注射的方法，力求放射性核素粒子分布均匀。

3. 严格遵守放射性操作规程和做好防护，并注意放射性粒子有无丢失，植入后有无迁移。

四、放射免疫治疗

【原理】

放射免疫治疗（radioimmunotherapy，RIT）是将对肿瘤具有特异性亲和力的抗体用放射性核素标记后经一定途径引入体内，它将以肿瘤细胞为靶细胞，与相关肿瘤细胞表面抗原特异结合，使大量的放射性核素滞留在肿瘤细胞，对其进行集中照射，抑制或杀伤瘤细胞，而周围正常组织损伤较轻。RIT肿瘤吸收剂量达20～150Gy，就可获得较好疗效。与外放疗相比，RIT是低剂量率的持续照射，要达到高剂量率外照射的疗效，病灶吸收剂量应比外照射高20%。非霍奇金淋巴瘤（non-Hodgkin lymphoma，NHL）CD20是表达于正常或恶性B淋巴细胞膜上的抗原，两种放射性核素标记的抗CD20鼠源性McAb已用于治疗NHL，^{131}I-tositumomab（Bexxar）和^{90}Y-ibritumomab tiuxetan（Zevalin）。近年来中国自行研发获得国家Ⅰ类新药的^{131}I-利卡汀和^{131}I-唯美生开始临床放射免疫治疗的应用研究，前者用于肝癌，后者用于肺癌。

【适应证】

主要用于治疗非实体肿瘤（如淋巴瘤）、术后残留病灶、复发或转移的亚临床微小病灶、全身广泛转移无法手术切除的患者。

【禁忌证】

病情严重，伴有严重贫血、恶病质、濒临死亡的患者及妊娠、哺乳期妇女。

【方法】

静脉给药方便易行，是RIT常用的给药方法。肝癌、肺癌等实体肿瘤可高选择动脉插管给药、膀胱癌可腔内灌注给药，局部给药可明显提高肿瘤病灶的摄取率，从而提高疗效和降低毒副作用。

【疗效评价】

用 Bexxar 治疗化疗疗效差的 NHL 患者,CR(complete response)达 30%,有效率为 65%,平均缓解期为 5 年。用 Bexxar 治疗未经化疗的 NHL 患者,CR 达 63%,有效率为 97%(74/76)。主要毒副作用为一过性中性粒细胞和血小板降低,治疗后 4~6 周最明显,8~9 周可恢复。接受过化疗的患者 HAMA 反应发生率为 9%,未接受化疗的患者 HAMA 反应发生率为 65%。

用 Zevalin 治疗复发或对化疗耐受的 NHL 患者的前瞻性随机对照临床试验结果显示,有效率分别为 80% 和 56%,CR 分别为 30% 和 16%。Zevalin 的主要毒副作用是治疗后 7-9 周中性粒细胞和血小板降到最低值,随后可逐渐恢复。

五、^{99}Tc-MDP(云克)的治疗

类风湿性关节炎(rheumatoidarthritis,RA)是一种以慢性破坏性关节病变为特征的全身性自身免疫性病。本病以双手、腕、膝、踝和足关节的对称性多关节炎为主。未经正确治疗的类风湿性关节炎可迁延不愈,甚至导致关节畸形。RA 发病率和致残率高,目前尚无疗效好而且副作用小的治疗方法。锝亚甲基二膦酸盐(^{99}Tc-MDP,商品名"云克")是我国研制的抗类湿关节炎新药,动物实验及初步的临床应用表明,^{99}Tc-MDP 不仅具有消炎镇痛作用,而且具有慢效抗风湿药的免疫抑制作用。将其用于治疗类风湿性关节炎取得一定疗效。适用于已确诊为类风湿性关节炎的患者。对于严重过敏体质、严重肝、肾功能不良患者不能使用该方法治疗。

^{99}Tc-MDP 用于治疗类风湿性关节炎的确切机制尚不清楚,可能与调节人体免疫功能有关。依据如下:^{99}Tc 在低价态时容易得失电子而清除人体内的自由基,防止免疫复合物的形成,保护超氧化物歧化酶(SOD)的活力,抑制免疫调节因子如白介素-1(IL-1)的产生,从而调节人体免疫功能,增强人体抗类风湿疾病的能力,避免自由基促进炎症发展和损伤组织。而 MDP 能抑制前列腺素的产生和组胺释放,并可螯合金属离子降低基质金属蛋白酶(包括胶原酶)的活性,具有较强的消炎镇痛作用并防止胶原酶对软骨组织的分解破坏作用。此外,MDP 对骨生成区和具有炎症的骨关节部位具有明显的靶向性,能抑制破骨细胞的活性,抑制骨吸收。

目前推荐的 ^{99}Tc-MDP 治疗类风湿性关节炎的方法主要采用静脉缓慢推注。每日一次,20 天为一疗程,具体疗程视个体情况而定。可先静脉注射 1~2 个疗程,然后根据疗效情况决定是否继续治疗。对病情严重或病程较长的患者,可适当增加剂量和疗程。当治疗达到比较好的效果后,可酌情延长注射间隔时间,逐步停药,可达到理想疗效,且停药后不易复发。

^{99}Tc-MDP 是抗类风湿性关节炎新药,具有消炎镇痛和免疫抑制双重作用。其治疗类风湿性关节具有较好的疗效,一个疗程有效率在 80% 以上,两个疗程可达 90% 左右,总体有效率80%~90%。其副作用少,但起效稍慢,如果合理加用激素类药物对活动性 RA 有更好的治疗效果,起效快,不良反应少。

六、^{131}I-MIBG 治疗肾上腺素能肿瘤

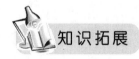 知识拓展

肾上腺素能肿瘤及其放射性药物治疗

肾上腺素能肿瘤(adrenergic tumors)是起源于交感神经胚细胞的肿瘤,主要包括嗜铬细胞瘤(pheochromocytoma)和神经母细胞瘤(neuroblastoma)。自 1979 年美国密歇根大学 Weiland 报

道¹³¹I- MIBG(meta- iodobenzylguanidine, 间碘苄胍)作为肾上腺髓质显像剂后,¹³¹I- MIBG 不但用于显像诊断嗜铬细胞瘤及其他神经内分泌肿瘤,还可用大剂量¹³¹I- MIBG 治疗恶性嗜铬细胞瘤及神经母细胞瘤,临床证实,¹³¹I- MIBG 治疗肾上腺素能肿瘤疗效显著。

【原理】

嗜铬细胞瘤多发于肾上腺髓质,也见于交感神经节、副交感神经节(paraganglia)等嗜铬组织上,MIBG 的化学结构与去甲肾上腺素相似,可浓聚在肾上腺髓质和肾上腺神经元内,其摄取主要通过胺类物质 I 型主动摄取机制(去甲肾上腺素转运体)和 Ⅱ 型非特异的浓度依赖性弥散性扩散被动摄取。MIBG 被摄取后储存于细胞的神经分泌储存囊泡中,也有少量与后突触受体结合。所以可应用¹³¹I- MIBG 进行显像诊断和治疗。肿瘤细胞摄取大剂量¹³¹I- MIBG 后,利用¹³¹I 所释放射线(主要为 β 射线)的电离辐射作用,杀伤肿瘤细胞,抑制和破坏肿瘤组织使肿瘤萎缩甚至消失,达到治疗目的。

【适应证】

1. 能够选择性摄取¹³¹I- MIBG 的肿瘤如嗜铬细胞瘤、恶性嗜铬细胞瘤、成神经细胞瘤、交感神经节神经细胞瘤及交感神经节成神经细胞瘤、家族性恶性无功能的副神经节瘤、甲状腺髓样癌、类癌等。

2. 手术不能切除或无法进行手术或术后有瘤体残留的患者。

3. 软组织或骨转移的患者。

4. 化疗或放疗无效的患者。

5. 一般情况患者预计存活时间应在 1 年以上,否则治疗意义不大。

6. 由于大剂量儿茶酚胺分泌引起的药物不能控制的高血压患者。

【禁忌证】

1. 肿瘤组织不能有效浓聚¹³¹I- MIBG。

2. 孕妇及哺乳期妇女。

3. 病情危重的患者。

【方法】

1. 治疗前患者准备

(1)停用影响¹³¹I- MIBG 摄取的药物,如利血平、可卡因,钙通道阻滞剂、三环抗抑郁药物、拟交感神经作用药物、胰岛素、生物碱、γ 神经元阻滞剂等 7 天以上。

(2)在治疗前 3 天开始服用复方碘溶液封闭甲状腺,每次 5 ~ 10 滴,每日三次,直至治疗后二周。

(3)在治疗前测定 24 小时尿儿茶酚胺,以便作疗效判断。

(4)在治疗前作肝、肾功能及血常规检查,如有异常,应暂停治疗。

(5)计算每克肿瘤组织接受的辐照剂量:治疗前作诊断性¹³¹I- MIBG 显像,每 24 小时测定肿瘤的摄取率,持续 7 天,并计算最高摄取率和¹³¹I 有效半衰期;通过 X-CT 或 B 超检查,测定肿瘤的体积,计算肿瘤重量。最后用 MIRD 方法计算肿瘤辐照剂量。

2. 给药方法

(1)每次静脉滴注¹³¹I- MIBG 3.7 ~ 7.4GBq (100 ~ 200mCi)。

(2)¹³¹I- MIBG 溶液注入 250ml 生理盐水中,缓慢滴注,90 ~ 120 分钟完毕,滴注过程中严密监测脉率、血压和心电图,每 5 分钟 1 次,给药后 24 小时内每小时测 1 次。

(3)治疗过程在放射性隔离室内完成。

(4)治疗后一周作¹³¹I- MIBG 全身显像。

(5)注意事项:患者应多饮水,及时排空小便。治疗后住院隔离至少 5 ~ 7 天。重复治疗视病情发展和患者的身体状况而定,至少在 3 ~ 5 月后进行,剂量确定原则与第一次相同。

【疗效评价】

主客观评价[131]I-MIBG 治疗恶性嗜铬细胞瘤的有效率为 50% 以上。治疗效果与靶组织的辐射吸收剂量有关,恶性嗜铬细胞瘤的吸收剂量达 40Gy(4000rad),全身辐射吸收剂量低于 0.5Gy(50rad),故达到治疗目的而不致引起全身严重辐射危害。靶组织对[131]I-MIBG 摄取率高的患者疗效相对较好。对瘤体较大的软组织转移病灶疗效较差,仅能达到控制血压、降低血尿儿茶酚胺的效果。而对于骨转移的病灶仅起抑制及止痛作用。肿瘤的缩小或消失并不多见。

【副作用】

(1)个别病例在注射[131]I-MIBG 后短时间内可出现恶心、呕吐、高血压等。因此在静脉滴注时要缓慢滴注。

(2)如甲状腺封闭不好的,易引起甲状腺功能减退症。

(3)对骨髓有抑制,特别是长期连续用药。一般这种抑制是可逆性的,因此在每次用药前必须作一次血常规检查,发现白细胞低于 4.0×10^9/L,血小板低于 9.0×10^{12}/L 红细胞低于 25.0×10^{12}/L 应暂停用药,待恢复后再用药。

案例分析1

临床资料:患者,女,70 岁,诊断为乳腺癌伴骨转移,拟行 $^{89}SrCl_2$ 治疗。

问题:

1. 为什么不直接行 $^{89}SrCl_2$ 显像观察药物是否到达病灶?可采取什么显像剂显像代为评估?

2. 如果显像后病灶均表现为放射性稀疏缺损,提示病灶属于成骨还是溶骨性改变?此时是否考虑使用 $^{89}SrCl_2$?

案例分析2

临床资料:患者,女,51 岁,诊断为甲状腺滤泡状癌伴肱骨转移,2012 年 11 月接受[131]I 250mCi 治疗。治疗剂量显像肱骨转移处无放射性浓聚。2013 年 8 月再次入院,甲状腺球蛋白从 18.64μg/L 升至 510.4μg/L,患者行 ^{18}F-FDG PET/CT,可见左侧股骨头及右侧髋白骨质破坏并摄取 FDG。

问题:

请根据目前检查资料,患者病情状态属于有效?稳定?进展?能否再次[131]I 治疗?

本章小结

放射性核素治疗具有靶向性、持续低剂量照射,高吸收剂量特点。通过口服、静脉、或介入等途径给药,使放射性药物集中在靶病灶发挥治疗作用,而尽可能减少对周围正常组织的损伤。最常用的放射性核素为发射 β⁻ 的[131]I,其用于 Graves 甲亢,分化型甲状腺癌的治疗都具有 60 多年历史,安全有效。发射 α 射线的放射性核素具有高 LET,杀伤能力强而副作用小,如 $^{223}RaCl_2$,成为治疗前列腺癌骨转移治疗的新药。放射性核素免疫治疗和受体治疗体现个体化靶向性治疗,具有很大的发展前景。

思考题

1. 放射性核素治疗的原理,作用途径。
2. 用于放射性核素治疗的射线分为哪三类？各自特点是什么？
3. ^{131}I治疗甲亢的治疗原理以及影响和确定甲亢^{131}I治疗剂量的因素。
4. ^{131}I治疗分化型甲状腺癌的原理。
5. 放射性核素治疗恶性骨转移瘤的原理、止痛机制。

（黄　蕊）

附 录

附录一 常用放射性核素主要物理参数表(包括正电子)

核素	物理半衰期	衰变方式	射线能量(MeV)		核反应
			β_{max}	γ	
^{3}H	12.33a	β^-	0.0186(100%)		^{6}Li(n,α)^{3}H
^{11}C	20.39min	β^+	0.960(99.8%)	0.511β^+	^{11}B(p,n)^{11}C
		EC	0.2%		^{14}N(p,α)^{11}C
^{13}N	9.965min	β^+	1.198(99.8%)	0.511β^+	^{13}C(p,n)^{13}N
		EC	0.2%		^{16}O(p,α)^{13}N
^{14}C	5.730×10^3a	β^-	0.156(100%)		^{14}N(n,p)^{14}C
^{15}O	2.037min	β^+	1.732(99.9%)	0.511β^+	^{15}N(p,n)^{15}O
		EC	0.1%		^{14}N(d,n)^{15}O
^{18}F	109.8min	β^+	0.633(96.7%)	0.511β^+	^{18}O(p,n)^{18}F
		EC	3.3%		^{20}Ne(d,α)^{18}F
^{32}P	14.26d	β^-	1.711(100%)		^{31}P(n,γ)^{32}P
					^{32}S(n,p)^{32}P
^{40}K	1.277×10^9a	β^-	1.312(98.3%)	1.461(10.7%)	天然存在
		EC	10.7%		
^{41}Ar	1.822h	β^-	1.199(99.1%)	1.294(99.1%)	^{40}Ar(n,γ)^{41}Ar
			2.492(0.83%)		
^{42}K	12.36h	β^-	2.000(17.6%)	0.313(0.34%)	^{41}K(n,γ)^{42}K
			3.525(81.9%)	1.525(18.1%)	^{42}Ar $\xrightarrow{\beta^- 32.9Y}$ ^{42}K
^{47}Ca	4.536d	β^-	0.695(81.0%)	0.498(6.2%)	^{46}Ca(n,γ)^{47}Ca
			1.992(19.0%)	0.808(6.2%)	
				1.297(71.0%)	
^{51}Cr	27.70d	EC	100%	0.320(9.92%)	^{50}Cr(n,γ)^{51}Cr
					^{51}V(d,2n)^{51}Cr
^{52}Fe	8.275h	β^+	0.804(55.5%)	0.169(99.0%)	^{52}Cr(α,4n)^{52}Fe
		EC	44.5%	0.511β^+	
^{59}Fe	44.50d	β^-	0.465(53.1%)	1.099(56.5%)	^{58}Fe(n,γ)^{59}Fe
			0.273(45.3%)	1.292(43.2%)	
			0.130(1.3%)	0.192(3.1%)	
^{57}Co	271.7d	EC	100%	0.122(85.6%)	^{60}Ni(p,α)^{57}Co

续表

核素	物理半衰期	衰变方式	射线能量(MeV)		核反应
			β_{max}	γ	
				0.136(10.7%)	
				0.014(9.2%)	
^{60}Co	5.271a	β^-	0.318(99.9%)	1.173(100%)	^{59}Co(n,γ)^{62m}Co
				1.333(100%)	^{60m}Co$\xrightarrow[10.47m]{IT(99.8\%)}$^{60}Co
^{67}Ga	3.261d	EC	100%	0.093(39.2%)	^{68}Zn(p,2n)^{67}Ga
				0.185(21.2%)	^{66}Zn(d,n)^{67}Ga
				0.300(16.8%)	^{65}Cu(α,2n)^{67}Ga
^{68}Ga	67.63min	β^+	1.899(88.0%)	1.077(3.0%)	^{68}Ge$\xrightarrow[270.8d]{EC}$^{68}Ga
			0.822(1.1%)	1.883(0.14%)	
		EC	10.9%	0.511β^+	^{74}Se(n,γ)^{75}Se
^{75}Se	119.8d	EC	100%	0.265(58.9%)	
				0.136(58.3%)	
				0.280(25.0%)	
				0.121(17.2%)	
				0.401(11.5%)	
				0.097(3.4%)	EC,β^+(95.6%)
^{81m}Kr	13.10s	IT	100%	0.190(67.6%)	^{81}R$\xrightarrow[4.576h]{}$^{81m}Kr
^{81}Rb	4.576h	β^+	1.024(25.0%)	0.190(64.0%)	^{82}Kr(p,2n)^{81}Rb
			0.578(1.8%)	0.446(23.2%)	^{79}Br(α,2n)^{81}Rb
		EC	72.9%	0.510(5.3%)	
^{82}Rb	1.273min	β^+	3.379(83.3%)	0.777(13.4%)	^{82}Sr$\xrightarrow[25.55d]{EC}$^{82}Rb
			2.602(11.7%)	1.395(0.47%)	
		EC	4.5%	0.511β^+	
^{86}Rb	18.63d	β^-	1.774(91.4%)	1.077(8.6%)	^{85}Rb(n,γ)^{86}Rb
			0.698(8.6%)		
^{89}Sr	50.53d	β^-	1.495(100%)		^{88}Sr(n,γ)^{89}Sr
					U(n,f)^{89}Sr
^{90}Sr	28.74a	β^-	0.546(100%)		U(n,f)^{90}Sr
^{90}Y	64.10h	β^-	2.280(100%)		^{89}Y(n,γ)^{90}Y
					^{90}Sr$\xrightarrow{\beta^-\ 28.74Y}$^{90}Y
^{90}Mo	65.94h	β^-	1.215(82.4%)	0.739(12.1%)	^{98}Mo(n,γ)^{99}Mo
			0.437(16.4%)	0.181(6.0%)	U(n,f)^{99}Mo
^{99}Tc	2.111×10^5a	β^-	0.294(100%)		^{99}Mo$\xrightarrow[]{\beta^-(12.3\%)\ 65.94h}$^{99}Tc

续表

核素	物理半衰期	衰变方式	射线能量（MeV）		核反应
			β_{max}	γ	
					$^{99m}Tc \xrightarrow{IT6.01h} {}^{99}Tc$
^{99m}Tc	6.02h	IT	100%	0.141(89.1%)	$U(n,f)^{99m}Tc$
					$^{99}Mo \xrightarrow{\beta^-(87.7\%)65.94h} {}^{99m}Tc$
^{111}In	2.805d	EC	100%	0.245(94.0%)	$^{112}Cd(p,2n)^{111}In$
				0.171(90.2%)	$^{111}Cd(p,n)^{111}In$
					$^{109}Ag(\alpha,2n)^{111}In$
^{123}I	13.27h	EC	100%	0.159(83.3%)	$^{124}Te(p,2n)^{123}I$
				0.529(1.4%)	
^{125}I	59.40d	EC	100%	0.036(6.7%)	$^{124}Xe(n,\gamma)^{125}Xe$
					$EC,\beta^+,16.9h\to^{125}I$
^{131}I	8.021d	β^-	0.6.6(89.9%)	0.364(81.7%)	$U(n,f)^{131}I$
			0.334(7.3%)	0.637(7.2%)	$^{130}Te(n,\gamma)^{131}Te$
			0.248(2.1%)	0.284(6.1%)	$\beta^-25.0m\to^{131}I$
^{133}Xe	5.243d	β^-	0.346(99.0%)	0.081(38.0%)	$^{132}Xe(n,\gamma)^{133}Xe$
			0.267(0.81%)	0.080(0.27%)	$U(n,f)^{133}Xe$
^{137}Cs	30.040a	β^-	0.514(94.4%)	0.662(85.1%)	$U(n,f)^{137}Cs$
			1.176(5.6%)	0.032(5.6%)	
				0.036(1.3%)	
^{153}Sm	46.500h	β^-	0.635(32.2%)	0.103(29.8%)	$^{152}Sm(n,\gamma)^{153}Sm$
			0.705(49.6%)	0.070(4.85%)	
			0.808(17.5%)		
^{186}Re	90.640h	β^-	1.070(71.0%)	0.137(9.4%)	$^{185}Re(n,\gamma)^{186}Re$
			0.932(21.5%)		
		EC	6.9%		
^{198}Au	2.695d	β^-	0.961(99.0%)	0.412(95.6%)	$^{197}Au(n,\gamma)^{198}Au$
			0.285(0.99%)	0.071(2.2%)	
				0.676(0.80%)	
^{201}Tl	72.91h	EC	100%	0.069~0.080(95.0%)	$^{203}Tl(p,3n)^{201}Pb$
				0.167(10.0%)	$EC,9.33h\to^{201}Tl$
				0.135(2.6%)	

（王照娟）

附录二　放射性核素通用衰变表

$t/t_{1/2}$	0.00	0.01	0.02	0.03	0.04	0.05	0.06	0.07	0.08	0.09
0.0	/	0.993	0.986	0.979	0.973	0.966	0.959	0.953	0.946	0.940
0.1	0.933	0.927	0.920	0.914	0.908	0.901	0.895	0.889	0.883	0.876
0.2	0.871	0.865	0.859	0.853	0.847	0.841	0.835	0.829	0.824	0.818
0.3	0.812	0.807	0.801	0.796	0.790	0.785	0.779	0.774	0.768	0.763
0.4	0.758	0.753	0.747	0.742	0.737	0.732	0.727	0.722	0.717	0.712
0.5	0.707	0.702	0.697	0.693	0.688	0.683	0.678	0.674	0.669	0.664
0.6	0.660	0.655	0.651	0.646	0.642	0.637	0.633	0.629	0.624	0.620
0.7	0.616	0.611	0.607	0.603	0.599	0.595	0.591	0.586	0.582	0.578
0.8	0.574	0.570	0.567	0.563	0.559	0.555	0.551	0.547	0.543	0.540
0.9	0.536	0.532	0.529	0.525	0.521	0.518	0.514	0.511	0.507	0.504
1.0	0.500	0.497	0.493	0.490	0.486	0.483	0.480	0.476	0.473	0.470
1.1	0.467	0.463	0.460	0.457	0.454	0.451	0.448	0.444	0.441	0.438
1.2	0.435	0.432	0.429	0.426	0.423	0.421	0.418	0.415	0.412	0.409
1.3	0.406	0.403	0.401	0.398	0.395	0.392	0.390	0.387	0.384	0.382
1.4	0.379	0.376	0.374	0.371	0.369	0.366	0.364	0.361	0.359	0.356
1.5	0.354	0.351	0.349	0.346	0.344	0.342	0.339	0.337	0.335	0.332
1.6	0.330	0.328	0.325	0.323	0.321	0.319	0.316	0.314	0.312	0.310
1.7	0.308	0.306	0.304	0.301	0.299	0.297	0.295	0.293	0.291	0.289
1.8	0.287	0.285	0.283	0.281	0.279	0.277	0.276	0.274	0.272	0.270
1.9	0.268	0.266	0.264	0.263	0.261	0.259	0.257	0.255	0.254	0.252
2.0	0.250	0.248	0.247	0.245	0.243	0.241	0.240	0.238	0.237	0.235
2.1	0.233	0.232	0.230	0.229	0.227	0.225	0.224	0.222	0.221	0.219
2.2	0.218	0.216	0.215	0.213	0.212	0.210	0.209	0.207	0.206	0.205
2.3	0.203	0.202	0.200	0.199	0.198	0.196	0.195	0.193	0.192	0.191
2.4	0.190	0.188	0.187	0.186	0.184	0.183	0.182	0.181	0.179	0.178
2.5	0.177	0.176	0.174	0.173	0.172	0.171	0.170	0.168	0.167	0.166
2.6	0.165	0.164	0.163	0.162	0.160	0.159	0.158	0.157	0.156	0.155
2.7	0.154	0.153	0.152	0.151	0.150	0.149	0.148	0.147	0.146	0.145
2.8	0.144	0.143	0.142	0.141	0.140	0.139	0.138	0.137	0.136	0.135
2.9	0.134	0.133	0.132	0.131	0.130	0.129	0.129	0.128	0.127	0.126
3.0	0.125	0.124	0.123	0.122	0.122	0.121	0.120	0.119	0.118	0.117
3.1	0.117	0.116	0.115	0.114	0.113	0.113	0.112	0.111	0.110	0.110
3.2	0.109	0.108	0.107	0.107	0.106	0.105	0.104	0.104	0.103	0.102
3.3	0.102	0.101	0.100	0.099	0.099	0.098	0.097	0.097	0.096	0.095

续表

$t/t_{1/2}$	0.00	0.01	0.02	0.03	0.04	0.05	0.06	0.07	0.08	0.09
3.4	0.095	0.094	0.093	0.093	0.092	0.092	0.091	0.090	0.090	0.089
3.5	0.088	0.088	0.087	0.087	0.086	0.085	0.085	0.084	0.084	0.083
3.6	0.083	0.082	0.081	0.081	0.080	0.080	0.079	0.079	0.078	0.078
3.7	0.077	0.076	0.076	0.075	0.075	0.074	0.074	0.073	0.073	0.072
3.8	0.072	0.071	0.071	0.070	0.070	0.069	0.069	0.068	0.068	0.068
3.9	0.067	0.067	0.066	0.066	0.065	0.065	0.064	0.064	0.063	0.063
4.0	0.063	0.062	0.062	0.061	0.061	0.060	0.060	0.060	0.059	0.059
4.1	0.058	0.058	0.058	0.057	0.057	0.056	0.056	0.056	0.055	0.055
4.2	0.054	0.054	0.054	0.053	0.053	0.053	0.052	0.052	0.052	0.051
4.3	0.051	0.050	0.050	0.050	0.049	0.049	0.049	0.048	0.048	0.048
4.4	0.047	0.047	0.047	0.046	0.046	0.046	0.045	0.045	0.045	0.045
4.5	0.044	0.044	0.044	0.043	0.043	0.043	0.042	0.042	0.042	0.042
4.6	0.041	0.041	0.041	0.040	0.040	0.040	0.040	0.039	0.039	0.039
4.7	0.039	0.038	0.038	0.038	0.037	0.037	0.037	0.037	0.036	0.036
4.8	0.036	0.036	0.035	0.035	0.035	0.035	0.034	0.034	0.034	0.034
4.9	0.034	0.033	0.033	0.033	0.033	0.033	0.032	0.032	0.032	0.031
5.0	0.0313	0.0311	0.0308	0.0306	0.0304	0.0302	0.0300	0.0298	0.0296	0.0294
5.1	0.0292	0.0290	0.0288	0.0286	0.0284	0.0282	0.0280	0.0278	0.0276	0.0274
5.2	0.0272	0.0270	0.0269	0.0267	0.0265	0.0263	0.0261	0.0259	0.0258	0.0256
5.3	0.0254	0.0252	0.0251	0.0249	0.0247	0.0245	0.0244	0.0242	0.0240	0.0239
5.4	0.0237	0.0235	0.0234	0.0232	0.0231	0.0229	0.0227	0.0226	0.0224	0.0223
5.5	0.0221	0.0220	0.0218	0.0217	0.0215	0.0214	0.0212	0.0211	0.0209	0.0208
5.6	0.0206	0.0205	0.0204	0.0202	0.0201	0.0199	0.0198	0.0197	0.0195	0.0194
5.7	0.0193	0.0191	0.0190	0.0189	0.0187	0.0186	0.0185	0.0183	0.0182	0.0181
5.8	0.0180	0.0178	0.0177	0.0176	0.0175	0.0174	0.0172	0.0171	0.0170	0.0169
5.9	0.0168	0.0166	0.0165	0.0164	0.0163	0.0162	0.0161	0.0160	0.0159	0.0157
6.0	0.0156	0.0155	0.0154	0.0153	0.0152	0.0151	0.0150	0.0149	0.0148	0.0147
6.1	0.0146	0.0145	0.0144	0.0143	0.0142	0.0141	0.0140	0.0139	0.0138	0.0137
6.2	0.0136	0.0135	0.0134	0.0133	0.0132	0.0131	0.0131	0.0130	0.0129	0.0128
6.3	0.0127	0.0126	0.0125	0.0124	0.0123	0.0123	0.0122	0.0121	0.0120	0.0119
6.4	0.0118	0.0118	0.0117	0.0116	0.0115	0.0114	0.0114	0.0113	0.0112	0.0111
6.5	0.0111	0.0110	0.0109	0.0108	0.0107	0.0107	0.0106	0.0105	0.0105	0.0104
6.6	0.0103	7.3	0.0064	8.0	0.0039	8.7	0.0024	9.4	0.0015	
6.7	0.0096	7.4	0.0059	8.1	0.0037	8.8	0.0023	9.5	0.0014	
6.8	0.0090	7.5	0.0055	8.2	0.0034	8.9	0.0021	9.6	0.0013	
6.9	0.0084	7.6	0.0052	8.3	0.0032	9.0	0.0020	9.7	0.0012	

$t/t_{1/2}$	0.00	0.01	0.02	0.03	0.04	0.05	0.06	0.07	0.08	0.09
7.0	0.0078	7.7	0.0048	8.4	0.0030	9.1	0.0018	9.8	0.0011	
7.1	0.0073	7.8	0.0045	8.5	0.0028	9.2	0.0017	9.9	0.0010	
7.2	0.0068	7.9	0.0042	8.6	0.0026	9.3	0.0016	10.0	0.0010	

用法：根据公式 $N = N_0 e^{-\lambda t}$ 或 $A = A_0 e^{-\lambda t}$，求 N 或 A；如已知 N_0 或 A_0，则由表中查出 $t/T_{1/2}$ 值，两者相乘即得 N 或 A

（王照娟）

附录三　常用放射性药物（包括正电子药物）

英文缩写名称	中文全称	常用标记放射性核素	用途
Acetate	乙酸盐	^{11}C	乙酸代谢显像
Choline	甲基胆盐	^{11}C、^{18}F	胆碱代谢显像
$C^{15}O$	一氧化碳	^{15}O	血流灌注显像
$C^{15}O_2$	二氧化碳	^{15}O	血流灌注显像
DMSA	二巯基丁二酸	^{99m}Tc	肾静态显像
DMSA(V)	二巯基丁二酸	^{99m}Tc	肿瘤显像
DTPA	二乙烯三乙胺五醋酸	^{99m}Tc	肾动态显像,肺通气显像
DX	右旋糖苷	^{99m}Tc	淋巴显像
EC	双半胱氨酸	^{99m}Tc	肾动态显像
ECD	双半胱乙酸	^{99m}Tc	脑血流灌注显像
EDTMP	乙二胺四甲磷酸	^{153}Sm	癌性骨痛治疗
EHIDA	二乙基乙酰替苯胺亚二醋酸	^{99m}Tc	肝胆显像
FDG	氟代脱氧葡萄糖	^{18}F	葡萄糖代谢显像
FDOPA	氟代多巴	^{18}F	氨基酸代谢显像、多巴胺能神经递质显像
FET	氟代乙基酪氨酸	^{18}F	氨基酸代谢显像
FMISO	氟硝基咪唑	^{18}F	乏氧显像
FMT	甲基酪氨酸	^{18}F	氨基酸代谢显像
^{67}Ga	枸橼酸镓	^{18}F	炎症显像,肿瘤显像
GH	葡庚糖	^{99m}Tc	肝肿瘤显像,脑显像
GSA	半乳糖人血白蛋白	^{99m}Tc	肝细胞受体显像
HAM	人血清白蛋白微球	^{99m}Tc	肺灌注显像
HEDP	羟基亚乙基二磷酸	^{186}Re	癌性骨痛治疗
HMPAO	六甲基丙烯胺肟	^{99m}Tc	脑血流灌注显像
$H_2{}^{15}O$	水	^{15}O	脑血流灌注显像
HAS	人血清白蛋白	^{99m}Tc	血池显像
$Na^{18}F$	氟化钠	^{18}F	骨显像

续表

英文缩写名称	中文全称	常用标记放射性核素	用途
$Na^{123}I$	碘化钠	^{123}I	甲状腺显像
$Na^{131}I$	碘化钠	^{131}I	甲状腺显像
IMP	异丙基安非他明	^{123}I	脑血流灌注显像
MAA	大颗粒人血清白蛋白	^{99m}Tc	肺灌注显像
MAG_3	巯基乙酰三甘氨酸	^{99m}Tc	肾动态显像
MDP	亚甲基二磷酸盐	^{99m}Tc	骨显像
MET	甲基蛋胺酸	^{11}C	氨基酸代谢显像
MIBG	间位碘代苄胍	^{123}I	肾上腺髓质显像,心肌显像
MIBI	甲氧基异丁基异腈	^{99m}Tc	心肌显像,肿瘤显像
$^{13}NH_3 \cdot H_2O$	氨水	^{13}N	心肌血流灌注显像
$^{15}O_2$	氧气	^{15}O	氧代谢显像
OIH	邻碘马尿酸钠	^{123}I	肾动态显像,肾图
PA	棕榈酸	^{11}C	心肌脂肪酸代谢显像
Phytate	植酸钠	^{99m}Tc	肝脾显像
PMT	吡哆醛-5-甲基色氨酸	^{99m}Tc	肝肿瘤显像,肝胆显像
PYP	焦磷酸盐	^{99m}Tc	骨显像,血池显像
SC	硫胶体	^{99m}Tc	肝脾显像,骨髓、淋巴显像
$^{89}SrCl_2$	氯化锶	^{89}Sr	癌性骨痛治疗
$^{99m}TcO_4^-$	高锝酸根	^{99m}Tc	甲状腺显像,唾液腺显像
$^{201}TlCl$	氯化铊	^{201}Tl	心肌显像,肿瘤显像
Tyrosine	酪氨酸	^{11}C	氨基酸代谢显像

（王照娟）